全国中医药行业高等教育"十四五"创新教材

医古文阅读理解 等级考试教程

（供中医学、针灸推拿学、中西医临床医学等专业用）

主　编　傅海燕　刘继东

全国百佳图书出版单位

中国中医药出版社

·北　京·

图书在版编目（CIP）数据

医古文阅读理解等级考试教程 / 傅海燕，刘继东主编. --
北京：中国中医药出版社，2025.7.（2025.9 重印）
ISBN 978-7-5132-9586-4

Ⅰ. R2-4

中国国家版本馆 CIP 数据核字第 2025SX6217 号

中国中医药出版社出版

北京经济技术开发区科创十三街 31 号院二区 8 号楼
邮政编码　100176
传真　010-64405721
北京盛通印刷股份有限公司印刷
各地新华书店经销

开本 787×1092　1/16　印张 15.25　字数 352 千字
2025 年 7 月第 1 版　2025 年 9 月第 2 次印刷
书号　ISBN 978-7-5132-9586-4

定价　59.00 元
网址　www.cptcm.com

服 务 热 线　010-64405510
购 书 热 线　010-89535836
维 权 打 假　010-64405753

微信服务号　zgzyycbs
微商城网址　https://kdt.im/LIdUGr
官 方 微 博　http://e.weibo.com/cptcm
天猫旗舰店网址　https://zgzyycbs.tmall.com

如有印装质量问题请与本社出版部联系（010-64405510）

全国中医药行业高等教育"十四五"创新教材

《医古文阅读理解等级考试教程》编委会

（文共 300 余，范围涵盖阅读、词义引伸及串意义。 并落实各等级的……
……中医药院校……）

编写说明

习近平总书记指出，中医药学包含着中华民族几千年的健康养生理念及其实践经验，是中华文明的一个瑰宝，凝聚着中国人民和中华民族的博大智慧。中医药学的经典著作均以古文写成，如欲"通经致用"，必须具有较高的古汉语水平与阅读理解中医药文献的能力。因此，培养学生具有较高的阅读分析中医药古籍、提取其中丰富的文献信息资源的能力，为学习后续的中医药经典课程以及研读古医籍打好基础，完成"传承精华，守正创新"的历史使命，已经成为当今高等中医药院校教育教学所面临的重要课题。

2019 年 10 月，《中共中央 国务院关于促进中医药传承创新发展的意见》在"加强中医药人才队伍建设"部分提出"改革人才培养模式"的要求，提出要"强化中医思维培养，改革中医药院校教育，调整优化学科专业结构，强化中医药专业主体地位，提高中医类专业经典课程比重，开展中医药经典能力等级考试"。因此教育部高等学校中医学类教学指导委员会以联考的形式，组织开展了全国范围内的中医经典等级考试，这对于鼓励学生"学经典、用经典"起到了重要的推动作用，也促进了各院校中医经典教学水平的提升。

但是我们也应该看到，学生对于中医药古籍的阅读理解分析能力普遍欠缺，已经影响到其对中医经典的理解吸收。笔者认为，在正在接受或已完成医古文课程学习的学生中开展"医古文阅读理解等级考试"，可以有效强化学生概括医家生平、归纳学术观点、梳理理论源流、挖掘中医药古籍中蕴藏的中医药学理论精华等方面的能力，从而加强学生中医思维的培养。对于没有选修医古文课程，但是有兴趣、有能力的同学而言，学习《医古文阅读理解等级考试教程》也是一个有效的途径。

本书为医古文阅读理解等级考试专用教材，选取历代中医药古籍中有代表性的中医经典、医家传记、医书序跋、药论、医论、医书提要、医案等繁体字原文共 300 段，依据由易到难、由短到长的基本要求，筛选适合摘引原文填空、适合回答问题，以及适合概述文章内涵或写出全文内容提要的古籍原文，分列Ⅰ、Ⅱ、Ⅲ级，每级 100 段，考核学生对于中医药古籍的阅读理解与提炼内涵能力。

为使各中医药院校的广大师生更好地利用本教材，提升学习质量，本书采用白文形式，不提供现代汉语译文，也不提出任何问题，仅提供疑难词语解释，促使读者自主研读文选，并通过查找字词典识认繁体字及相关字词，进而反复揣摩文章，理解文意，深入分析文章内涵，提炼内容提要。书后附有Ⅰ级、Ⅱ级和Ⅲ级模拟考试样题与答案、答题指导以供学习参考。模拟考试样题原文采用繁体字，考核学生对繁体字的识认能力；题干与答案采用简体字形式，并将原文的异体字和古字分别改为正体字和今字，通假字保留不变，便于同学们阅读学习；所附答题指导，介绍断句与标点的方法，指导阅读分析与答题的方法以及内容提要的书写方法。通过对全书的学习，以期实现增强阅读理解与分析提炼中医药古籍能力的目标。

《医古文阅读理解等级考试教程》编委会

2024 年 12 月

目　录

第三章 医古文阅读理解等级考试Ⅲ级文选 ………………………………… 120

第一章　医古文阅读理解等级考试Ⅰ级文选 ▷▷▷▷

学习要求：

（1）用"。"为下文断句。

（2）解释文中的疑难词语。

（3）语译全文。

（4）挖掘文中蕴含的医学信息，分析文章的内涵。

一、《素问·四气调神大论》节选

夫四時陰陽者萬物之根本也所以聖人春夏養陽秋冬養陰以從其根故與萬物沈[1]浮於生長之門逆其根則伐其本壞其真矣故陰陽四時者萬物之終始也死生之本也逆之則災[2]害生從之則苛[3]疾不起是謂得道道者聖人行之愚者佩[4]之從陰陽則生逆之則死從之則治逆之則亂反順爲逆是謂內格[5]是故聖人不治已病治未病不治已亂治未亂此之謂也夫病已成而後藥之亂已成而後治之譬[6]猶渴而穿井鬬[7]而鑄錐[8]不亦晚乎

【注释】

[1] 沈：没入水中，后来写作"沉"。

[2] 災：同"灾"。

[3] 苛：严重。

[4] 佩：通"背"，违背。

[5] 内格：人体脏腑气血阴阳活动与自然界阴阳变化不相协调而产生的疾病。

[6] 譬：举例子。

[7] 鬬：同"斗（鬥）"。

[8] 錐：锥子，泛指兵器。

二、《素问·阴阳应象大论》节选·其一

病之始起也可刺而已[1]其盛可待衰而已故因其輕而揚之因其

重[2]而减[3]之因其衰而彰[4]之形不足者温之以氣精不足者補之以味其高者因而越之其下者引而竭之中滿[5]者寫[6]之於内其有邪者漬[7]形以爲汗其在皮者汗而發之其慓悍[8]者按而收之其實者散而寫之審其陰陽以别柔剛陽病治陰陰病治陽定其血氣各守其鄉血實[9]宜[10]決[11]之氣虚宜掣引[12]之

【注释】

[1] 巳：通“已”。古籍刻本常将“巳”“已”“己”混用。下文径改。
[2] 重：严重，程度深。
[3] 减：同“减”。
[4] 彰：显扬。张介宾注：“彰者，补之益之而使气血复彰也。”
[5] 中满：指脘腹胀满。
[6] 写：倾注、倾泻，后来写作“泻”。
[7] 渍：浸泡，指用药液浸泡的方法治病。
[8] 慓（piāo）悍：迅疾勇猛善动，指邪气急暴。
[9] 血实：瘀血壅滞之证。
[10] 宜：同“宜”。
[11] 決：同“决”，疏通。
[12] 掣（chè）引：牵引。

三、《素问·汤液醪醴论》节选·其一

帝曰上古聖人作湯液[1]醪醴[2]爲而不用何也歧伯[3]曰自古聖人之作湯液醪醴者以爲備耳夫上古作湯液故爲而弗服也中古之世[4]道德稍[5]衰邪氣時至服之萬全帝曰今之世不必已[6]何也歧伯曰當今之世必齊[7]毒藥[8]攻其中鑱石[9]針艾治其外也帝曰形弊[10]血盡而功不立者何歧伯曰神不使[11]也帝曰何謂神不使歧伯曰針石道也精神不進志意不治[12]故病不可愈今精壞神去榮衛[13]不可復收何者嗜欲無窮[14]而憂患不止精氣弛壞[15]榮泣[16]衛除故神去之而病不愈也

【注释】

[1] 汤液：五谷熬成的汁液。
[2] 醪醴：泛指酒类。浊酒曰醪，甜酒曰醴。
[3] 歧伯：黄帝之臣，善医。歧：通“岐”。
[4] 丗：同“世”。

［5］稍：逐渐。

［6］不必已：不一定治愈。已：痊愈。

［7］齐（jì）：调剂、调配，后来写作"剂"。

［8］毒药：泛指药物。

［9］镵（chán）石：古时治病用的石针。

［10］弊：败坏。

［11］神不使：神机丧失，不能使针灸、药物发挥作用。

［12］治：正常。

［13］荣卫：营气和卫气。荣：营血。

［14］穷：穷尽。

［15］弛坏：毁坏，衰弱。弛：同"弛"。

［16］泣：通"涩"，滞涩不畅。

四、《素问·汤液醪醴论》节选·其二

帝曰其有不從毫毛而生五藏^[1]陽以^[2]竭^[3]也津液充郭^[4]其魄獨居精孤於內氣耗於外形不可與衣相保^[5]此四極^[6]急而動中是氣拒於內而形施^[7]於外治之奈何歧伯曰平治於權衡^[8]去宛陳莝^[9]微動四極温衣繆刺^[10]其處以復其形開鬼門潔淨府^[11]精以時服五陽已布疎滌^[12]五藏故精自生形自盛骨肉相保巨氣^[13]乃平帝曰善

【注释】

［1］藏：内脏，后来写作"脏（臟）"。

［2］以：同"已"，已经。

［3］竭：遏止，阻遏。

［4］津液充郭：水液充满胸腹、肌肤。郭：物体的四周、外围。

［5］保：保持协调。

［6］四极：四肢。

［7］施（yì）：改变，指身体水肿。

［8］权衡：指脏腑阴阳平衡。权：秤锤。衡：秤杆。

［9］去宛陈莝（cuò）：即"去宛莝陈"，指除去瘀积于体内的水液或瘀血。宛：通"郁"。陈：积久。莝：铡碎的草，引申为除草、清除。

［10］缪刺：左病刺右、右病刺左的刺络脉法。缪：交错缠绕。

［11］开鬼门洁淨府：指发汗、利小便的治法。鬼门：指汗孔。淨府：指膀胱。淨：同"净"。

［12］疎涤：清除荡涤。疎：同"疏"。

[13] 巨气：指人体的正气。

五、《素问·宝命全形论》节选

帝曰余念其痛心爲之亂惑反甚其病不可更代百姓聞之以爲殘賊[1]爲之柰[2]何歧伯曰夫人生於地懸[3]命於天天地合氣命之曰人人能應四時者天地爲之父母知萬物者謂之天子天有陰陽人有十二節[4]天有寒暑人有虛實能經[5]天地陰陽之化者不失四時知十二節之理者聖智不能欺也能存[6]八動[7]之變五勝更立[8]能達[9]虛實之數[10]者獨出獨入呿吟[11]至微秋毫在目

【注释】

[1] 残贼：灾害。贼：伤害。

[2] 柰：如何，后来写作"奈"。

[3] 悬：维系。

[4] 十二节：人身十二处大关节，包括上肢的肩、肘、腕和下肢的髋、膝、踝。

[5] 经：度量，测度。

[6] 存：观察。

[7] 八动：自然界八风的变动。

[8] 五胜更立：指五行相胜，各有旺衰之时。立：主时。

[9] 达：通晓。

[10] 数：规律。

[11] 呿吟（qū yín）：张口舒气与呻吟。张志聪注："呿，卧声，口张而不合，气之虚也；呻吟之声，气之实也。"

六、《素问·逆调论》节选

黄帝問曰人身非常[1]温也非常熱也爲之熱而煩滿[2]者何也歧伯對曰陰氣少而陽氣勝故熱而煩滿也帝曰人身非衣寒也中非有寒氣也寒從中生者何歧伯曰是人多痹氣[3]也陽氣少陰氣多故身寒如從水中出帝曰人有四支[4]熱逢風寒如炙如火者何也歧伯曰是人者陰氣虛陽氣盛四支者陽也兩陽相得而陰氣虛少少水不能滅盛火[5]而陽獨治[6]獨治者不能生長也獨勝而止耳逢風而如炙如火者是人當肉爍[7]也

【注释】

[1] 常：同"裳"，泛指衣服。

［2］烦满：烦躁胀满。

［3］痹气：痹病。痹：同"痹"。

［4］支：肢体，后来写作"肢"。

［5］少水不能灭盛火：指阴虚不能制阳。

［6］独治：指阳气独盛。

［7］肉烁（shuò）：指阳热亢盛、煎熬津液所致的肌肉瘦削。烁：通"铄"，消损、熔化。

七、《灵枢·经脉》节选·其一

肺手太陰之脉起於中焦下絡大腸還循胃口[1]上膈[2]屬肺從肺系[3]橫出腋下下循臑内[4]行少陰[5]心主[6]之前下肘中循臂内上骨下廉[7]入寸口上魚[8]循魚際[9]出大指之端其支者從腕後直出次指内廉[10]出其端是動則病[11]肺脹滿膨膨而喘欬[12]缺盆[13]中痛甚則交兩手而瞀[14]此爲臂厥[15]是主肺所生病者欬上氣喘渴煩心胷[16]滿臑臂内前廉痛厥掌中熱氣盛有餘則肩背痛風寒汗出中風小便數而欠[17]氣虛則肩背痛寒少氣不足以息溺[18]色變

【注释】

［1］胃口：胃的上口，即贲门。

［2］膈：横膈膜。

［3］肺系：由鼻至肺的整个呼吸道。

［4］臑（nào）内：上臂内侧。

［5］少阴：手少阴心经。

［6］心主：手厥阴心包经。

［7］廉：边缘。

［8］鱼：又称手鱼，指手拇指掌指关节后肌肉隆起处。

［9］鱼际：指手鱼外侧边缘。

［10］次指内廉：手食指内侧边缘。

［11］是动则病：指本经经气异常变化而产生的疾病。

［12］欬：同"咳"。

［13］缺盆：锁骨上窝。

［14］瞀（mào）：满闷。

［15］臂厥：指手臂所行经脉之气逆乱导致的疾病。

［16］胷：同"胸"。

［17］欠：少。

[18]溺（niào）：同"尿"。

八、《灵枢·经脉》节选·其二

大腸手陽朙[1]之脉起於大指次指[2]之端循指上廉出合谷兩骨[3]之間上入兩筋之中循臂上廉入肘外廉上臑外前廉上肩出髃骨[4]之前廉上出於柱骨之會上下入缺盆絡肺下膈屬大腸其支者從缺盆上頸貫頰入下齒中還出挾口交人中左之右右之左上挾鼻孔是動則病齒痛頸腫是主津液所生病者目黃口乾鼽[5]衄[6]喉痺肩前臑痛大指次指痛不用氣有餘則當脉所過者熱腫虛則寒慄[7]不復

【注释】
[1]朙：同"明"。
[2]大指次指：食指。
[3]合谷两骨：第一、二掌骨，其间为合谷穴。
[4]髃骨：肩头高骨。
[5]鼽（qiú）：鼻塞。
[6]衄（nù）：鼻出血。
[7]寒慄：寒战。慄：同"栗"，指因害怕或寒冷而发抖。

九、《灵枢·百病始生》节选·其一

黃帝問於歧伯曰夫百病之始生也皆生於風雨寒暑清濕[1]喜怒喜怒不節則傷藏風雨則傷上清濕則傷下三部之氣所傷異[2]類願聞其會[3]歧伯曰三部之氣各不同或起於陰或起於陽請[4]言其方[5]喜怒不節則傷藏藏傷則病起於陰也清濕襲虛則病起於下風雨襲虛則病起於上是謂三部至於其淫泆[6]不可勝數

【注释】
[1]清湿：指寒凉的湿气。清：寒凉。
[2]異：同"异"。
[3]会：道理，理趣。
[4]请：请允许我。
[5]方：道理。
[6]淫泆：浸淫蔓延。泆：水奔突溢出。

十、《灵枢·百病始生》节选·其二

黄帝曰余固[1]不能数故問先師願卒[2]聞其道歧伯曰風雨寒熱不得虛[3]邪不能獨傷人卒然[4]逢疾風暴雨而不病者蓋[5]無虛故邪不能獨傷人此必因虛邪之風[6]與其身形兩虛相得乃客[7]其形兩實相逢衆人肉堅其中[8]於虛邪也因於天時與其身形参以虛實大病乃成氣有定舍因處爲名上下中外分爲三員[9]

【注释】

[1] 固：确实。

[2] 卒（zú）：详尽。

[3] 虛：指体虚之人。

[4] 卒（cù）：突然，后来写作"猝"。

[5] 盖：因为。

[6] 虛邪之风：即虚邪，泛指一切不正常的气候。

[7] 客：侵犯。名词活用作动词。

[8] 中（zhòng）：为外物所伤，侵害。

[9] 三员：三部分。员：此处为量词。

十一、马莳《黄帝内经素问注证发微·异法方宜论》节选·其一

北方者天地所閉藏之域也其地高陵居[1]風寒冰洌[2]其民樂野處而乳食藏寒生滿病其治宜灸焫[3]故灸焫者亦從北方來_{樂音洛焫音爇}馬莳注此言灸焫之所自始也天地嚴凝之氣盛於北方故北方者天地閉藏之域也其地最高其居如陵風寒冰洌民思避之故樂於野處多食獸乳乳性頗寒是以人之藏氣亦寒而中滿之病生故北方之人必用灸焫以暖之後世之用灸焫者從北方來也

【注释】

[1] 陵居：在山陵居住。名词活用作状语。

[2] 风寒冰洌：风寒凛洌如冰。名词活用作状语。

[3] 灸焫（ruò）：指灸法。王冰注："火艾烧灼，谓之灸焫。"焫：同"爇"，烧，点燃。

十二、张介宾《类经·二卷·阴阳类·阴阳应象》节选

故重陰必陽[1]重陽必陰[2]張介賓注重者重疊[3]之義謂當陰時而復感寒陽時而復感熱或以天之熱氣傷人陽分天之寒氣傷人陰分皆謂之重蓋陰陽之道同氣相求故陽傷於陽陰傷於陰然而重陽必變爲陰證重陰必變爲陽證如以熱水沐浴身反涼涼[4]水沐浴身反熱因小可以喻大下文八句即其徵驗此與上文重寒則熱寒極生熱義相上下所當互求

【注释】
[1]重阴必阳：指阴气积累过甚，必然向对立的阳气方面转化。重：重叠，积累。
[2]重阳必阴：指阳气积累过甚，必然向对立的阴气方面转化。
[3]疊：同"叠"。
[4]涼：同"凉"，温度低。

十三、高世栻《黄帝素问直解·宝命全形论》节选

黄帝問曰天覆地載萬物悉備莫貴於人人以天地之氣生四時之法成[1]君王衆庶盡欲全形形之疾病莫知其情留淫[2]日深著於骨髓心私慮之高世栻注萬物皆在天地覆載之中惟人超乎萬物之上參天兩地[3]故莫貴焉然推人之所以生本於天地之氣生人之所以成同於四時之法成今君王之貴衆庶之賤盡欲全形卒不能者以形之疾病莫知其情不知其情則病留淫於肌肉經脈[4]之內日益深重而且著於骨髓病益深則處治益難故心思慮之

【注释】
[1]四时之法成：随着春生、夏长、秋收、冬藏的规律而成长。
[2]留淫：停留并蔓延深入。
[3]参天两地：语出《周易·说卦》。原文曰："参天两地而倚数。"孔颖达疏："取奇数于天，取耦数于地。"为《易》卦立数之义，引申为人之德可与天地相比。
[4]脈：同"脉"。

十四、《难经·二十七难》

二十七難曰脈有奇經八脈[1]者不拘[2]於十二經何謂也然[3]有陽維有陰維[4]有陽蹻[5]有陰蹻有衝[6]有督[7]有任[8]有帶之

脉^[9]凡此八脉者皆不拘於經故曰奇經八脉也經有十二絡有十五凡二十七氣相隨上下何獨不拘於經也然聖人圖設^[10]溝渠通利水道以備不然天雨降下溝渠溢滿當此之時霶霈^[11]妄行聖人不能復圖也此絡脈滿溢諸經不能復拘也

【注释】

［1］奇经八脉：十二正经之外的八条经脉，督脉、任脉、冲脉、带脉、阳维脉、阴维脉、阳跷脉和阴跷脉的总称。

［2］拘：原作"扚"，据下文改。

［3］然：回答之词，犹言"是这样"。

［4］有阳维有阴维：即阳维脉、阴维脉，二脉维系全身阴阳经脉。维：维系。

［5］有阳蹻（qiāo）有阴蹻：即阳跷脉、阴跷脉，二脉有司下肢运动的功能。蹻：同"跷"，脚向上抬。

［6］冲：即冲脉。冲脉是体内气血运行的大道，是十二经之血海。

［7］督：即督脉。原字有察视、总管之意。

［8］任：即任脉，与女子妊娠有关的脉。原字意为怀孕，后来写作"妊"。

［9］带之脉：即带脉，因总束诸脉而得名。原字意为束衣的腰带。

［10］图设：规划设计。

［11］霶霈（pāng pèi）：大雨。

十五、《难经·三十一难》

三十一難曰三焦者何稟^[1]何生^[2]何始何終其治^[3]常在何許^[4]可曉以不然三焦者水穀之道路氣之所終始^[5]也上焦者在心下下膈在胃上口主内^[6]而不出其治在膻中^[7]玉堂下一寸六分直兩乳間陷^[8]者是中焦者在胃中脘不上不下主腐熟水穀其治在齊^[9]傍下焦者當膀胱上口主分別清濁主出而不内以傳導也其治在齊下一寸故名曰三焦其府^[10]在氣街

【注释】

［1］稟：同"禀"，承受。

［2］何生：生于何处。研读《难经》者多据下文上焦"主内而不出"、下焦"主出而不内"，主张"生"当作"主"。

［3］治：指治疗部位。

［4］许：处所。

［5］终始：起点与终点。此处指气机运行的道路。

［6］内：接受、容纳，后来写作"纳"。

［7］膻（dàn）中：两乳之间正中部位。

［8］陷：同"陷"，凹陷。

［9］齐：肚脐，后来写作"脐"。

［10］府：气汇聚之处。

十六、范晔《后汉书·逸民列传·韩康传》节选

韩康字伯休一名恬休京兆霸陵人家世著姓[1]常采药名山[2]卖于长安市口不二价三十余年时有女子从康买药康守价不移女子怒曰公是韩伯休那[3]乃不二价乎康欺[4]曰我本欲避名今小女子皆知有我何用药为乃遯[5]入霸陵山中博士公车[6]连征不至桓帝乃备玄𫄸[7]之礼以安车[8]聘之使者奉诏造[9]康康不得已乃许诺辞安车自乘柴车[10]冒晨[11]先使者发至亭[12]亭长以韩征君[13]当过方使人脩[14]道桥及见康柴车幅巾[15]以为田叟也使夺其牛康既释驾与之有顷使者至知夺[16]牛翁乃征君也使者欲奏杀亭长康曰此自老子[17]与之亭长何罪乃止康因中道[18]逃遯以寿终

【注释】

［1］著姓：有声望的族姓。

［2］名山：大山。名：大。

［3］那（nuò）：表疑问。语气助词。

［4］欺：同"叹（叹）"。

［5］遯：同"遁"，逃。

［6］博士公车：指以博士的职位征召他。

［7］玄𫄸（xūn）：黑色和浅红色的布帛。后世帝王用作延聘贤士的礼品。

［8］安车：古代可以坐乘的小车，供年老的高级官员及贵妇人乘用。高官告老还乡或征召有重望的人，往往赐乘安车。安车多用一马，礼尊者则用四马。

［9］造：拜访。

［10］柴车：简陋无饰的车子。

［11］冒晨：清晨。

［12］亭：秦汉时乡以下、里以上的行政机构。

［13］征君：指不接受朝廷征聘的隐士。

［14］脩：同"修"。

［15］幅巾：古代男子以全幅细绢裹头的头巾。

［16］夺：这里意为被夺。

［17］老子：老人自称。

[18]中道：中途，半路。

十七、范晔《后汉书·方术列传·费长房传》节选

費長房者汝南人也曾爲市掾[1]市中有老翁賣藥懸一壺於肆頭及市罷輒跳入壺中市人莫之見惟長房於樓上覩[2]之異焉因往再拜[3]奉酒脯[4]翁知長房之意[5]其神也謂之曰子明日可更來長房旦日[6]復詣[7]翁翁乃與俱入壺中惟見玉堂[8]嚴麗[9]旨酒甘肴[10]盈衍[11]其中共飲畢而出翁約不聽[12]與人言之後乃就樓上候長房曰我神仙之人以過見責[13]今事畢當去子寧能相隨[14]乎樓下有少酒與卿爲別長房使人取之不能勝又令十人扛之猶不舉翁聞笑而下樓以一指提之而上視其器如一寸許[15]而二人飲之終日不盡長房遂欲求道

【注释】
[1]市掾：管理市场的官员。
[2]覩：同"睹"。
[3]再拜：拜两拜。
[4]脯：干肉。
[5]意：猜想。
[6]旦日：明日。
[7]诣：去，到。
[8]玉堂：玉饰的殿堂，亦为宫殿的美称。
[9]严丽：庄严华丽。
[10]旨酒甘肴：美酒佳肴。
[11]盈衍：充满。
[12]听：随便。
[13]见责：被责罚。"见"字被动句。
[14]相随：跟随我。相：指代性副词，代动作对象。
[15]许：左右。

十八、刘昫《旧唐书·列传·卷一百四十一方伎·许胤宗传》节选

許胤宗常州義興人也初事陳[1]爲新蔡王外兵參軍時柳太后病風不言名醫治皆不愈脈益沉而噤[2]胤宗曰口不可下藥宜以湯氣熏

之令藥入腠理周理^[3]即差^[4]乃造黃耆^[5]防風湯數十斛置於牀^[6]下氣如煙^[7]霧其夜便得語由是超拜^[8]義興太守陳亡入隋歷尚藥奉御^[9]武德^[10]初累授散騎侍郎時關中多骨蒸病^[11]得之必死遞相^[12]連染諸醫無能療者胤宗每療無不愈

【注释】

[1] 陈：朝代名（公元557—589年），为南朝之一，陈霸先所建，定都建康（今江苏省南京市）。

[2] 噤：口闭不开。

[3] 周理：周行于腠理。

[4] 差（chài）：痊愈，后来写作"瘥"。

[5] 黄耆：即黄芪。

[6] 牀：同"床"。

[7] 煙：同"烟"。

[8] 超拜：越过。犹言"破格提拔"。

[9] 尚药奉御：官职名。隋炀帝时置殿内省，内置尚药局，掌供御药，其主官曰奉御。

[10] 武德：唐高祖李渊的年号，公元618—626年。

[11] 骨蒸病：指痨瘵，也称肺痨。

[12] 递相：犹言"互相"。

十九、李濂《医史·卷之六·张仲景补传》节选

張機字仲景南陽人也學醫術於同郡張伯祖盡得其傳工於治療尤精經方^[1]遂大有時譽漢靈帝時舉孝廉官至長沙太守少時與同郡何顒客遊^[2]洛陽顒探知其學謂人曰仲景之術精於伯祖起病之驗雖鬼神莫能知之真一世之神醫也嘗見侍中^[3]王仲宣^[4]仲景曰君年至四十當有疾鬚眉脫落脫落後半年必死宜豫^[5]服五石湯^[6]庶幾^[7]可免仲宣時年二十餘聞其言惡之雖受方而不飲居數日後見仲景乃佯^[8]曰五石湯已飲之矣仲景曰觀君氣色非飲藥之胗^[9]何輕命欺人如此耶仲宣益深惡之後二十年果有病鬚眉皆脫落越一百八十七日卒時人以爲扁鵲倉公無以加^[10]之也

【注释】

[1] 经方：汉以前临床医方著作及方剂的泛称。

[2] 遊：同"游"。

［3］侍中：官职名。侍从皇帝左右，应对顾问。

［4］王仲宣：名粲，字仲宣，"建安七子"之一。

［5］豫：通"预"，预先。

［6］五石汤：方剂名。关于五石汤的组成，历代有不同解释。《抱朴子·金丹》云："五石者，丹砂、雄黄、白礜、曾青、慈石也。"

［7］庶几：或许。

［8］佯：假装。

［9］朓：通"诊"。

［10］加：超过。

二十、顾景星《白茅堂集·第三十八卷·李时珍传》节选·其一

李時珍字東璧祖某父言聞[1]世孝友以醫爲業時珍生白鹿入室紫芝産庭幼以神仙自命年十四補諸生[2]三試於鄉不售[3]讀書十年不出戶庭博學無所弗覩[4]善醫即以醫自居富順王嬖[5]庶孽[6]欲廢適子[7]會適子疾時珍進藥曰附子和氣湯王感悟立適楚王聞之聘爲奉祠[8]掌良醫所[9]事世子[10]暴厥立活之薦[11]於朝授太醫院判[12]一歲告歸[13]著《本草綱目》

【注释】

［1］言闻：李时珍之父名言闻，字子郁，号月池，为明代医学家，著有《四诊发明》八卷。时珍撮其精华，撰成《濒湖脉学》。

［2］补诸生：考取秀才。诸生：明清时指已考取府、州、县学的各类生员。

［3］三試於鄉不售：三次在乡试中落榜。明清科举制度规定，每三年在省城举行一次乡试，选拔优秀生员应试，录取者称为举人。

［4］覩（guī）：看。此处指阅读。

［5］嬖（bì）：喜爱。

［6］庶孽：妃妾所生之子。

［7］适子：指正妻所生之子，后写作"嫡子"。

［8］奉祠：即奉祠正。明代王府中管理宗庙祭祀的官员，正八品。

［9］良医所：王府内的医疗机构。

［10］世子：王侯正妻所生长子。

［11］荐：推荐。

［12］太医院判：明代太医院的副主管。

［13］告归：官吏告假回乡。此处指辞官归乡。告：请求。

二十一、陈嘉谟《本草蒙筌·总论·收采按时月》

草木根梢收採[1]惟宜秋末春初春初則津潤始萌未充枝葉秋末則氣汁下降悉歸本根[2]今即事驗之春寧宜早秋寧宜遲尤盡善也莖葉花實四季隨宜採未老枝莖汁正充溢摘將開花蕊氣尚包藏實收已熟味純葉採新生力倍入藥誠[3]妙治病方靈其諸玉石禽獸蟲魚或取無時或收按節亦有深義匪爲虛文并各遵依毋恣孟浪[4]

【注释】

[1]採:同"采",采摘。

[2]本根:草木之根。同义词复用。

[3]诚:的确。

[4]孟浪:粗率,疏误。

二十二、李时珍《本草纲目·草部第十五卷·草之四·刘寄奴草》节选

釋名金寄奴_{大明}烏藤菜_{綱目}時珍[1]曰按李延壽南史云宋高祖劉裕小字[2]寄奴微時[3]伐荻[4]新洲遇一大蛇射之明日往聞杵臼聲尋之見童子數人皆青衣於榛林[5]中搗藥問其故答曰我主爲劉寄奴所射今合藥傅[6]之裕曰神何不殺之曰寄奴王者不可殺也裕叱之童子皆散乃收藥而反[7]每遇金瘡[8]傅之即愈人因稱此草爲劉寄奴草鄭樵通志[9]云江南人因漢時謂劉爲卯金刀[10]乃呼劉爲金是以又有金寄奴之名江東人謂之烏藤菜云[11]

【注释】

[1]时珍:为作者自称。古人常自称其名,以表示谦卑。

[2]小字:小名,乳名。

[3]微时:卑贱而未显达的时候。

[4]伐荻:砍伐荻草。荻草茎可织席。

[5]榛林:榛木林。亦泛指丛林。

[6]傅:涂搽。

[7]反:返回,后来写作"返"。

[8]金疮:指刀枪箭等金属器械所造成的伤口。

[9]通志:南宋郑樵撰,是一部以人物为中心的纪传体通史。

［10］卯金刀：为繁体字"劉（刘）"的三个组成部分。

［11］云：语气助词。用于句末。

二十三、李时珍《本草纲目·木部第三十五卷·木之二·皂荚》节选

時珍曰皂樹高大葉如槐葉瘦長而尖枝間多刺夏開細黄花結實有三種一種小如豬［1］牙一種長而肥厚多脂而黏一種長而瘦薄枯燥不黏以多脂者爲佳其樹多刺難上采時以篦［2］箍其樹一夜自落亦一異也有不結實者樹鑿［3］一孔入生鐵三五斤泥封之即結莢人以鐵砧［4］捶皂莢即自損鐵碾碾之久則成孔鐵鍋爨［5］之多爆片落豈皂莢與鐵有感召之情耶

【注释】

［1］豬：同"猪"。

［2］篦：薄竹片。

［3］鑿：打孔。

［4］铁砧（zhēn）：锻捶金属用的垫座。明·宋应星《天工开物·冶铁》云："先铸铁成砧，以为受锤之地。"

［5］爨（cuàn）：烧煮。

二十四、李时珍《本草纲目·草部第十五卷·草之四·艾》节选

時珍曰凡用艾葉須用陳久者治［1］令細軟謂之熟艾若生艾灸火則傷人肌脈故孟子云七年之病求三年之艾揀取淨葉揚去塵屑入石臼內木杵搗熟羅［2］去渣滓取白者再搗至柔爛如綿爲度用時焙燥則灸火得力入婦人丸散須以熟艾用醋煮乾搗成餅子烘乾再搗爲末用或以糯糊和作餅及酒炒者皆不佳洪氏容齋隨筆［3］云艾難著力若入白茯苓三五片同碾即時可作細末亦一異也

【注释】

［1］治：炮制。

［2］罗：筛。

［3］容斋随笔：古代文言笔记小说，南宋洪迈撰。

二十五、李时珍《本草纲目·谷部第二十五卷·谷之四·饭》节选

荷葉燒飯主治厚脾胃通三焦資助生發之氣時珍發明[1]李杲曰易水張潔古[2]枳术丸用荷葉裹燒飯爲丸蓋荷之爲物色青中空象乎震卦風木在人爲足少陽膽同手少陽三焦爲生化萬物之根蒂用此物以成其化胃氣何由不上升乎更以燒飯和藥與白术協力滋養穀氣令胃厚不致再傷其利廣矣大矣時珍曰按韓忞醫通[3]云東南人不識北方炊飯無甑[4]類呼爲燒如燒菜之意遂訛以荷葉包飯入灰火燒煨雖丹溪亦未之辯但以新荷葉煮湯入粳米[5]造飯氣味亦全也凡粳米造飯用荷葉湯者寬中芥葉湯者豁痰紫蘇湯者行氣解肌薄荷湯者去熱淡竹葉湯者辟暑皆可類推也

【注释】

[1] 发明：为《本草纲目》中的一个栏目，用以阐发说明历代医家的观点。

[2] 易水张洁古：即金代医家张元素。张元素字洁古，又称"易水先生"。

[3] 韩忞医通：即《韩氏医通》。忞：同"懋"。

[4] 甑（zèng）：一种古代蒸饭用的炊具，底部有许多透蒸汽的孔格，置于鬲上蒸煮，如同现代的蒸锅。

[5] 粳米：即大米。

二十六、李时珍《本草纲目·鳞部第四十三卷·鳞之二·白花蛇》节选

時珍曰花蛇湖蜀皆有今惟以蘄蛇擅名然蘄地亦不多得市肆[1]所貨官司[2]所取者皆自江南興國州諸山中來其蛇龍頭虎口黑質白花脇[3]有二十四個方勝文[4]腹有念珠班[5]口有四長牙尾上有一佛指甲長一二分腸形如連珠多在石南[6]藤上食其花葉人以此尋獲先撒沙土一把則蟠[7]而不動以叉取之用繩懸起劚刀[8]破腹去腸物則反尾[9]洗滌其腹蓋護創爾乃以竹支定屈曲盤起紮[10]縛炕[11]乾出蘄地者雖乾枯而眼光不陷他處者則否矣

【注释】

[1] 市肆：市场上的店铺。

［2］官司：为官府采办物资的机构。

［3］脇：同"胁（脅）"

［4］方胜文：斜方格花纹。

［5］念珠班：佛珠一样的斑纹。班：通"斑"。

［6］石南：蔷薇科植物，又名"石楠"。

［7］蟠（pán）：盘曲。

［8］劙（lí）刀：快刀。劙：割。

［9］反尾：蛇的尾部反转。

［10］紮：同"扎"。

［11］炕：烘烤。

二十七、李时珍《本草纲目·草部第十七卷·草之六·曼陀罗花》节选

時珍曰曼陀羅生北土人家亦栽之春生夏長獨莖直上高四五尺生不旁引[1]綠莖碧葉葉如茄葉八月開白花凡六瓣狀如牽牛花而大攢[2]花中坼[3]駢葉[4]外包而朝開夜合結實圓而有丁拐[5]中有小子八月采花九月采實時珍曰相傳此花笑采釀酒飲令人笑舞采釀酒飲令人舞予嘗試之飲須半酣更令一人或笑或舞引之乃驗也八月采此花七月采火麻子花陰乾等分爲末熱酒調服三錢少頃昏昏如醉割瘡灸火宜先服此則不覺苦也

【注释】

［1］旁引：向四周伸展。

［2］攢（cuán）：聚合。

［3］坼（chè）：裂开。

［4］骈叶：对称的叶子。

［5］丁拐：指果实表面的芒刺。

二十八、李时珍《本草纲目·草部第十二卷·草之一·远志》节选

時珍曰遠志入足少陰腎經非心經藥也其功專於強[1]志益精治善忘蓋精與志皆腎經之所藏也腎精不足則志氣衰不能上通於心故迷惑善忘靈樞經云腎藏精精舍[2]志腎盛怒而不止則傷志志傷則喜忘其前言腰脊不可以俛[3]仰屈伸毛悴色夭又云人之善忘者上氣不

足下氣有餘腸胃實而心肺虛虛則營衛留於下久之不以時上故善忘也陳言三因方[4]遠志酒治癰疽[5]云有奇功蓋亦補腎之力爾

【注释】

［1］强：同"强"。

［2］舍：原作"合"，据《灵枢·本神》改。

［3］俛：同"俯"。

［4］三因方：即《三因极一病证方论》，南宋·陈无择撰著。

［5］痈疽：泛指毒疮。疮面浅而大者为痈，疮面深而恶者为疽。

二十九、吕不韦《吕氏春秋·至忠》节选

齊王疾痏[1]使人之宋迎文摯文摯至視王之疾謂太子曰王之疾必可已也雖然王之疾已則必殺摯也太子曰何故文摯對曰非怒王則疾不可治怒王則摯必死太子頓首[2]彊[3]請曰苟已王之疾臣與臣之母以死爭之於王王必幸臣與臣之母願先生之勿患也文摯曰諾請以死爲王與太子期[4]而將往不當者三齊王固已怒矣文摯至不解屨登床履王衣問王之疾王怒而不與言文摯因出固辭[5]以重怒王王吡而起疾乃遂已王大怒不說將生烹[6]文摯太子與王后急爭之而不能得果以鼎生烹文摯爨之三日三夜顏色不變文摯曰誠欲殺我則胡[7]不覆之以絶陰陽之氣王使覆之文摯乃死

【注释】

［1］痏（wěi）：疮。

［2］顿首：磕头。

［3］彊：同"强"。

［4］期：约定时间。

［5］固辞：坚决辞谢。

［6］烹：煮。

［7］胡：为什么。疑问代词。

三十、嵇康《嵇中散集·答〈难养生论〉》节选

養生有五難名利不滅此一難也喜怒不除此二難也聲色不去此三難也滋味不絶此四難也神慮轉發此五難也五者必存雖心希難老口誦至言咀嚼英華[1]呼吸太陽不能不迴其操[2]不夭其年也五者

無於臆中則信順^[3]日濟玄德^[4]日全不祈喜而有福不求壽而自延此養生大理之所效也然或有行踰曾閔^[5]服膺^[6]仁義動由^[7]中和^[8]無甚大之累^[9]便謂仁理已畢以此自臧^[10]而不盪^[11]喜怒平神氣而欲却老^[12]延年者未之聞也

【注释】

［1］英华：花。同义词复用。

［2］廻其操：改变志趣。廻：同"回（迴）"。

［3］信顺日济：得到越来越多的天佑人助。信顺：诚信不欺，顺应物理。语出《易·系辞上》。原文曰："天之所助者，顺也；人之所助者，信也。"

［4］玄德：指自然无为的德性。《道德经》曰："生而不有，为而不恃，长而不宰，是谓玄德。"王弼注："凡言玄德，皆有德而不知其主，出乎幽冥。"

［5］行踰曾闵：德行超越曾参和闵损。踰：同"逾"，超过。曾闵：皆孔子弟子，以有孝行著称。

［6］服膺：衷心信奉。

［7］由：奉行，遵从。

［8］中和：中正平和。

［9］甚大之累：指过劳。

［10］自臧（zāng）：言自认为好。臧：善，好。

［11］盪：同"荡"，消除。

［12］却老：避免衰老。却：避免。

三十一、褚澄《褚氏遗书·除疾》

除疾之道極其候證^[1]詢其嗜好察致疾之由來觀時人之所患則窮其病之始終^[2]矣窮其病矣外病療內上病救下辨病藏之虛實通病藏之母子^[3]相^[4]其老壯酌其淺深以制其劑而十全上功^[5]至焉製劑獨味爲上二味次之多品爲下酸通骨甘解毒苦去熱鹹導下辛發滯當驗之藥未驗^[6]切戒亟投大勢既去餘勢不宜再藥^[7]脩^[8]而肥者飲劑豐^[9]羸^[10]而弱者受藥減用藥如用兵用醫如用將善用兵者徒^[11]有車^[12]之功善用藥者薑有桂之效^[13]知其才智以軍付之用將之道也知其方伎^[14]以生付之用醫之道也世無難治之疾有不善治之醫藥無難代之品有不善代之人民中絕命^[15]斷可識^[16]矣

【注释】

［1］极其候证：透彻了解患者的脉候病证。极：穷尽，透彻了解。下文"穷"

义同。

［2］始终：指全部情况。

［3］母子：五行学说术语。在五行相生关系中，"生我"者为母，"我生"者为子。如肝木生心火，肝木为母，心火为子。

［4］相（xiàng）：观察。

［5］十全上功：治病十治十愈。全：病愈，后来写作"痊"。上功：当作"上工"，技能高超的医生。

［6］骎：同"验"，检验，验证。

［7］再药：第二次用药。再：第二次。药：用药治疗。名词活用作动词。

［8］脩：长，高。

［9］丰：此处指加量。

［10］羸（léi）：瘦弱。

［11］徒：步兵。

［12］车：此处指乘坐战车的军队。

［13］姜有桂之效：使干姜发挥出的功效如同肉桂。干姜温补的作用弱于肉桂，故云。

［14］方伎：指医技。

［15］绝命：死。此处指危重病证。

［16］断可识：一定可以识别。语出《周易·系辞下》。断：一定，决然。

三十二、吴曾《能改斋漫录·卷十三·文正公愿为良医》节选

范文正公微時嘗詣靈祠[1]求禱曰他時得位相[2]乎不許[3]復禱之曰不然願爲良醫亦不許既而嘆曰夫不能利澤生民[4]非大丈夫平生之志他日有人謂公曰大丈夫之志於相理則當然良醫之技君何願[5]焉無乃失於卑邪[6]公曰嗟乎豈爲是哉古人有云常善救人故無棄人常善救物故無棄物[7]且大丈夫之於學也固欲與[8]神聖之君得行其道思天下匹夫匹婦[9]有不被[10]其澤者若己推而内之溝中能及小大生民者固惟相爲然既不可得矣夫能行救人利物之心者莫如良醫果能爲良醫也上以療君親之疾下以救貧賤之厄中以保身長年在下而能及小大生民者捨夫良醫則未之有也

【注释】

［1］灵祠：神祠。

［2］位相：居相位。位：担任……职位。名词活用作动词。

［3］许：应允。

[4] 利泽生民：指给百姓带来恩泽。生民：百姓。

[5] 愿：仰慕。

[6] 无乃失于卑邪（yé）：意为岂不是过于卑微了吗。表示委婉反问。邪：语气助词，用在句末表疑问，后来写作"耶"。

[7] 常善……弃物：语出《道德经》第二十七章。弃人：指废人。弃物：指废物。弃：同"弃"。

[8] 与：帮助，辅助。

[9] 匹夫匹妇：指百姓。

[10] 被：受。

三十三、张从正《儒门事亲·卷二·汗下吐三法该尽治病诠》节选·其一

夫病之一物非人身素有之也或自外而入或由内而生皆邪氣也邪氣加諸[1]身速攻之可也速去之可也攬而留之何也雖愚夫愚婦皆知其不可也及其聞攻則不悦聞補則樂之今之醫者曰當先固其元氣元氣實邪自去世間如此妄人何其多也夫邪之中人輕則傳久而自盡頗[2]甚則傳久而難已更甚則暴死若先論固其元氣以補劑補之真氣未勝而邪已交馳横騖[3]而不可制矣惟脈脱[4]下虚無邪無積之人始可議補其餘有邪積之人而議補者皆鯀湮洪水[5]之徒也今予論吐汗下三法先論攻其邪邪去而元氣自復也況[6]予所論之法識練日久至精至熟有得無失所以敢爲來者言也

【注释】

[1] 诸：之于。兼词。

[2] 颇：稍微。

[3] 交驰横骛：谓邪气盛实扩散。

[4] 脉脱：指脉微欲绝。

[5] 鲧湮（yān）洪水：指鲧用堵塞的办法治理洪水。湮：堵塞。

[6] 况：同"况"，况且。

三十四、朱震亨《格致余论·阳有余阴不足论》节选

人受天地之氣以生天之陽氣爲氣地之陰氣爲血故氣常有餘血常不足何以言之天地爲萬物父母天大也爲陽而運於地之外地居天之中爲陰天之大氣舉之日實也亦屬陽而運於月之外月缺也屬陰禀

日之光以爲明者也人身之陰氣其消長[1]視月之盈缺故人之生也
男子十六歲而精通女子十四歲而經行是有形之後猶有待於乳哺水
穀以養陰氣始成而可與陽氣爲配以能成人而爲人之父母古人必近
三十二十而後嫁娶可見陰氣之難於成而古人之善於攝養[2]也

【注释】
[1] 消长：盛衰。
[2] 摄养：养生。

三十五、朱震亨《丹溪心法·不治已病治未病》节选

與其救療於有疾之後不若攝養於無疾之先蓋疾成而後藥者徒
勞而已是故已病而不治所以爲醫家之法未病而先治所以明攝生之
理夫如是則思患而預防之者何患之有哉此聖人不治已病治未病之
意也嘗謂備土以防水也苟不以閉塞其涓涓之流則滔天之勢不能遏
備水以防火也若不以撲滅其熒熒之光則燎原之焰不能止其水火既
盛尚不能止遏況病之已成豈能治歟故宜夜臥早起於發陳[1]之春早
起夜臥於蕃秀[2]之夏以之緩形無怒而遂[3]其志以之食涼食寒而
養其陽聖人春夏治未病者如此與雞[4]俱興[5]於容平[6]之秋必待
日光於閉藏之冬以之斂神匿[7]志而私[8]其意以之食溫食熱而養
其陰聖人秋冬治未病者如此

【注释】
[1] 发陈：发散敷陈，形容春天万物生发的气象。
[2] 蕃秀：草木茂盛秀美。
[3] 遂：实现，满足。
[4] 雞：同"鸡（鷄）"。
[5] 兴：起，起床。
[6] 容平：万物成熟平定的气象。
[7] 匿：隐藏。
[8] 私：隐匿。

三十六、李中梓《医宗必读·卷之一·不失人情论》节选·其一

所謂傍人之情者或執有據之論而病情未必相符或興無本之言

而醫理何曾夢見或操是非之柄[1]同我者是[2]之異己者非之而真是真非莫辨或執膚淺之見頭痛者救頭脚痛者救脚而孰[3]本孰標誰知或尊貴執言難抗或密戚偏見難回[4]又若薦醫動[5]關生死有意氣[6]之私厚而薦者有庸淺之偶效而薦者有信其利口而薦者有貪其酬報而薦者甚至薰蕕[7]不辨妄肆品評譽之則跖[8]可爲舜毀之則鳳可作鴞[9]致懷奇之士拂衣[10]而去使深危之病坐而待亡此皆傍人之情不可不察者也

【注释】

[1]操是非之柄：掌握判断是非的权利。

[2]是：认为正确。意动用法。下文中的"非之"：认为不正确。

[3]孰：哪一个。疑问代词。

[4]回：扭转。

[5]动：常常。

[6]意气：志趣性格。

[7]薰蕕（yóu）：香草与臭草。此处比喻医生的优劣。

[8]跖（zhí）：即"盗跖"，民间传说中春秋时期的大盗。

[9]鴞（xiāo）：古代对猫头鹰一类鸟的统称。

[10]拂衣：犹言"拂袖"，表示愤怒。

三十七、徐大椿《医学源流论·卷上·元气存亡论》节选·其一

養生者之言曰天下之人皆可以無死斯言妄也何則人生自免[1]乳哺以後始而孩既而長既而壯日勝一日何以四十以後飲食奉養如昔而日且就衰[2]或者曰嗜慾[3]戕[4]之也則絕嗜慾可以無死乎或者曰勞動賊之也則戒勞動可以無死乎或者曰思慮擾之也則屏思慮可以無死乎果能絕嗜慾戒勞動減思慮免於疾病夭札[5]則有之其老而眊[6]眊而死猶然也况乎四十以前未嘗[7]無嗜慾勞苦思慮然而日生日長四十以後雖無嗜慾勞苦思慮然而日減日消此其故何歟

【注释】

[1]免：通"娩"。此处指出生。

[2]日且就衰：一天天地趋向衰老。且：连词，表示转折。

[3]慾：同"欲"。

［4］戕（qiāng）：伤害。下文中的"贼"与其义同。

［5］夭札：因病而早死。

［6］眊（mào）：通"耄"，古称七十至九十的年纪。《礼记·曲礼上》云："八十、九十曰耄。"《盐铁论·孝养》云："七十曰耄。"

［7］未尝：不曾。

三十八、徐大椿《医学源流论·卷上·病同人异论》

天下有同此一病而治此則效治彼則不效且不惟無效而反有大害者何也則以病同而人異也夫七情六淫之感不殊而受感之人各殊或氣體有強弱質性有陰陽生長有南北性情有剛柔筋骨有堅脆肢體有勞逸年力有老少奉養有膏粱藜藿[1]之殊心境有憂勞和樂之別更加天時有寒暖之不同受病有深淺之各異一概施治則病情雖中而於人之氣體迥乎[2]相反則利害亦相反矣故醫者必細審其人之種種不同而後輕重緩急大小先後之法因之而定内經言之極詳即針灸及外科之治法盡然故凡治病者皆當如是審察也

【注释】

［1］膏粱藜藿：膏粱厚味与粗劣饭菜。藜：灰菜。藿：豆叶。

［2］迥乎：犹言"迥然"，形容相差很远。

三十九、吴瑭《医医病书·俗传虚不受补论》

俗传虚不受補便束手無策以爲可告無愧蓋曰非我之不會補彼不受也不知虛不受補之症有三一者濕熱盤踞中焦二者肝木橫穿土位[1]三者前醫誤用呆膩[2]閉塞胃氣而然濕熱者宣其濕而即受補肝木橫者宣肝絡使不克土即受補誤傷胃氣者先和胃氣即受補矣和胃有陰陽之別寒熱之分胃陽受傷和以橘半[3]之類胃陰受傷和以鮮果汁甘涼藥品之類隨症類推惟胃氣絶者不受補則不可救矣

【注释】

［1］肝木横穿土位：指肝气横逆犯脾胃。

［2］呆腻：多指甘味药。过用甘味药可腻膈碍胃，令人中满。古人有"中满忌甘"之说，凡湿阻、食积、中满气滞者勿用甘味。

［3］橘半：指陈皮、半夏二味中药。

四十、章楠《医门棒喝·卷之四·医病须知》节选

謹按治病最忌雜亂無序醫理深微病情變幻苟[1]非深思力學閱歷有年莫能辨析明確辨不明則意見不定見不定則用藥嘗試而能拯危濟急難矣若更議論紛紛異說雜進病家惶惑[2]無主當服之藥反不敢服不當服者亂投雜試雖有善者救藥不遑[3]焉能救病及至敗事互相嫁罪病家既不知醫則是非莫辨咎無可歸所謂築室道旁三年不成發言盈庭誰執其咎固爲醫家所大忌然病家性命所關如不知此弊害孰大焉

【注释】

[1] 苟：如果。

[2] 惶惑：疑惧，疑惑。

[3] 不遑：指用药不及时。遑：急迫。

四十一、华佗《华氏中藏经·卷上·传尸论》

傳尸者非一門相染而成也人之血氣衰弱臟腑虛羸中於鬼氣[1]因感其邪遂成其疾也其候或欬嗽不已或胸膈脹悶或肢體疼痛或肌膚消瘦或飲食不入或吐利不定或吐膿血或嗜水漿或好歌詠[2]或愛悲愁或癲風[3]發歇或便溺艱難或因酒食而遇或因風雨而來或問病弔[4]喪而得或朝走暮遊而逢或因氣聚或因血行或露臥於田野或偶會於園林鍾[5]此病死之氣染而爲疾故曰傳尸也治療之方備於篇末

【注释】

[1] 鬼气：旧时谓人疾病死亡，常因一种邪气侵袭所致，称之为鬼气。

[2] 詠：同“咏”。

[3] 癲风：即癫痫，俗称“羊角风”或“羊癫风”。

[4] 弔：同“吊”。

[5] 钟：遭逢。

四十二、朱肱《类证活人书·卷六·四十六问》节选

仲景云冬溫之毒與傷寒大異蓋傷寒者傷寒氣而作冬溫者感溫氣而作寒疫者暴寒折[1]人非觸冒[2]之過其治法不同所施寒熱溫

涼之劑亦異不可拘以日數發汗吐下隨證施行要之[3]治熱以寒溫而行之治溫以清冷而行之治寒以熱涼而行之治清以溫熱而行之以平爲期不可以過此爲大法

【注释】

［1］折：毁伤。

［2］触冒：接触，感受。

［3］要（yào）之：总之。

四十三、许叔微《普济本事方·卷第一·中风肝胆筋骨诸风·拒风丹》节选

世言氣中者雖不見於方書然暴喜傷陽暴怒傷陰憂愁不意[1]氣多厥逆[2]往往多得此疾便覺涎潮昏塞牙關緊急若概作中風候用藥非止不相當多致殺人元祐庚午[3]母氏親遭此禍至今飲恨[4]母氏平時食素氣血羸弱因先子[5]捐館[6]憂惱忽一日氣厥牙噤涎潮有一里醫便作中風以大通圓[7]三粒下之大下數行一夕而去予常痛恨[8]每見此症急化蘇合香圓四五粒灌之便醒然後隨其虚實寒熱而調治之無不愈者經云無故而瘖[9]脉不至不治自已謂氣暴逆也氣復則已審[10]如是雖不服藥亦可

【注释】

［1］不意：指不如意。

［2］厥逆：指气上逆。同义词复用。

［3］元祐庚午：北宋元佑五年，公元 1090 年。元祐：宋哲宗赵熙的年号，公元 1086—1094 年。

［4］饮恨：抱恨含冤。

［5］先子：死去的父亲。

［6］捐馆：死亡的委婉说法。

［7］圆："丸"的避讳字。

［8］痛恨：深切地憎恨。

［9］瘖：同"喑"，失音，哑。

［10］审：确实，果真。副词。

四十四、陈言《三因极一病证方论·卷之十二·咳嗽叙论》节选

又微寒微欬屬風^[1]所吹聲嘶發欬熱在上焦欬爲肺痿^[2]秋傷濕冬欬嗽皆外所因喜則氣散怒則氣激^[3]憂則氣聚思則氣結悲則氣緊恐則氣却^[4]驚則氣亂皆能發欬即内所因其如飲食生冷房勞作役致嗽尤多皆不内外因其可一法而治之治之當推其三因隨脈證治療散之下之温之吐之以平爲期

【注释】

[1] 厉风：大风。

[2] 肺痿：肺叶枯萎所致的疾病。

[3] 激：亢奋。

[4] 气却：指气弱。

四十五、严用和《严氏济生方·妇人门·血气论治》

内經云百病皆生於氣經有所謂七氣有所謂九氣^[1]喜怒憂思悲恐驚者七氣也七情之外益之以寒熱二證而爲九氣也氣之爲病男子婦人皆有之惟婦人血氣爲患尤甚蓋人身血隨氣行氣一壅滯則血與氣并或月事不調心腹作痛或月事將行預先作痛或月事已行淋瀝不斷心脹作痛或連腰脅或引背膂^[2]上下攻刺吐逆不食甚則手足搐搦^[3]狀類驚癇^[4]或作寒熱或爲癥瘕^[5]肌肉消瘦非特^[6]不能受孕久而不治轉而爲瘵^[7]疾者多矣

【注释】

[1] 九气：指引起气机紊乱的九种致病因素。《素问·举痛论》言："百病生于气也，怒则气上，喜则气缓，悲则气消，恐则气下，寒则气收，炅则气泄，惊则气乱，劳则气耗，思则气结。"本文所言九气与通常理解不同，指七情加寒、热二气。

[2] 背膂（lǚ）：脊背。膂：脊椎，也指脊椎两旁的肌肉。

[3] 搐搦（chù nuò）：指四肢抽搐。

[4] 惊痫：因受惊而发作的一种疾病。痫：同"痫（癎）"。

[5] 症瘕：腹中结块的病。坚硬不移动，痛有定处为"症"；聚散无常，痛无定处为"瘕"。

[6] 特：只是。小范围副词。

[7] 瘵（zhài）：指痨病。

四十六、严用和《严氏济生方·小便门·淋利论治》节选

膀胱不利爲癃閉[1]此由飲酒房勞或動役[2]冒熱[3]或飲冷逐熱或散石發動[4]熱結下焦遂成淋閉[5]亦有温病後餘熱不散霍亂[6]後當風取涼亦令人淋閉淋閉之爲病種凡有五氣石血膏勞是也氣淋爲病小便澀常有餘瀝石淋爲病莖中痛溺卒不得出膏淋爲病尿似膏出勞淋爲病勞倦即發痛引氣衝[7]血淋爲病熱即發甚則尿血候其鼻頭色黃者小便難也

【注释】

[1] 癃闭：又称小便不通、尿闭，以小便量少，点滴而出，甚则闭塞不通为主症。

[2] 动役：指劳作、劳役。

[3] 冒热：被热邪所伤。冒：侵犯，冒犯。

[4] 散石发动：指服食五石散等石类药物而发热。

[5] 淋闭：为淋与癃闭的总称。小便滴沥涩痛谓之淋，小便急满不通谓之闭。淋重在疼痛，闭重在不通。

[6] 霍乱：中医泛指具有剧烈吐泻、腹痛等症状的肠胃疾病。

[7] 气冲：穴位名，属足阳明胃经，位于腹部。

四十七、杨士瀛《仁斋直指方论·卷之九·痨瘵·痨瘵方论》节选

瘵蟲食人骨髓血枯精竭不救者多人能平時愛護元氣保養精血瘵不可得而傳惟夫縱欲多淫苦不自覺精血內耗邪氣外乘[1]是不特男子有傷婦人亦不免矣然而氣虛腹餒[2]最不可入瘵瘵者之門弔喪問疾衣服器用中皆能乘虛而染觸間有婦人入其房睹其人病者思之勞氣隨入染患日久莫不化而爲蟲治瘵之法大抵以保養精血爲上去蟲次之安息蘇合阿魏麝犀[3]丹砂雄黃固皆驅伐惡氣之劑亦須以天靈蓋[4]行乎其間

【注释】

[1] 邪气外乘：指邪气从外趁虚而入。

[2] 腹餒：腹中饥饿。

[3] 安息苏合阿魏麝犀：指中药安息香、苏合香、阿魏、麝香、犀角。

[4] 天灵盖：指人的头盖骨。

四十八、朱震亨《丹溪心法·卷三·盗汗》节选

盗汗[1]屬血虛陰虛小兒不須治忌用生薑東垣有方用當歸六黃湯甚效但藥性寒人虛者只用黃耆六一湯盜汗發熱因陰虛用四物加黃柏兼氣虛加人參黃耆白术戴[2]云盜汗者謂睡而汗出也不睡則不能汗出方[3]其睡熟也溱溱然[4]出焉覺[5]則止而不復出矣非若自汗[6]而自出也雜病盜汗責其陽虛與傷寒盜汗非比[7]之亦是心虛所致宜斂心氣益腎水使陰陽調和水火升降其汗自止

【注释】
[1]盗汗：又名寝汗，指睡中出汗，醒后即止。
[2]戴：指朱震亨的弟子戴思恭。
[3]方：正当。
[4]溱溱（zhēn）然：形容出汗多。
[5]觉（jué）：睡醒。
[6]自汗：指清醒时不因劳动而出汗。
[7]比：类。

四十九、虞抟《医学正传·卷之二·哮喘·论》节选

大抵哮以聲響[1]名喘以氣息言夫喘促喉中如水雞聲者謂之哮氣促而連屬[2]不能以息者謂之喘雖然未有不由痰火內鬱[3]風寒外束而致之者歟外有陰虛發喘氣從臍下起直衝清道[4]而上者又有氣虛發喘而短氣[5]不能以接續者是故知喘之爲證有實有虛治法天淵懸隔者也若夫損不足而益有餘者醫殺之耳學者不可不詳辨焉

【注释】
[1]声响：此处指声音。
[2]连属（zhǔ）：连接，连续。同义词复用。
[3]郁：阻滞。
[4]清道：指呼吸道。
[5]短气：指呼吸短促而不相接续。

五十、虞抟《苍生司命·卷五·胃脘心痛证》节选

胃脘痛俗呼爲心痛古方名爲脾疼蓋[1]胃之上口名賁門賁門與

心相連故經所謂胃脘當心而痛是也其症由積痰食積欝[2]於中七情
九氣觸於內以致清陽不升[3]濁陰不降[4]而肝木之邪得以乘機侵
侮而爲病也然其病不一有真心痛者客寒觸犯心君或污血衝心手足
青黑過節腕者旦發夕死其餘有痰有火有死血有客寒犯胃有虛痛有
實痛有食積痛有蟲痛

【注释】
［1］蓋：同"盖（蓋）"。
［2］欝：同"郁（鬱）"。
［3］清阳不升：指水谷化生的轻清阳气不能正常濡养头部、肌表及四肢。
［4］浊阴不降：指水谷的营养原料和糟粕不能被正常消化吸收和排泄。

五十一、徐春甫《古今医统大全·卷之十一·痹证门》节选

痹之爲證有筋攣不伸肌肉不仁[1]與風證相似故世俗多類於風
痿痹之證混同通治此千古之弊也大抵固當分其所因風則陽受之痹
爲風寒濕所感則陰受之爲病多重着沉痛痿因血少氣虛火盛克金肺
葉燥枯宗筋[2]不潤肝木乘勝脾土受傷飲食少四肢倦爲精血虛耗故
筋骨痿而不用治宜潤燥養血滋陰非若痹之氣血凝滯留而不行或痛
而手足爲之麻木不仁治以行氣勝濕爲主三證雖大略相似而所以施
治迥然不同[3]執事者其辨諸[4]

【注释】
［1］不仁：指肢体麻木，不灵便。
［2］宗筋：诸筋的总汇。
［3］迥然不同：谓差别很大，完全不同。
［4］执事者其辨诸：治病的医生应当分清这些。其：表示祈使，当。副词。诸：
之乎。兼词。

五十二、王肯堂《证治准绳·杂病·诸痛门·头痛》节选

醫書多分頭痛頭風爲二門然一病也但有新久去留之分耳淺而
近[1]者名頭痛其痛卒然而至易於解散速安也深而遠者爲頭風其痛
作止不常愈後遇觸復發也皆當驗其邪所從來而治之世俗治頭痛不
從風則從寒安知其有不一之邪乎試考內經論頭痛所因以明之如風
從外入振寒[2]汗出頭痛新沐中風爲首風當先風一日[3]頭痛不可

以出内[4]大寒内至骨髓髓以腦爲主腦逆故頭痛齒亦痛

【注释】

[1]近：指发病时间短。

[2]振寒：指发冷时全身颤动。

[3]先风一日：指自然界风气变化的前一天。

[4]出内：离开房间。

五十三、龚廷贤《寿世保元·卷五·腹痛》节选

夫腹痛寒氣客於中焦干[1]於脾胃而痛者有宿積停於腸胃者有結滯不散而痛者有痛而嘔者有痛而瀉者有痛而大便不通者有熱痛者有虛痛者有實痛者有濕痰痛者有死血[2]痛者有蟲痛者種種不同治之皆當辨其寒熱虛實隨其所得之症施治若外邪者散之內積者逐之寒者溫之熱者清之虛者補之實者瀉之泄則調之閉則通之血則消之氣則順之蟲則追[3]之積則消之加以健理脾胃調養氣血斯治之要也

【注释】

[1]干：冲犯，干扰。

[2]死血：指瘀血。

[3]追：驱除。

五十四、缪希雍《先醒斋医学广笔记·卷之二·吐血·吐血三要法》节选·其一

宜行血不宜止血血不行經絡者氣逆上壅也行血則血循經絡不止自止止之則血凝血凝則發熱惡食病日痼矣宜補肝不宜伐肝經曰五臟者藏精氣而不瀉[1]者也肝爲將軍之官[2]主藏血吐血者肝失其職也養肝則肝氣平而血有所歸伐之則肝虛不能藏血血愈不止矣宜降氣不宜降火氣有餘即是火[3]氣降即火降火降則氣不上升血隨氣行無溢出上竅之患矣降火必用寒涼之劑反傷胃氣胃氣傷則脾不能統血血愈不能歸經矣

【注释】

[1]五脏者藏精气而不泻：语出《素问·五脏别论》。

[2]肝为将军之官：语出《素问·灵兰秘典论》。

[3]气有余即是火：此理论出自《丹溪心法》。意指阳气偏盛，呈现病理性功能亢进，导致各种火证发生。

五十五、张介宾《景岳全书·卷之三十六·杂证谟·诸气》节选

夫百病皆生於氣正以氣之爲用無所不至一有不調則無所不病故其在外則有六氣之侵在內則有九氣之亂而凡病之爲虛爲實爲熱爲寒至其變態[1]莫可名狀欲求其本則止[2]一氣字足以盡之蓋氣有不調之處即病本所在之處也是爲明哲不凡者乃能獨見其處撮而調之調得其妙則猶之解結也猶之雪[3]污也污去結解而活人於舉指之間誠非難也然而人多難能者在不知氣之理并不知調之法即自河間[4]相傳以來咸謂木香檳榔可以調氣陋亦甚矣夫所謂調者調其不調之謂也凡氣有不正皆賴調和如邪氣在表散即調也邪氣在裏行即調也實邪壅滯瀉即調也虛羸困憊[5]補即調也

【注释】
[1]变态：万事万物变化的不同情状。此处指疾病的变化。
[2]止：只，只有。范围副词。
[3]雪：清洗。名词活用作动词。
[4]河间：金代名医刘完素。刘完素系河北河间人，故称刘河间。
[5]困惫：困乏疲倦。

五十六、张介宾《景岳全书·卷之十八·杂证谟·不寐》节选·其一

不寐證雖病有不一然惟知邪正二字則盡之矣蓋寐本乎陰神其主也神安則寐神不安則不寐其所以不安者一由邪氣之擾一由營氣[1]之不足耳有邪者多實證無邪者皆虛證凡如傷寒傷風瘧疾之不寐者此皆外邪深入之擾也如痰如火如寒氣水氣如飲食忿怒[2]之不寐者此皆內邪滯逆之擾也捨此之外則凡思慮勞倦驚恐憂疑及別無所累而常多不寐者總屬真陰[3]精血之不足陰陽不交[4]而神有不安其室耳知此二者則知所以[5]治此矣

【注释】

［1］营气：营运于脉中的精气。生于水谷，源于脾胃，出于中焦，有化生血液和营养周身的作用。

［2］忿怒：愤怒，怨恨。同义词复用。

［3］真阴："肾阴"的别称，又称"元阴"，是全身阴液的根本，具有宁静、滋润和濡养作用。

［4］阴阳不交：不寐的病机是阴阳失调，阳不入于阴，故称阴阳不交。

［5］所以：……的方法。

五十七、张介宾《景岳全书·卷之十一·杂证谟·非风》节选

非風一證即時人所謂中風證也此證多見卒倒卒倒多由昏憒[1]本皆內傷積損頹敗而然原非外感風寒所致而古今相傳咸以中風名之其誤甚矣故余欲易去中風二字而擬名類風又欲擬名屬風然類風屬風仍與風字相近恐後人不解仍爾模糊故單用河間東垣之意竟[2]以非風名之庶[3]乎[4]使人易曉而知其本非風證矣

【注释】

［1］昏憒：头脑昏乱，神志不清。

［2］竟：最终。

［3］庶：希望。

［4］乎：语气助词。用于句中。

五十八、李中梓《医宗必读·卷之七·积聚》节选

積之成也正氣不足而後邪氣踞[1]之如小人在朝由君子之衰也正氣與邪氣勢不兩立若低昂然一勝則一負邪氣日昌正氣日削不攻去之喪亡從及矣然攻之太急正氣轉傷初中末之三法不可不講也初者病邪初起正氣尚強邪氣尚淺則任[2]受攻中者受病漸久邪氣較深正氣較弱任受且攻且補末者病魔經久邪氣侵凌[3]正氣消殘則任受補蓋積之爲義日積月累匪伊朝夕[4]所以去之亦當有漸太亟[5]則傷正氣正氣傷則不能運化而邪反固矣

【注释】

［1］踞：占据，停留。

［2］任：能，堪。

［3］侵凌：侵犯欺凌。凌：同"凌"。

［4］匪伊朝夕：指不是短时间形成的。匪：非。否定副词。伊：即，就是。朝夕：犹言"一朝一夕"，形容短时间。

［5］亟：性急，急躁。

五十九、程国彭《医学心悟·第四卷·眩晕》节选

眩謂眼黑暈者頭旋也古稱頭旋眼花是也其中有肝火內動者經云諸風掉眩皆屬肝木[1]是也逍遙散主之有濕痰壅遏者書云頭旋眼花非天麻半夏不除是也半夏白术天麻湯主之有氣虛挾痰者書曰清陽不升濁陰不降則上重下輕也六君子湯主之亦有腎水不足虛火上炎者六味湯亦有命門火衰真陽上泛[2]者八味湯此治眩暈之大法也

【注释】

［1］诸风掉眩皆属肝木：出自《素问·至真要大论》。言诸多因风气所致的肢体摇动、头目眩晕的病证，大多与肝有关。掉：摇动，颤动。

［2］命门火衰真阳上泛：指肾阳虚衰，火不归元，上热下寒。

六十、程国彭《医学心悟·第四卷·健忘》节选

經云腎者作強之官[1]技巧[2]出焉心者君主之官神明出焉腎主智腎虛則智不足故喜忘其前言又心藏神神明不充則遇事遺忘也健忘之證大概由於心腎不交[3]法當補之歸脾湯十補丸主之亦有痰因火動痰客心胞[4]者此乃神志昏憒與健忘証稍不相同法當清心開竅[5]二陳湯加竹瀝薑汁并朱砂安神丸主之

【注释】

［1］作强之官：谓主人体强力劳作之职。

［2］技巧：精巧的技能。

［3］心肾不交：指心与肾生理协调失常的病理现象。多由肾阴亏损，阴精不能上承，心火偏亢，失于下降所致。

［4］心胞：即"心包"。

［5］开窍：指开通心窍的治法，主治邪阻心窍、神志昏迷诸证。

六十一、尤怡《金匮翼·卷八·淋证·诸淋》节选

淋症所感不一或因房勞或因忿怒[1]或因醇酒厚味房勞者陰虛火動也忿怒者氣動生火也醇酒厚味者釀成濕熱也積熱郎[2]久熱結

下焦所以淋瀝作痛初則熱淋血淋久則煎熬水液稠濁如膏如沙如石也夫散熱利小便只能治熱淋血淋而已其膏石沙淋必須開鬱行氣破血滋陰方可也古方用鬱金琥珀開鬱也青皮木香行氣也蒲黃牛膝破血也黃柏生地黃滋陰也東垣治小腹痛用青皮黃柏夫青皮疏肝黃柏滋腎蓋小腹乃肝腎部位也

【注释】

[1] 忿怒：愤怒，怨恨。同义词复用。

[2] 卽：同"即"。

六十二、齐德之《外科精义·卷上·托里法》

夫瘡疽丹腫[1]結核[2]瘰癧[3]初覺有之即用内消之法經久不除氣血漸衰肌寒肉冷膿汁清稀毒氣不出瘡口不合成聚腫不赤結核無膿外證不明者并宜托裏膿未成者使膿早成膿已潰者使新肉早生血氣虛者托裏補之陰陽不和托裏調之大抵托裏之法使瘡無變壞之證凡爲瘡醫不可一日無托裏之藥然而寒熱温涼煩渴利嘔臨證宜審其緩急耳

【注释】

[1] 丹肿：即"丹毒"。患处皮肤红如涂丹，热如火灼。

[2] 结核：结块长于皮里肉外，初起推之可动，久则推之难移，多不作脓。

[3] 瘰疬（luǒ lì）：指多发生在颈部或腋窝部的结块。小的结块为瘰，大的结块为疬。

六十三、申拱辰《外科启玄·卷之一·明疮疡原无定处论》

夫瘡瘍者乃氣血凝滯而生豈有定位内經云營氣不從逆於肉理乃生癰腫[1]因營氣凝滯於五臟六腑之内則爲五臟六腑内癰疽如凝之於皮膚之外腦背肢腹之間隨處而名之然又有不因凝滯而生者所謂墜仆打跌金刀箭傷湯火炙烙及蟲獸爪牙傷害而成瘡者亦無定位故以此鳴之於觀者昧之

【注释】

[1] 营气不从逆於肉理乃生痈肿：语出《素问·生气通天论》。言营气运行不畅，瘀阻于肌肉中，血郁热聚，久而成痈肿。

六十四、申拱辰《外科启玄·卷之三·明疮疡汗下和大要三法论》

經云汗之則瘡已[1]言瘡之邪自外而入脈必浮數而實在表故當汗之邪從汗出毒自消散又恐邪之入裏即內托之意也如內之[2]外者因七情所得脈必沉數而實當先疏其內以絕其源不令外出是也不內外因者是跌仆打壓火燒湯燙等瘡宜和其榮衛調其飲食適其寒溫此治瘡之大要三法不可不知也

【注释】

[1]汗之則瘡已：语出《素问·五常政大论》。

[2]之：到。动词。

六十五、陈实功《外科正宗·卷之一·痈疽门·痈疽原委论》节选

癰者壅也爲陽屬六腑毒騰於外其發暴而所患浮淺因病原禀於陽分中陽氣輕清而浮浮故易腫易膿易腐易斂不傷筋骨而易治疽者沮[1]也爲陰屬五臟毒攻於內其發緩而所患深沈因病原禀於陰分中陰血重濁而沈沈故不易腫易膿易腐易斂傷筋蝕骨而難治又年壯氣血勝毒則順年老毒勝氣血則險

【注释】

[1]沮：阻止，阻滞。

六十六、顾世澄《疡医大全·卷六·论婴孩疮疡》

嬰孩之輩乃氣血未充筋骨未堅脾胃尚脆凡有癰疽多是胎毒[1]或母不慎調護致令血氣壅滯多生瘡腫祇[2]宜內托內疏[3]湯劑和緩之藥不可用大猛峻之劑有傷胃氣外有無辜疳毒不同大人治法祇宜消疳大補之劑即安澄[4]曰嬰孩皮肉嬌嫩不可輕用白降丹不但疼痛難經[5]且易焮腫嚇人[6]又曰小兒瘡毒切勿妄用水銀輕粉硫黃收斂毒氣每致殺人

【注释】

[1]胎毒：婴儿在母腹中时受母体内蕴之毒邪，因而出生后发生疮疹疾病。

［2］祇：同"只（衹）"。

［3］疎：同"疏"。

［4］澄：本文作者顾世澄的自称。

［5］经：承受，忍受。

［6］㶿肿吓人：指肿胀严重。㶿：炽盛。

六十七、程国彭《医学心悟·附录·外科十法·内消法一》

内消者腫毒初起隨用藥消散也凡病癰疽發背[1]對口[2]疔毒[3]其初起憎寒[4]壯熱有似傷寒而痛偏一處飲食如常者蓄積有膿也當初起時膿尚未成不過氣血乖違[5]逆於肉裏耳外敷以遠志膏或貼普救萬全膏內服銀花甘草湯即時消散若係[6]疔瘡急宜刺破或艾灸腫處塗上蟾蜍餅貼以萬全膏內服菊花甘草湯隨即平伏菊花連根帶葉皆治疔瘡之聖藥也其中亦有挾風寒而發者宜先用芎芷香蘇散以散之隨服菊花銀花等藥即可內消須及早下手不可遲滯[7]

【注释】

［1］发背：为生于背部的有头疽。

［2］对口：即"脑疽"，为生于脑后发际正中的有头疽。

［3］疔毒：即"疔疮"。因其疮形小、根深、坚硬如丁而得名。

［4］憎寒：是指外有寒战，内有烦热的症状。

［5］乖违：反常。此处指气血逆乱。

［6］係：同"系"，表示判断，相当于"是"。

［7］迟滞：拖延。

六十八、赵佶《圣济总录·卷一百五十一·妇人血气门·妇人月水不通》节选

論曰月水不通者所致不一有氣不化血微不通有先期太過後期不通有大病後熱燥不通有寒凝結滯不通有積聚氣結不通有心氣抑滯不通凡此所受不同治之亦異蓋婦人假[1]血爲本以氣爲用血氣稽留[2]則澀[3]而不行其爲病或寒或熱臍腹堅痛肌肉消瘦久則爲癆瘵之證

【注释】

［1］假：依靠。

［2］稽留：延迟，舒缓。

［3］澁：同"涩"

六十九、杨士瀛《仁斋直指方论·卷之二十六·妇人·妇人论》节选

男女均有此血氣人皆曰婦人以血爲本何邪蓋其血勝於氣耳血藏於肝流注子臟[1]而主其血者在心上爲乳汁下爲月水合精而爲胞胎獨非血乎血之所以流暢於經絡者氣實使之又不可舉一而遺一也女子十四而天癸至 男子二八天癸至精氣溢瀉衝任二脈男女均有 任脈通太衝之脈[2]盛故月候以時而行衝任者血之海也月候者經絡之餘也經言其常其來有期無過不及反此皆病其不行則尤甚百病生焉

【注释】

［1］子脏：指心。肝之子为心。

［2］太冲之脉：即冲脉。

七十、万全《万氏妇人科·卷之一·调经章·概论》节选

謹按經云女子二七而天癸至衝任滿盛月事以時下乃有子故得其常候者爲無病不可妄投調經之劑苟或不及期而經先行者或過期而經後行者或一月而經再行者或數月而經一行者或經閉不行者或崩者或漏下[1]者此皆失其常候不可不調也大抵調治之法熱則清之冷則溫之虛則補之滯則行之滑則固之下陷則舉之對症施治以平爲期如芩連梔柏[2]清經之藥也丁桂薑附[3]溫暖之藥也參术歸茯[4]補虛之藥也川芎香附青皮玄胡行滯之藥也牡蠣赤石脂棕櫚炭側柏葉固精之藥也升麻柴胡荊[5]芥白芷升舉之藥也隨其症而用之鮮[6]有不效者矣

【注释】

［1］或崩者或漏下：崩与漏下均为中医妇科病名。《医宗金鉴·妇科心法要诀·崩漏总括》曰："淋沥不断名为漏，忽然大下谓之崩。"

［2］芩连梔柏：指黄芩、黄连、栀子、黄柏四味中药。梔：同"栀"。

［3］丁桂姜附：指丁香、肉桂、干姜、附子四味中药。

［4］参术归茯：指人参、白术、当归、茯苓四味中药。

［5］荊：同"荆"。

[6]鲜：少。

七十一、万全《万氏妇人科·卷之一·调经章·经闭不行》节选

　　婦人女子經閉不行其候有三乃脾胃損傷飲食減少氣耗血枯而不行者法當補其脾胃養其血氣以待氣充血生經自行矣不可妄用通經之劑則中氣益損陰血益乾致成癆瘵之疾而不可救所謂索千金於乞丐箠楚[1]日加徒斃其生而已一則憂愁思慮惱怒怨恨氣鬱血滯而經不行者法當開鬱氣行滯血而經自行苟用補劑則氣得補而益結血益凝聚致成癥瘕脹滿之疾所謂養虎自遺患也一則軀脂痞塞痰涎壅滯而經不行者法當行氣導痰使經得行斯謂之良工矣

　　【注释】
　　[1]箠楚：古代打人用具，引申为杖刑的通称。箠：同"棰"，木棍。楚：荆杖。

七十二、刘昉《幼幼新书·卷三·得病之源》节选

　　聖濟經[1]慈幼篇稽原疾證章曰嬰孩氣專志一終日號而嗌不嗄和之至也[2]然五臟未定雖微喜怒嗜欲之傷風雨寒暑飲食居處易以生患故外邪襲虛入爲諸風肥甘之過積爲疳黃褓褓[3]不慎則膚腠[4]受邪而寒熱出處不時則精神不守而客忤[5]蘊熱而斑毒積冷而夜啼皆陰陽之寇甚於剛壯也況根於中者與生俱生如母驚傷胎生而癲疾[6]腎氣不成生而解顱[7]風熱傷胎生而口噤風冷傷胎生而軀啼[8]納污之爲血癖也胎弱之爲諸癇也率由孕育之初殆[9]非一朝一夕之故

　　【注释】
　　[1]圣济经：又名《宋徽宗圣济经》，十卷，宋徽宗赵佶撰于北宋政和八年（公元1118年）。
　　[2]终日号而嗌（yì）不嗄（shà）和之至也：语出《道德经》第五十五章。原文曰："终日号而不嗄，和之至也。"言婴儿元气醇厚，即使号哭一整天，嗓子也不会嘶哑。嗌：咽喉。嗄：声音嘶哑。
　　[3]褓褓：包裹婴儿的被子和带子。此处指小儿养护。
　　[4]肤腠：指肌肤。
　　[5]客忤：婴儿见生客而患病。

［6］癫疾：指癫痫病。

［7］解颅：指小儿囟门应合不合，反而宽大，颅缝裂解为主要特征的病证。

［8］躽（yǎn）啼：指小儿腹痛，屈身而啼。躽：身体向前弯曲。

［9］殆：大概。

七十三、鲁伯嗣《婴童百问·卷之五·积滞第四十九问》节选

小兒有積滯面目黃腫肚熱脹痛覆睡[1]多困酷啼不食或大腸閉澀小便如油或便利無禁糞白酸臭此皆積滯也然有乳積食積須當明辨之吐乳瀉乳其氣酸臭此由啼叫未已便用乳兒停滯不化而得之是爲乳積肚硬帶熱渴瀉或嘔此由飲食無度多餐過飽飽後即睡得之是爲食積腹痛啼叫利如蟹渤[2]此由觸忤其氣榮衛不和淹延[3]日久得之是爲氣積合用木香丸主之檳榔丸亦可用大小便閉者神芎丸妙甚更用推氣[4]亦佳冷症下積五珍丸亦可用

【注释】

［1］覆睡：指趴着睡觉。

［2］蟹渤：螃蟹吐出的泡沫。渤：水涌。

［3］淹延：拖延。

［4］推气：指推气丸，出自《杨氏家藏方》，主治三焦痞塞，气不升降，胸腹胀满，大便秘涩，小便赤黄。

七十四、万全《幼科发挥·卷之下·泄泻》节选

濕成五瀉者有内因者有外因者有不内外因者如因於風者水穀不分謂之飧泄[1]因於熱者水穀暴泄謂之洞泄因於寒者水穀不化謂之溏瀉因於濕者水穀稠黏謂之濡瀉此四瀉者外因之病濕自外生者也因於積者膿血交雜腸鳴腹痛所下腥臭謂之痕瀉痕者宿食積滯之名乃食癥也此内因之病濕自内生者也有不内外因者乃誤下之病有挾熱挾寒之分所謂腸垢鶩溏[2]者是也

【注释】

［1］飧（sūn）泄：指大便泄泻清稀，并有不消化的食物残渣。

［2］鶩溏：鸭溏。鶩：通"鶩"，鸭子。

七十五、夏鼎《幼科铁镜·卷一·治病不可关门杀贼说》

夏禹鑄[1]曰治病不可關門殺賊臟腑之病必有賊邪或自外至或自内成袪賊不尋去路以致内伏是謂閉門殺賊如傷寒賊由外入法宜表散心火賊自内成清利爲先是知降心火而不利小便除肺熱而不引大腸治風熱而不發表藥夾食而不導消痢初起而不通利瘧始發而遽[2]用截方凡此皆閉門之弊不第[3]不能殺賊而五臟六腑無地不受其蹂躪則閉門之害可勝道哉[4]凡有心幼科者又不可不知也

【注释】

[1] 夏禹铸：本文作者自称。夏鼎，字禹铸，清代儿科大家，著有《幼科铁镜》一书。

[2] 遽（jù）：立即，马上。

[3] 不第：不只是。

[4] 可胜道哉：可以说尽吗？胜：尽。道：说。

七十六、吴瑭《温病条辨·卷六·解儿难题词》节选

諺有之曰小兒無凍餓之患有飽暖之災此發乎情不能止乎義禮止知以慈爲慈不知以不慈爲慈此兒之難於父母者也天下之醫操生人之術未有不欲天下之兒之生未有不利天下之兒之生天下之兒之難未有不賴天下之醫之有以[1]生之也然則醫也者所以補天與父母之不逮[2]以生兒者也曷爲[3]乎天下之兒難於天下之醫也曰天下若無醫則天下之兒難猶少且難於天與父母無怨也人受生於天與父母即難於天與父母又何怨乎自天下之醫愈多斯天下之兒難愈廣以受生於天於父母之兒而難於天下之醫能無怨乎

【注释】

[1] 有以：有办法。

[2] 不逮：不足之处。

[3] 曷为：为什么。曷：什么。疑问代词。

七十七、吴瑭《温病条辨·卷六·俗传儿科为纯阳辩》

古稱小兒純陽此丹竈家[1]言謂其未曾破身耳非盛陽之謂小兒稚陽未充稚陰未長者也男子生於七成於八故八月生乳牙少有知

識八歲換食牙漸開智慧十六而精通可以有子三八二十四歲真牙[2]生而精足筋骨堅強可以任事蓋陰氣長而陽亦充矣女子生於八成於七故七月生乳牙知提攜[3]七歲換食牙知識開不令與男子同席二七十四而天癸至三七二十一歲而真牙生陰始足陰足而陽充也命之嫁小兒豈盛陽者哉俗謂女子知識恒早於男子者陽進陰退故也

【注释】

[1] 丹灶家：指炼丹家。丹灶：炼丹用的炉灶。

[2] 真牙：口腔最后面的臼齿，亦名智齿。

[3] 提攜：此处指怀抱。攜：同"携"。

七十八、赵学敏《串雅内编·绪论》节选

古人出則行道入則讀書蓋醫學通乎性命知醫則知立命而一切沴戾[1]不能中之可以却[2]病延年否則己身之厄不能免又焉能救人之危耶醫本期[3]於濟世能治則治之不必存貪得之心近率以醫爲行業謂求富者莫如醫之一途於是朋黨角立[4]趨利若鶩[5]入主出奴各成門户在延[6]醫者每以病試醫在爲醫者又以藥試病彼此茫然迄無成效幸而偶中則僞竊標榜走醫[7]之術類聚既非鄉里論道罕見精微惟各挾一長以遨遊逐食忌則相賊合則相呼如雀隼之交[8]歡屈莫定有如此者勿讀吾書

【注释】

[1] 沴戾：灾害。同义词连用。

[2] 却：除去。

[3] 期：希望。

[4] 朋党角立：派系纷争。朋党：集团，派系。角立：对峙。

[5] 趋利若鹜：像鸭子一样成群地跑过去，比喻很多人争相趋附、前往。

[6] 延：请。

[7] 走医：又称"走方医"，江湖医生。

[8] 雀隼之交：大小、善恶之交，时和时斗，喻反复无常。雀：麻雀。隼：凶猛善飞的鹰类。

七十九、巢元方《诸病源候论·宋序》节选

諸病源候論者隋大業[1]中太醫巢元方等奉詔所作也會粹群説

沈研[2]精理形脈之證罔不該[3]集明居處愛欲風濕之所感示針鑱撟引[4]湯熨之所宜誠術藝[5]之楷模而診察之津涉[6]監署課試[7]固常用此乃命與難經素問圖鏤方版[8]傳佈[9]海内洪惟[10]祖宗之訓務惟存育[11]之惠補農經[12]之闕漏班禁方於遐邇[13]逮[14]今搜采益窮元本[15]方論之要殫[16]矣師[17]藥之功備矣將使後學優而柔之[18]視色毫而靡忒[19]應心手而胥[20]驗

【注释】

[1]大业：隋炀帝杨广的年号，公元 605—616 年。

[2]沈研：深入研究。

[3]该：完备。

[4]撟引：导引。

[5]术艺：技术，技能。

[6]津涉：渡口。比喻学习的门径。

[7]课试：考试。

[8]图镂方版：指刻板印刷。

[9]佈：同"布"。

[10]洪惟：语气助词。用于句首。

[11]存育：抚慰存恤。

[12]农经：即《神农本草经》。

[13]班禁方於遐迩：颁布秘方于四方。遐迩：远近。

[14]逮：到。

[15]元本：根本，首要。

[16]殚：尽。

[17]师：学习。

[18]优而柔之：为"优而柔之，使自求之"的略语，言宽松柔和，使他自己去追求。

[19]毫而靡忒：丝毫没有差错。

[20]胥：全都。

八十、钱乙《小儿药证直诀·原序》节选

醫之爲藝誠難矣而治小兒爲尤難自六歲以下黄帝不載其説中古以還始有顱囟經以占[1]壽夭死生之候則小兒之病雖黄帝猶難之其難一也脉法雖曰八至爲和平十至爲有病然小兒脉微難見醫爲持脉又多驚啼而不得其審其難二也脉既難憑必資外證而其骨氣未成

形聲未正悲啼喜笑變態不常其難三也問而知之醫之工也而小兒多未能言言亦未足取信其難四也臟腑柔弱易虛易實易寒易熱又所用多犀珠龍麝[2]醫苟難辨何以已疾其難五也種種隱奧其難固多余嘗致思[3]於此又目見庸醫妄施方藥而殺之者十常四五良可哀也蓋小兒治法散在諸書又多出於近世臆說汗漫[4]難據求其要妙豈易得哉

【注释】

[1] 占：预测。

[2] 犀珠龙麝：指犀角、珍珠、龙脑、麝香四味中药。

[3] 致思：谓集中心思于某一方面。

[4] 汗漫：漫无标准，不着边际。

八十一、陈直等《寿亲养老新书·张序》节选

余家藏舊有養老奉親書其言老人食治之方醫藥之法攝養之道靡[1]所不載余仿之以奉吾母范陽郡太夫人李氏食飲起居咸得其宜壽高八旬而甚康健則此書有益於人子大矣然歲月既深卷舒[2]之久字畫模糊編簡脫落懼後之覽者不得其說思獲善本書而新之以貽[3]後人求之數載弗果得[4]每鬱鬱[5]以爲欠事至正辛巳[6]夏五[7]余叨承[8]朝命備員浙東憲使[9]訪諸婺[10]郡庠[11]教授李子貞得壽親養老書睹其篇帙節目[12]比余舊本尤加詳備昔之鬱鬱者一旦豁然[13]矣因自念曰與其得之難孰若傳之廣遂命工鋟梓[14]於學宮[15]庶天下後世皆得觀覽以盡事親之道云至正壬午中秋范陽張士弘載[16]拜書

【注释】

[1] 靡：无，没有。否定副词。

[2] 卷舒：卷起与展开。指使用。

[3] 貽：遗留。

[4] 弗果得：指没有收获。果：收获。宾语前置。

[5] 郁郁：忧伤、沉闷。

[6] 至正辛巳：元至正元年，公元1341年。至正：元惠宗孛儿只斤·妥懽帖睦尔的年号，公元1341—1368年。下文"至正壬午"为元至正二年，公元1342年。

[7] 夏五：夏季五月。

[8] 叨承：忝受，承受。

［9］备员浙东宪使：指作浙东地区肃政廉访使。备员：后备人员。浙东：指浙江（即今钱塘江）以东的地区。

［10］访诸婺：到婺州（今浙江省金华市婺城区）寻访此书。

［11］郡庠：科举时代称由府开设的学校为郡庠。

［12］节目：情节，内容。

［13］一旦豁然：忽然彻底醒悟。一旦：极短的时间。豁然：消散。

［14］锓（qǐn）梓：刻版印刷。书版多用梓木，故称。锓：雕刻。

［15］学宫：古代地方政府设立的学校。

［16］张士弘载：张载，字士弘，河北范阳（今河北省涿州市）人，元顺帝时曾任工部尚书。

八十二、龚廷贤《万病回春·舒序》节选

醫官龔生江西金溪人與余有鄉國之雅[1]其父西園君[2]尤爲醫林所宗[3]而生承之蓋世傳也一日來謁則出古今醫鑒種杏仙方二書示余而又有萬病回春集一帙顓[4]繕寫[5]未刊余披閱[6]一過則見探本推標條分縷析有一病則次一脈斷一脈則次一方即病者千變萬態而治法尤層見疊出蓋不必遠稽古籍近搜旁門[7]惟按類隨索如持左券[8]信醫學之淵藪[9]百家之囊橐[10]視前二書尤爲切要不可不亟傳也時萬曆十五年[11]歲次丁亥仲秋吉旦[12]賜進士第資政大夫刑部尚書臨川繼峰舒化撰

【注释】

［1］乡国之雅：同乡的情谊。乡国：家乡。雅：平素的交情。

［2］其父西园君：龚廷贤父名信，字瑞芝，号西园，曾任明太医院医官。

［3］宗：推崇。

［4］顓：通"专"，专门。

［5］缮写：抄写。

［6］披阅：翻阅。

［7］旁门：非正统的门类。

［8］持左券（quàn）：指有把握。古代称契约为券，分左右两片，左券是索偿的凭证。

［9］渊薮：比喻人或事物集中的地方。渊：深水，鱼住的地方。薮：水边的草地，兽住的地方。

［10］囊橐（tuó）：口袋，引申指囊括。

［11］万历十五年：公元 1587 年。

［12］仲秋吉旦：农历八月初一。吉旦：农历每月初一。

八十三、缪希雍《神农本草经疏·自序》节选

予因據經以疏[1]義緣[2]義以致用參互以盡其長簡誤以防其失[3]而復詳列病忌藥忌以別其微條析諸藥應病分門以究其用刊定七方[4]十劑[5]以定其法闡發五臟苦欲補瀉以暢其神著論三十餘首以通古今之變始悉一經之趣命之曰神農本草經疏讀之者宜因疏以通經因經以契往俾[6]炎黃之旨晦而復明藥物之生利而罔害乃余述疏意也

【注释】

［1］疏：注释，解释。

［2］缘：凭借。

［3］参互……其失：《神农本草经疏》在每味药后附有"主治参互"，考证药效及处方；附有"简误"，阐述用药宜忌，防止误用。

［4］七方：指大方、小方、缓方、急方、奇方、偶方、复方。

［5］十剂：指宣剂、通剂、补剂、泄剂、轻剂、重剂、涩剂、滑剂、燥剂、湿剂。

［6］俾：使。

八十四、永瑢等《四库全书总目提要·卷一百四·子部十四·医家类二·神农本草经疏》

神農本草經疏三十卷（浙江巡撫採進本）明繆希雍撰明史方技傳載希雍嘗謂本草出於神農[1]譬之五經[2]其後又復增補別録[3]譬之注疏惜朱墨錯互[4]乃沉研剖析以本草爲經[5]別録爲緯第本草單方一書行於世而不及此書未審即是書否也其書分本草爲十部首玉石次草次木次人次獸次禽次蟲次魚次果次米穀次菜皆以神農本經爲主而發明之附以名家主治藥味禁忌次序悉依宋大觀證類本草[6]部分混雜者爲之移正首爲序例二卷論三十餘首備列七方十劑及古人用藥之要自序云據經以疏義緣義以致用參互以盡其長簡誤以防其失是也

【注释】

［1］神农：即《神农本草经》。

［2］五经：即《诗经》《尚书》《礼记》《周易》《春秋》，是我国古代儒家的主要

经典。

　　［3］别录：全称《名医别录》，由秦汉医家在《神农本草经》基础上补记药性功用及新增药物品种而成。

　　［4］错互：错误。同义词连用。

　　［5］经：织布时用梭穿织的竖纱，编织物的纵线，与"纬"相对。古人将可以奉为典常、规范的书称为"经"。

　　［6］大观证类本草：即《经史证类大观本草》，系大观二年（公元 1108 年）重修《经史证类备急本草》后所改的书名。

八十五、永瑢等《四库全书总目提要·卷一百四·子部十四·医家类一·妇人大全良方》

　　婦人大全良方二十四卷_{大學士英廉購進本}宋陳自明撰自明字良父臨川人官建康府醫學教授是編凡分八門首調經次衆疾次求嗣^[1]次胎教次妊娠次坐月次產難次產後每門數十證總二百六十餘論論後附方按婦人專科始唐昝殷產寶^[2]其後有李師聖之產育寶慶集陸子正之胎產經驗方大抵卷帙簡略流傳亦鮮自明采摭^[3]諸家提綱挈領於婦科證治詳悉無遺明薛己醫案曾以己意刪^[4]訂附入治驗自爲一書是編刻於勤有書堂^[5]猶爲自明原本前有嘉熙^[6]元年自序稱三世學醫家藏書若干卷又遍行東南所至必索方書以觀其用心亦可云勤矣

【注释】

　　［1］求嗣：求子。嗣：子孙。

　　［2］唐昝殷产宝：指唐代昝殷所著《经效产宝》。

　　［3］采摭（zhí）：选取。

　　［4］删：同"删"。

　　［5］勤有书堂：即"勤有堂"，为古代著名民间书坊。

　　［6］嘉熙：南宋理宗赵昀的年号，公元 1237—1240 年。

八十六、永瑢等《四库全书总目提要·卷一百四·子部十四·医家类二·濒湖脉学》

　　瀕湖脈學一卷_{大學士于敏中家藏本}明李時珍撰宋人剽竊王叔和脈經改爲脈訣其書之鄙謬^[1]人人知之然未能一一駁正也至元戴啟^[2]宗

作刊誤[3]字剖句析與之辨難而後其僞妄[4]始明啟宗書之精核[5]亦人人知之然但斥贗[6]本之非尚未能詳立一法明其何以是也時珍乃撮舉[7]其父言聞四診發明著爲此書以正脈訣之失其法分浮沉遲數滑澀虛實長短洪微緊緩芤弦革牢濡弱散細伏動促代二十七種毫釐[8]之別精核無遺又附載宋崔嘉彥四言詩一首及諸家考脈訣之説以互相發明與所作奇經八脈考皆附本草綱目之後可謂既能博考又能精研者矣自是以來脈訣遂廢其廓清[9]醫學之功亦不在戴啟宗下也

【注释】

[1] 鄙谬：鄙陋谬误。

[2] 啟：同"启"。

[3] 刊误：即《脉诀刊误》，元代医家戴启宗著。

[4] 伪妄：虚假，不真实。

[5] 精核：精辟翔实。

[6] 贗：同"赝"，假的。

[7] 撮举：撮要举出。

[8] 毫釐（lí）：毫、釐是两个很小的计量单位，极言数量之小。釐：同"厘"。

[9] 廓清：澄清。

八十七、永瑢等《四库全书总目提要·卷一百四·子部十四·医家类二·脾胃论》

脾胃論三卷浙江巡撫採進本金李杲撰杲既著辨惑論[1]恐世俗不悟復爲此書其説以土爲萬物之母故獨重脾胃引經立論精鑿不磨[2]明孫一奎醫旨緒論[3]云東垣生當金元之交中原擾攘[4]土失其所人疲奔命或以勞倦傷脾或以憂思傷脾或以饑飽傷脾病有緩急不得不以急者爲先務此真知杲者也前有元好問[5]序考遺山文集有杲所著傷寒會要引一篇備載其所治驗元史方伎傳全取之而此序獨不見集中意其偶有散佚歟又有羅天益後序一篇天益字謙父杲晚年弟子盡得其傳元硯堅東垣老人傳稱杲臨終取平日所著書檢勘卷帙[6]以次相從列於几前囑謙父曰此書付汝者即其人也

【注释】

[1] 辨惑论：即《内外伤辨惑论》，李杲著。

［2］精凿不磨：精细确凿，不可磨灭。

［3］医旨绪论：即《医旨绪余》，明代医家孙一奎著。

［4］扰攘：吵闹混乱的暴动、纷乱。此处指战时混乱状态。

［5］元好问：金代史学家，为李杲好友。

［6］检勘卷帙（zhì）：清检并整理书册。帙：书套。

八十八、王惟一《铜人腧穴针灸图经·卷三·偃伏头部中行·囟会》

顖會[1]一穴在上星[2]後一寸陷中可容豆督脈氣所發治目眩面腫鼻塞不聞香臭驚癇戴目[3]上不識人可灸二七壯[4]至七七壯初灸即不痛病去即痛痛即罷灸若是鼻塞灸至四日漸退七日頓愈鍼[5]入二分留三呼[6]得氣即瀉頭風生白屑多睡鍼之彌[7]佳鍼訖[8]以末鹽[9]生麻油相和揩[10]髮根下頭風即永除若八歲以下即不得鍼蓋緣顖門未合刺之不幸令人夭忌熱麪[11]豬魚物等

【注释】

［1］顖会：穴位名，属督脉，位于头部。顖：同"囟"。

［2］上星：穴位名，属督脉，位于头部。

［3］戴目：亦称"戴眼"，指睛不转而上视，乃病情危重见证。

［4］壮：量词。灸一艾炷为一壮。

［5］鍼：同"针"。

［6］呼：针刺计时称谓。呼吸一次的时间称为一呼或一吸。

［7］弥：更加。

［8］鍼讫：针刺结束。

［9］末盐：细末状的盐。

［10］揩（kāi）：涂抹。

［11］麪：同"面（麵）"，面粉。

八十九、王惟一《铜人腧穴针灸图经·卷三·偃伏头部中行·百会》

百會一穴一名三陽五會在前頂後一寸五分頂中央旋毛中可容豆督脈足太陽交會於巔上[1]治小兒脫肛久不差風癇中風角弓反張或多哭言語不擇發即無時盛則吐沫心煩驚悸健忘痠瘲[2]耳鳴耳聾鼻塞不聞香臭針入二分得氣即瀉可灸七壯至七七壯即止唐秦鳴鶴

刺微出血頭痛立愈[3]凡灸頭頂不得過七七壯緣頭頂皮膚淺薄灸不宜多

【注释】

[1]巅上：头顶。巅：头顶。

[2]痎疟：疟疾的通称。

[3]唐秦鸣鹤……立愈：相关事迹见于《旧唐书》。《旧唐书·本纪第五·高宗下》云："上苦头重不可忍，侍医秦鸣鹤曰：'刺头微出血，可愈。'天后帷中言曰：'此可斩，欲刺血于人主首耶？'上曰：'吾苦头重，出血未必不佳。'即刺百会。上曰：'吾眼明矣！'"

九十、王惟一《铜人腧穴针灸图经·卷三·正面部中行·水沟》

水溝一穴在鼻柱[1]下一名人中督脈手陽明之會治消渴飲水無度水氣徧[2]身腫失笑[3]無時癲癇語不識尊卑乍喜乍哭牙關不開面腫脣[4]動狀如蟲行卒中惡[5]鍼入四分留五呼得氣即瀉灸亦得然不及鍼若灸可小雀糞大爲艾炷日可灸三壯至七壯即罷風水面腫針此一穴出水盡即頓愈忌如前法

【注释】

[1]鼻柱：鼻梁。

[2]徧：同"遍"。

[3]失笑：不自主地发笑。

[4]脣：同"唇"。

[5]中恶：泛指感受秽毒或不正之气，突然昏厥不省人事的一类病证。

九十一、薛己《内科摘要·卷上·元气亏损内伤外感等症》节选

一婦人懷抱[1]鬱結筋攣骨痛喉間似有一核服烏藥順氣散等藥口眼歪斜臂難伸舉痰涎愈甚內熱晡熱[2]食少體倦余以爲鬱火傷脾血燥風生所致用加味歸脾湯二十餘劑形體漸健飲食漸加又服加味逍遙散十餘劑痰熱少退喉核少利[3]更用升陽益胃湯數劑諸症漸愈但臂不能伸此肝經血少用地黃丸而愈

【注释】

[1]怀抱：心怀，心情。

［2］晡（bū）热：午后发热。晡：申时，即午后三点至五点。

［3］少利：指稍微见好。

九十二、徐春甫《古今医统大全·卷之四十三·痰饮门·医案》节选

春甫治一婦人年二十身頗肥性急因氣惱後得痰咳嘔逆用二陳加順氣降火開鬱利痰之劑如水投石漸次咳逆怪聲哈哈日夜不絕如縷昔人所謂咳逆連連五七十聲方已或三五十聲而已者此之謂咳逆也茲[1]日夜連聲不息無乃死證歟脈浮而微洪沉按小滑復以滾痰丸下之亦如故予意痰鬱滯胃脘胸膈之間而氣不得宣通咳逆而後能出非吐之不可遂以瓜蒂散酸漿水調鵝翎[2]探吐得痰碗許而咳逆遂止寂然無聲而其效若神也逾二日因食麵及肉汁又復咳逆與清痰順氣藥不效予意前日吐痰不多尚有未盡再吐之又得痰半碗許即愈

【注釋】

［1］茲：同“兹”，这。

［2］鵝翎：鵝的羽毛。

九十三、江瓘《名医类案·卷一·中风》节选

江應宿[1]治淮商朱楓野年五十二歲患中風月餘逆[2]予診視六脈滑數弦長重按無力口角流涎言語蹇澀[3]飲食作嘔此七情內傷熱勝風動之症調以六君[4]秦艽天麻芩連瓜蔞薑汁竹瀝補以六味丸風熱漸退手能作字家眷遠來以爲飲食少欲求速效請京口一醫投十六味流氣飲繼進滾痰三錢予曰必死是藥矣預煎人參一兩候至夜分果大瀉神脫厥去不知人予自持參湯灌之復蘇予遂辭歸白下越旬日[5]而訃音至惜哉此商而儒行者本虛病誤投下藥是犯虛虛之戒

【注釋】

［1］江应宿：明代医家，与其父江瓘、其兄江应元共同编著《名医类案》。

［2］逆：迎请。

［3］言语蹇涩：指舌体转动不灵活而说话艰难。蹇：通“謇”。

［4］六君：指方剂六君子汤。

［5］越旬日：过了十天。

九十四、江瓘《名医类案·卷三·痰》节选

　　錢中立治周訓導[1]年五十時患痰火之症外貌雖癯[2]稟氣則厚性不喜飲醫視脈孟浪指爲虛火用補中益氣湯加參术[3]各五錢病者服藥逾時反致氣喘上升喘息幾殆[4]錢視之曰此實火也宜瀉不宜補痰氣得補火邪愈熾豈不危殆先用二陳湯探吐出痰碗許其夜安寢平明[5]仍用二陳去半夏加朴硝[6]大黃下結糞無數其熱始退更用調理藥旬日始安吁不識病機妄施補瀉鮮有不敗事者

【注释】

[1]训导：官职名，明清时府、州、县儒学的辅助教职。《明史·职官志四》言："儒学：府，教授一人，训导四人。州，学正一人，训导三人。县，教谕一人，训导二人。教授、学正、教谕，掌教诲所属生员，训导佐之。"

[2]癯（qú）：清瘦。

[3]参术：指人参、白术二味中药。

[4]殆：危险。

[5]平明：犹言"黎明"，天刚亮的时候。

[6]朴硝：为矿物药芒硝经加工而得的粗制结晶。

九十五、杨济时《针灸大成·卷九·医案》节选·其一

　　乙卯歲[1]至建寧滕柯山母患手臂不舉背惡寒而體倦困雖盛暑喜穿棉襖諸醫俱作虛冷治之予診其脈沉滑此痰在經絡也予針肺俞曲池三里穴是日即覺身輕手舉寒亦不畏棉襖不復着矣後投除濕化痰之劑至今康健諸疾不發若作虛寒愈補而痰愈結可不慎歟戊午[2]春鴻臚[3]呂小山患結核在臂大如柿不紅不痛醫云是腫毒予曰此是痰核結於皮裹膜外非藥可愈後針手曲池行六陰數[4]更灸二七壯以通其經氣不數日即平妥矣若作腫毒用以托裏之劑豈不傷脾胃清純之氣耶

【注释】

[1]乙卯岁：明嘉靖三十四年，公元1555年。

[2]戊午：明嘉靖三十七年，公元1558年。

[3]鸿胪：官署名，鸿胪寺的省称，主掌朝会、宾客、吉凶仪礼之事。此处指鸿胪寺官员。

［4］六阴数：六次。"六阴"就是"六"。奇为阳，偶为阴，六是偶数，所以称为"六阴"。

九十六、杨济时《针灸大成·卷九·医案》节选·其二

戊辰歲^[1]給事^[2]楊後山公祖^[3]乃郎^[4]患疳疾藥日服而人日瘦同科^[5]鄭湘溪公迎予治之予曰此子形羸雖是疳症而腹内有積塊附於脾胃之旁若徒治其疳而不治其塊是不求其本而揣其末矣治之之法宜先取章門灸針消散積塊後次第理治脾胃是小人已除而君子得行其道於天下矣果如其言而針塊中灸章門再以蟾蜍丸藥兼用之形體漸盛疳疾俱痊

【注释】

［1］戊辰岁：明隆庆二年，公元1568年。

［2］给事：官职名，给事中的省称，主掌侍从、谏诤、补阙、拾遗、审核、封驳诏旨，驳正百司所上奏章，监察六部诸司，弹劾百官，与御史互为补充。

［3］公祖：明、清两朝士绅对知府以上地方官的尊称。对地位较高者，亦称老公祖、大公祖或公祖父母。

［4］乃郎：旧时称人家的儿子。

［5］同科：科举时代称同榜考中者。

九十七、张璐《伤寒绪论·卷下·咳嗽》节选

又治里醫吳佩玉次女傷風咳嗽先前自用疏風潤肺之藥不應轉加嘔渴咽痛求治于余診之六脈浮滑應指作半夏散與之三啜^[1]而病如失或問咳嗽咽痛而渴舉世咸禁燥劑而用半夏即效何也曰用藥之權衡非一言而喻也凡治病必求其本此風邪挾飲上攻之暴嗽故用半夏桂枝以開通經絡迅掃痰涎兼甘草之和脾胃而致津液風痰散而營衛通則咽痛燥渴自已設泥其燥渴而用清潤滋其痰濕經絡愈壅津液愈結燥渴咽痛愈無寧宇^[2]矣

【注释】

［1］啜（chuò）：食，饮。

［2］宁宇：安定的区域。

九十八、魏之琇《续名医类案·卷二十·咳嗽》节选

陆祖愚[1]治费表母生平飲酒多而穀食少釀成痰火每至五更則疾作喘嗽頻并氣逆息粗不能伏枕[2]由來久矣年近七旬其痰大發日夜昏暈數次四肢厥冷[3]自汗如洗形容[4]瘦削六脈如絲或與清火清痰毫不應乃用附子理中料[5]千杵蜜丸淡鹽湯服以助下元[6]另以知母貝母桑皮輩煎湯徐徐含咽清其上膈數劑嗽稀喘止肢溫汗斂再用十全大補湯料丸服數十年痼疾從此遂瘳[7]

【注释】

[1]陆祖愚：明代嘉靖年间的名医。

[2]伏枕：伏卧在枕上。

[3]厥冷：也叫"逆冷""四逆"。指手足由下而上冷至肘膝的症状。

[4]形容：形体和容貌。

[5]料：量词。用于中药配制丸药，处方剂量的全份。

[6]下元：下焦元气，指肾气而言。

[7]瘳：痊愈。

九十九、俞震《古今医案按·卷一·伤寒》节选·其一

一人病傷寒大便不利日晡潮熱兩手撮空[1]直視喘急更數醫矣許[2]曰此誠惡候見之者九死一生仲景雖有證而無治法況已經吐下難於用藥勉強救之若大便得通而脈弦則可生乃與小承氣一服大便利諸疾漸退脈且微弦半月愈或問曰下之而脈弦者生此何謂也許曰仲景云循衣妄撮怵惕[3]不安微喘直視脈弦者生澀者死微者但發熱譫語[4]者承氣湯主之予觀錢氏直訣[5]云手循衣領及捻物者肝熱也此症在仲景列於陽明部蓋陽明者胃也肝有熱邪淫於胃經故以承氣湯瀉之且得弦脈則肝平而胃不受克所以有生之理也

【注释】

[1]撮空：指患者意识不清，两手伸向空间，像要拿东西的症状。

[2]许：指南宋医学家许叔微。

[3]怵惕：惊惧。

[4]谵语：指病中神志不清、胡言乱语。

[5]钱氏直诀：指宋代钱乙所著《小儿药证直诀》。

一〇〇、王士雄《王氏医案续编·卷八》节选

古方書云喘無善證喘而且汗尤屬可危潘肯堂室[1]仲冬[2]陡患氣喘醫治日劇何新之診其脈無常候囑請孟英質[3]焉孟英曰兩氣口之脈皆肺經所主今肺爲痰壅氣不流行虛促雖形未必即爲虛諦[4]況年甫[5]三旬平時善飯病起於暴苔膩痰濃縱有足冷面紅不饑不寐自汗等證無非痰阻樞機[6]有升無降耳遂與石膏黃芩知母花粉旋覆赭石蔞仁通草海蛇竹瀝菔汁梨汁等藥一劑知[7]三劑平乃去二石加元參杏仁服旬日而安俟其痰嗽全蠲[8]始用沙參地黃麥冬等以滋陰善後

【注释】

[1] 室：妻子。

[2] 仲冬：冬季的第二个月，即农历十一月。

[3] 质：评断。

[4] 谛：指确凿的证据。谛：确凿，确实。

[5] 甫：表示时间短，相当于"刚"。

[6] 枢机：指气机升降的关键。枢：门的转轴。机：弩上的发动机关。

[7] 知：向愈，渐愈。

[8] 蠲：消除。

第二章　医古文阅读理解等级考试Ⅱ级文选 ▷▷▷▷

学习要求：
（1）为下文标点。
（2）解释文中疑难词语。
（3）语译全文。
（4）挖掘文中蕴含的医学信息，分析文章的内涵。

一、《素问·阴阳应象大论》节选·其二

　　故邪風之至疾如風雨故善治者治皮毛其次治肌膚其次治筋脈其次治六府[1]其次治五藏治五藏者半死半生也故天之邪氣感則害人五藏水穀之寒熱感則害於六府地之濕氣感則害皮肉筋脈故善用針者從陰引[2]陽從陽引陰以右治左以左治右以我知彼以表知裏以觀過與不及之理見微得過[3]用之不殆善診者察色按脈先別陰陽審清濁而知部分視喘息聽音聲而知所苦觀權衡規矩[4]而知病所主按尺[5]寸觀浮沉滑濇[6]而知病所生以治無過以診則不失矣

【注释】
[1]府：腑脏，后来写作"腑"。
[2]引：指引经络之气来调节虚实。
[3]过：疾病。
[4]权衡规矩：指代四季正常脉象。《素问·脉要精微论》曰："春应中规，夏应中矩，秋应中衡，冬应中权。"
[5]尺：尺肤，即小臂内侧皮肤。诊尺肤是《黄帝内经》中的一种诊法。
[6]濇：同"涩"。

二、《素问·异法方宜论》节选

　　故東方之域天地之所始生也魚鹽之地海濱傍水其民食魚而嗜

鹹皆安其處美其食[1]魚者使人熱中[2]鹽者勝血[3]故其民皆黑色疎理[4]其病皆爲癰瘍其治宜砭石[5]故砭石者亦從東方來西方者金玉之域沙石之處天地之所收引也其民陵居而多風水土剛強其民不衣而褐薦[6]其民華食[7]而脂肥故邪不能傷其形體其病生於内其治宜毒藥故毒藥者亦從西方來北方者天地所閉藏之域也其地高陵居風寒冰冽其民樂野處而乳食藏寒生滿病其治宜灸焫故灸焫者亦從北方來南方者天地所長養陽之所盛處也其地下[8]水土弱霧露之所聚也其民嗜酸而食胕[9]故其民皆緻理[10]而赤色其病攣痺其治宜微針[11]故九針者亦從南方來中央者其地平以濕天地所以生萬物也衆其民食雜而不勞故其病多痿厥寒熱其治宜導引按蹻[12]故導引按蹻者亦從中央出也

【注释】

[1]安其处美其食：认为他们的居处安逸，认为他们的饮食丰美。

[2]热中：鱼性属火，多食则热积于中而痛发于外。热：使人体内部积热。使动用法。

[3]盐者胜血：盐味咸，咸入肾，多食咸则能使肾水抑制心火，而心主血，所以说咸者胜血。

[4]疎理：指皮肤纹理疏松。

[5]砭石：亦称针石、鑱石、石针，指一种楔形石块，用以治疗各种疼痛及排脓放血。

[6]其民不衣而褐荐：那里的百姓不穿丝棉衣服而穿用兽毛或粗麻制成的衣服，铺细草编的席子。

[7]华食：吃鲜美的酥酪肉类食物。

[8]下：指海拔低。

[9]食胕：吃经过人工制成的腐熟发酵的食物。胕：通"腐"。

[10]致理：肌肤致密。

[11]微针：现在所用的毫针。

[12]导引按蹻：肢体、呼吸运动及按摩等健身方法。

三、《素问·移精变气论》节选

黄帝問曰余聞古之治病惟其移精變氣[1]可祝由[2]而已今世治病毒藥治其内鍼石治其外或愈或不愈何也歧伯對曰往古人居禽獸之間[3]動作以避寒陰居以避暑内無眷慕[4]之累外無伸宦[5]之

形此恬憺[6]之世邪不能深入也故毒藥不能治其内鍼石不能治其外故可移精祝由而已當今之世不然憂患緣[7]其内苦形傷其外又失[8]四時之從逆寒暑之宜賊風數至虛邪朝夕[9]内至五藏骨髓外傷空竅[10]肌膚所以小病必甚大病必死故祝由不能已也

【注释】

［1］移精变气：一种通过转移或改变患者精神状态以治疗疾病的方法。

［2］祝由：祝说病由，一种通过语言祈祷治病的方法。

［3］間：通"间（閒）"。

［4］眷慕：向往，追求。

［5］伸宦：指追逐功名利禄。

［6］恬憺：恬静淡泊。

［7］缘：缠绕。

［8］失：违背，违反。与下文"逆"义同。

［9］贼风数至虚邪朝夕：虚邪贼风朝夕数至。此处使用了"互文"的修辞方法。

［10］空（kǒng）窍：即孔窍。空：洞，后来写作"孔"。

四、《素问·脉要精微论》节选

夫精明[1]者所以視萬物別白黑審短長以長爲短以白爲黑如是則精衰矣五藏者中之守[2]也中盛藏滿[3]氣勝傷恐[4]者聲如從室中言是中氣之濕也言而[5]微終日乃復言者此奪氣[6]也衣被不斂言語善惡[7]不避親疎者此神明之亂也倉廩不藏[8]者是門户[9]不要[10]也水泉[11]不止者是膀胱不藏也得守者生失守者死夫五藏者身之強也頭者精明之府頭傾視深精神將奪矣背者胷中之府背曲肩隨[12]府將壞矣腰者腎之府轉搖不能腎將憊矣膝者筋之府屈伸不能行則僂附[13]筋將憊矣骨者髓之府不能久立行則振掉[14]骨將憊矣得強則生失強則死

【注释】

［1］精明：眼睛。

［2］五藏者中之守：意为五脏的职责是藏精内守。

［3］中盛藏满：指腹中邪盛，脘腹胀满。

［4］气胜伤恐：指气盛而喘，善伤于恐。

［5］而：如果。表示假设关系。

［6］夺气：指正气衰败。夺：丧失，失去。

［7］善恶：偏义复词，义偏于"恶"。

［8］仓廪不藏：指肠胃不能贮藏水谷，大便泄泻。

［9］门户：指肛门。

［10］要（yāo）：约束。

［11］水泉：指小便。

［12］背曲肩随：后背弯曲，肩膀下垂。

［13］偻（lǚ）附：曲背俯身。偻：腰背弯曲。附：通"俯"。

［14］振掉：动摇。同义词连用。

五、《素问·经脉别论》节选

故飲食飽甚汗出於胃驚而奪精汗出於心持重遠行汗出於腎疾走恐懼汗出於肝搖體勞苦汗出於脾故春秋冬夏四時陰陽生病起於過用此爲常也食氣[1]入胃散精於肝淫[2]氣於筋食氣入胃濁氣[3]歸心淫精於脉脉氣流經[4]經氣歸於肺肺朝百脉[5]輸精於皮毛毛脉合精[6]行氣於府[7]府精神明留於四臟[8]氣歸於權衡[9]權衡以平氣口成寸[10]以決死生飲入於胃遊溢[11]精氣上輸於脾脾氣散精上歸於肺通調水道下輸膀胱水精四布五經[12]并行合於四時五臟陰陽揆度[13]以爲常也

【注释】

［1］食气（xì）：泛指食物。气：赠送给客人的粮食，后来写作"饩"。《说文解字》曰："气，馈客刍米也。从米气声。"

［2］淫：浸淫滋养。

［3］浊气：浓厚的水谷之气，谷气。

［4］脉气流经：脉中的精气运行在经脉中。

［5］肺朝百脉：即百脉朝会于肺。朝：使百脉朝会。使动用法。

［6］毛脉合精：皮毛和脉中精气相合。

［7］行气於府：在脉中运行精气。《素问·脉要精微论》曰："脉者，血之府也。"

［8］府精神明留於四脏：指脉中精气运行正常，流注输布于心肝脾肾四脏。

［9］气归於权衡：脉中之气趋于平衡。

［10］气口成寸：寸口脉属于手太阴肺经的动脉，可以反映神气游行出入的情况，故称"气口"；其长度成寸，又称"寸口"。

［11］遊溢：流动布散。

［12］五经：五脏经脉。

［13］揆度：揣度。

六、《灵枢·邪气脏腑病形》节选·其一

　　黄帝曰邪之中人藏[1]奈何歧伯曰愁憂恐懼則傷心形寒寒飲則傷肺以其兩寒相感中外皆傷[2]故氣逆而上行有所墮墜[3]惡血[4]留内若有所大怒氣上而不下積於脇下則傷肝有所擊仆[5]若[6]醉入房汗出當風則傷脾有所用力舉重若入房過度汗出浴水則傷腎黄帝曰五藏之中風[7]奈何歧伯曰陰陽俱感邪乃得往[8]黄帝曰善哉

【注释】

[1] 邪之中人藏：指邪气侵犯人体而伤及五脏。

[2] 中外皆伤：指在内的肺与在外的皮毛形体均受到伤害。

[3] 墮墜：从高处坠下。

[4] 惡血：瘀血。

[5] 击仆：被人打倒。

[6] 若：或者。

[7] 中风：指感受风邪。

[8] 阴阳俱感邪乃得往：指脏气先伤，复感外邪，内外俱伤，风邪才能内侵入脏。
往：同“往”。

七、《灵枢·邪气脏腑病形》节选·其二

　　黄帝問於歧伯曰首面與身形[1]也屬骨連筋同血合於氣[2]耳天寒則裂地凌冰[3]其卒寒或手足懈惰[4]然而其面不衣何也歧伯荅[5]曰十二經脉三百六十五絡其血氣皆上於面而走空竅其精陽氣上走於目而爲睛其別氣[6]走於耳而爲聽其宗氣[7]上出於鼻而爲臭其濁氣出於胃走脣舌而爲味其氣之津液皆上熏[8]於面而皮又厚其肉堅故天氣甚寒不能勝之也黄帝曰邪之中人其病形何如歧伯曰虛邪之中身也灑淅動形[9]正邪之中人也微先見於色不知於身若有若無若亡[10]若存有形無形莫知其情黄帝曰善哉

【注释】

[1] 首面與身形：指头面部与身体。

[2] 同血合於气：意为头面与身体各处气血都相同。

[3] 凌冰：积冰。

[4] 懈惰：不灵活。

[5]荅：同"答"。

[6]别气：旁行之气。

[7]宗气：由水谷精微所化生，聚积胸中，具有走息道、行呼吸，贯心脉、行血气等功能的气。

[8]爕：同"熏"。

[9]洒淅动形：身体寒栗怕冷。

[10]亾：同"亡"。

八、《灵枢·经脉》节选·其三

脾足太陰之脉起於大指之端循指内側白肉際[1]過核骨[2]後上内踝前廉上踹[3]内循脛骨後交出厥陰之前上膝股内前廉入腹屬脾絡胃上膈挾咽連舌本[4]散舌下其支者復從胃別上膈注心中是動則病舌本強食則嘔胃脘痛腹脹善噫[5]得後與氣[6]則快然如衰[7]身體皆重是主脾所生病者舌本痛體不能動搖食不下煩心心下急痛溏[8]瘕泄[9]水閉[10]黄疸不能臥強立股膝内腫厥足大指不用爲此諸病盛則寫之虛則補之熱則疾之[11]寒則留之[12]陷下則灸之[13]不盛不虛以經取之[14]盛者寸口大三倍於人迎虛者寸口反小於人迎也

【注释】

[1]指内侧白肉际：足大趾内侧赤肉与白肉交界处。

[2]核骨：足大趾本节内侧突起的圆骨。

[3]踹：通"腨"，小腿肚。

[4]舌本：舌根。

[5]噫：嗳气。

[6]后与气：大便与矢气。

[7]衰：病证减轻。

[8]溏：大便稀薄。

[9]瘕泄：指痢疾。

[10]水闭：指小便不通。

[11]热则疾之：热证用疾针法。

[12]寒则留之：寒证用留针法。

[13]陷下则灸之：脉虚下陷不起用灸法。

[14]以经取之：从脾经本经取穴补泻治疗。

九、《灵枢·经脉》节选·其四

心手少陰之脉起於心中出屬心系[1]下膈絡小腸其支者從心系上挾咽繫目系[2]其直者復從心系却[3]上肺下出腋下下循臑內後廉行太陰心主之後下肘內循臂內後廉抵掌後銳骨[4]之端入掌內後廉循小指之內出其端是動則病嗌乾心痛渴而欲飲是爲臂厥是主心所生病者目黃脇痛臑臂內後廉痛厥掌中熱痛爲此諸病盛則寫之虛則補之熱則疾之寒則留之陷下則灸之不盛不虛以經取之盛者寸口大再倍[5]於人迎虛者寸口反小於人迎也

【注释】

[1] 心系：心与其他脏腑联系的脉络。

[2] 目系：眼内系连于脑的脉络。

[3] 却：还，再。副词。

[4] 掌后锐骨：手掌后小指侧的高骨。

[5] 再倍：两倍。

十、马莳《黄帝内经素问注证发微·异法方宜论》节选·其二

西方者金玉之域沙石之處天地之所收引也其民陵居而多風水土剛強其民不衣而褐薦其民華食而脂肥故邪不能傷其形體其病生於內其治宜毒藥故毒藥者亦從西方來馬莳注此言毒藥之所自始也天地肅殺之氣盛於西方故西方者屬金而金玉生之沙石產之天地之所收引也其民倚高陵以爲居而耐受乎風水土得金之氣甚爲剛強故斯民衣不用絲綿而用毛布之褐細草之薦食必用鮮華而體則脂肥所以外邪不能傷而內傷之病生凡七情飲食皆是也必宜用毒藥以治之如草木蟲魚鳥獸之類皆有毒藥藏氣法時論云毒藥攻邪五運行大論云大毒[1]治病十去其六常毒[2]治病十去其七小毒[3]治病十去其八無毒治病十去其九後世之用毒藥者自西方來也

【注释】

[1] 大毒：指作用峻猛而毒副作用较大的药物。

[2] 常毒：指毒性中等的药物。

[3] 小毒：指毒性小的药物。

十一、张介宾《类经·三卷·藏象类·气口独为五脏主》节选

凡治病必察其下適其脉觀其志意[1]與其病也張介賓注此治病之四要也下言二陰二陰者腎之竅胃之關也脉要精微論曰倉廩不藏者是門户不要也得守者生失守者死故二便爲胃氣之關鎖[2]而係一身元氣之安危此下之不可不察也適測也脉爲氣血之先故獨取寸口以決吉凶之兆如平人氣象論曰人無胃氣曰逆逆者死脉無胃氣亦死此脉之不可不察也志意者如本藏篇曰志意和則精神專直[3]魂魄不散悔怒不起五藏不受邪矣是志意關乎神氣而存亡係之此志意之不可不察也病有標本不知求本則失其要矣病有真假不知逆從則及於禍矣此病因之不可不察也合是四者而會觀之則治病之妙無遺法矣

【注释】

[1]志意：精神意识。

[2]关锁：门锁。关：门闩。

[3]专直：专一。

十二、张介宾《类经·十二卷·论治类·为治之道顺而已矣》节选

黄帝曰順之奈何岐伯曰入國問俗入家問諱上堂問禮臨病人問所便張介賓注禮云入國問禁而此云問俗者以五方[1]風氣有殊崇尚有异聖人必因其所宜而爲之治故不曰禁而曰俗也諱者忌也人情有好惡之偏詞色有嫌疑之避犯之者取憎取憎則不相合故入家當問諱禮者儀文也交接有體進止有度失之者取輕取輕則道不重故上堂當問禮便者相宜也有居處之宜否有動靜之宜否有陰陽之宜否有寒熱之宜否有情性之宜否有氣味之宜否臨病人而失其宜施治必相左[2]矣故必問病人之所便是皆取順之道也

【注释】

[1]五方：指东南西北中五个方位。

[2]相左：相违背。

十三、张机《伤寒论·辨太阳病脉证并治上》节选

太陽中風[1]陽浮而陰弱[2]陽浮者熱自發陰弱者汗自出嗇嗇[3]惡寒淅淅[4]惡風翕翕發熱[5]鼻鳴乾嘔者桂枝湯主之方一桂枝三兩去皮芍藥三兩甘草二兩炙生薑三兩切大棗十二枚擘[6]右五味㕮咀[7]三味以水七升微[8]火煑[9]取三升去滓適寒溫服一升服已須臾歠[10]熱稀粥一升餘以助藥力溫覆[11]令一時許遍身漐漐[12]微似有汗者益佳不可令如水流離[13]病必不除若一服汗出病差停後服不必盡劑若不汗更服依前法又不汗後服小促其間[14]半日許令三服盡若病重者一日一夜服周時[15]觀之服一劑盡病證猶在者更作服若汗不出乃服至二三劑禁生冷粘滑肉麵五辛[16]酒酪臭惡等物

【注释】

[1] 太阳中（zhòng）风：太阳经感受风邪，是太阳表证的一个证型。

[2] 阳浮而阴弱：谓寸口脉轻取得浮脉，重按得弱脉。阳浮提示卫阳浮盛，阴弱提示营阴虚弱。

[3] 嗇（sè）嗇：形容畏寒的样子。

[4] 淅（xī）淅：形容畏寒的样子。"嗇嗇"与"淅淅"，"恶风"与"恶寒"意义均相同，属于互文修辞。

[5] 翕（xī）翕发热：表热不甚，如羽毛之拂，形容热候轻微。

[6] 擘（bò）：剖裂。

[7] 㕮咀：将生药于臼中捣碎，令如嚼碎之状。

[8] 微：同"微"。

[9] 煑：同"煮"。

[10] 歠（chuò）：喝。

[11] 温覆：覆盖衣被，使周身温暖。

[12] 漐（zhí）漐：汗浸出不止。

[13] 流离：犹言"淋漓"，大汗连续不断。

[14] 小促其间：意为稍微缩短服药间隔。

[15] 周时：满十二时辰，指整昼夜。

[16] 五辛：指具有辛辣刺激气味的蔬菜。

十四、张机《伤寒论·辨太阳病脉证并治中》节选

太陽病頭痛發熱身疼腰痛骨節疼痛惡風無汗而喘者麻黃湯主

之方五麻黄_{三兩去節}桂枝_{二兩去皮}甘草_{一兩炙}杏仁_{七十箇}[1]_{去皮尖}右四味以水九升先煮麻黄減二升去上沫内諸藥煮取二升半去滓温服八合[2]覆取微似汗[3]不須啜粥餘如桂枝法將息[4]太陽病脈浮緊無汗發熱身疼痛八九日不解[5]表證仍在此當發其汗服藥已微除其人發煩目瞑[6]劇者必衄[7]衄乃解所以然者陽氣重故也[8]麻黄湯主之[9]十六_{用前第五方}[10]太陽病脈浮緊發熱身無汗自衄者愈

【注释】

[1] 箇：同"个"。

[2] 八合（gě）：约 160 毫升。合：容量单位，宋之前一合约为 20 毫升。

[3] 微似汗：像有汗的样子，指轻微出汗。

[4] 将息：调养休息。将：将养。

[5] 解：同"解"。

[6] 目瞑：眼睛闭合，不欲睁开。

[7] 衄（nù）：同"衄"，鼻出血。

[8] 阳气重故也：此处指阳气受寒邪郁遏太重。

[9] 麻黄汤主之：《伤寒论》一书，随证所用之方常置于条文之末，与对比症状、误治变证、药后反应或预后成倒装，需要注意识别。本处条文尾部"麻黄汤主之"五字，按文义应在"发其汗"句下。"服药已"之下是服药后的反应。

[10] 用前第五方：指前文记载的麻黄汤。

十五、张机《金匮要略·脏腑经络先后病脉证》节选

問曰上工治未病[1]何也師曰夫治未病者見肝之病知肝傳脾當先實脾[2]四季脾王[3]不受邪即勿補之中工不曉相傳見肝之病不解實脾惟治肝也夫肝之病補用酸助用焦苦益用甘味之藥調之酸入肝焦苦入心甘入脾脾能傷腎[4]腎氣微弱則水不行水不行則心火氣盛則傷肺肺被傷則金氣不行金氣不行則肝氣盛則肝自愈此治肝補脾之要妙也肝虛[5]則用此法實則不在[6]用之經曰虛虛實實補不足損有餘是其義也[7]餘藏準此

【注释】

[1] 治未病：此处指先治未病的脏腑，以防止病邪的传变。

[2] 实脾：调理脾脏。

[3] 四季脾王（wàng）：指四季之末即农历三、六、九、十二月之末十八天，为脾土当令之时。王：通"旺"。

　　［4］脾能伤肾：意为脾土克肾水。

　　［5］虗：同"虚"。

　　［6］在：疑为"再"之误。

　　［7］"虛虛實實"二句：指用泻法治疗虚证，用补法治疗实证。前一组"虛"与"實"：补、泻。形容词活用作动词。后一组"虛"与"實"：虚证、实证。形容词活用作名词。

十六、李昉《太平广记·卷十三·苏仙公》节选

　　蘇仙公[1]者桂陽人也漢文帝時得道先生早喪所怙[2]鄉中以仁孝聞先生曾持一竹杖時人謂曰蘇生竹杖固是龍也數歲之後先生灑掃[3]門庭修飾牆宇[4]友人曰有何邀迎[5]答曰仙侶當降俄頃[6]之間乃見天西北隅紫雲氤氳[7]有數十白鶴飛翔其中翩翩然降於蘇氏之門皆化爲少年儀形端美如十八九歲人怡然輕舉[8]先生斂容[9]逢迎乃跪白母曰某受命當仙被召有期儀衞已至當違色養[10]即便拜辭母子歔欷[11]母曰汝去之後使我如何存活先生曰明年天下疾疫[12]庭中井水簷[13]邊橘樹可以代養井水一升橘葉一枚可療一人兼封一櫃留之有所缺乏可以扣櫃言之所須當至慎勿開也言畢即出門踟躕[14]顧望聳身[15]入雲紫雲捧足群鶴翺翔遂升雲漢[16]而去

【注释】

　　［1］苏仙公：西汉时人，名耽，字子元。

　　［2］早丧所怙：早年丧父。怙：依靠，依赖。

　　［3］洒扫：洒水扫地。

　　［4］牆宇：指房屋。牆：同"墙"。

　　［5］邀迎：邀请。同义词复用。

　　［6］俄顷：不久，一会儿。

　　［7］氤氲（yīn yūn）：弥漫。

　　［8］轻举：轻轻飘动。

　　［9］敛容：正容，显出端庄的脸色。

　　［10］当违色养：再也不能侍养您了。色养：人子和颜悦色地奉养父母，语出《论语·为政》。

　　［11］歔欷：即"唏嘘"，悲哭，抽噎。

　　［12］疾疫：流行疫病。

　　［13］簷：屋檐。此处指水井边缘形状像屋檐的部分。

　　［14］踟躕：即"踟蹰"，迟疑，犹豫。

[15] 耸身：纵身向上。

[16] 云汉：银河。此处指云霄。

十七、房乔《晋书·卷五十一·列传第二十一·皇甫谧传》节选

皇甫谧字士安幼名静安定朝那人漢太尉嵩之曾孫也出後[1]叔父徙居新安年二十不好學遊蕩無度或以爲癡[2]嘗得瓜果輒進所後叔母任氏任氏曰孝經云三牲之養猶爲不孝[3]汝今年餘二十目不存教心不入道無以慰我因歎曰昔孟母三徙以成仁曾父烹豕以存教豈我居不卜[4]鄰教有所闕[5]何爾魯鈍之甚也修身[6]篤學[7]自[8]汝得之於我何有因對之流涕[9]謐乃感激[10]就鄉人席坦受書勤力不怠居貧躬自[11]稼穡帶經而農[12]遂博綜[13]典籍百家之言沈靜寡欲始有高尚之志以著述爲務自號玄晏先生

【注释】

[1] 出后：过继。

[2] 癡：同"痴"。

[3] 三牲之养犹为不孝：《孝经·纪孝行》曰："事亲者，居上不骄，为下不乱，在丑不争……三者不除，虽日用三牲之养，犹为不孝也。"三牲：用于祭祀的牛、羊、猪。

[4] 卜：选择。

[5] 闕（quē）：过失，缺失。

[6] 修身：陶冶身心，涵养德性。

[7] 笃学：专心好学。

[8] 自：只，只是。

[9] 流涕：流眼泪。

[10] 感激：感动奋发。

[11] 躬自：亲自。

[12] 农：干农活。名词活用作动词。

[13] 博综：博通。

十八、魏征《隋书·卷七十八·列传第四十三·许智藏传》节选

許智藏高陽人也祖道幼嘗以母疾遂覽醫方因而究極世號名醫誡其諸子曰爲人子者嘗膳視藥[1]不知方術豈謂孝乎由是世相傳

授仕梁[2]官至員外散騎侍郎父景武陵王諮議參軍智藏少以醫術
自達[3]仕陳爲散騎侍郎及陳滅高祖[4]以爲員外散騎侍郎使詣揚
州會秦孝王俊有疾上馳召之俊夜中夢其亡妃崔氏泣曰本來相迎[5]
比[6]聞許智藏將至其人若到當必相苦[7]爲之奈何明夜俊又夢崔
氏曰妾得計矣當入靈府[8]中以避之及智藏至爲俊診脈曰疾已入心
即當發癇不可救也果如言俊數日而薨上奇其妙賚[9]物百段[10]煬
帝即位智藏時致仕[11]於家帝每有所苦輒令中使[12]就詢訪或以輿
迎入殿扶登御牀智藏爲方奏之用無不效年八十卒於家

【注释】

[1] 尝膳视药：即视膳尝药，古时人子事亲的孝行。膳：饭食。

[2] 梁：朝代名（公元502—557年），为南朝之一，萧衍所建，定都建康（今江苏省南京市）。

[3] 自达：自然显达。

[4] 高祖：指隋文帝杨坚。

[5] 相迎：迎接你。相：表示动作、情况是一方对另一方地。指代性副词。

[6] 比：等到。

[7] 相苦：指伤害我。

[8] 灵府：指心。

[9] 赉（lài）：赏赐。

[10] 段：通"缎"，绸缎。

[11] 致仕：辞去官职。

[12] 中使：宫中派出的使者，多指宦官。

十九、张廷玉《明史·列传·第一百八十七方技·戴思恭传》节选

戴思恭字原禮浦江人以字行受學於義烏朱震亨震亨師金華許
謙得朱子之傳又學醫於宋內侍錢塘羅知悌知悌得之荊山浮屠浮屠
則河間劉守真門人也震亨醫學大行時稱爲丹溪先生愛思恭才敏盡
以醫術授之洪武[1]中征爲御醫所療治立效太祖愛重之燕王患瘕
太祖遣思恭往治見他醫所用藥良是念何以不效乃問王何嗜曰嗜生
芹思恭曰得之矣投一劑夜暴下皆細蝗也晉王疾思恭療之愈已復發
即卒太祖怒逮治[2]王府諸醫思恭從容進曰臣前奉命視王疾啟王
曰今即愈但毒在膏肓恐復作不可療也今果然矣諸醫由是免死思恭

時已老風雨輒免朝太祖不豫[3]少間[4]出御右順門治諸醫侍疾無狀者[5]獨慰思恭曰汝仁義人也毋恐已而太祖崩太孫嗣位罪諸醫獨擢[6]思恭太醫院使[7]永樂初以年老乞歸三年夏復征入免其拜特召乃進見其年冬復乞骸骨[8]遣官護送賚金幣逾月而卒年八十有二遣行人[9]致祭

【注释】

[1] 洪武：明太祖朱元璋的年号，公元 1368—1398 年。

[2] 逮治：逮捕惩治。

[3] 不豫：天子生病的讳称。

[4] 少间：稍微好转。

[5] 诸医侍疾无状者：诊治疾病无效的各位医生。定语后置。

[6] 擢（zhuó）：提拔。

[7] 太医院使：太医院的长官，正五品。

[8] 乞骸骨：古代官吏自请退职，意谓使骸骨得归葬故乡。

[9] 行人：官职名。明代礼部设行人司，设行人之官，掌传旨册封之事。

二十、顾景星《白茅堂集·第三十八卷·李时珍传》节选·其二

年七十六預定死期爲遺表[1]授其子建元其略曰臣幼苦羸疾長成鈍椎[2]惟耽嗜[3]典籍奮切編摩[4]纂述[5]諸家心殫釐定[6]伏念[7]本草一書關係頗重謬誤實多竊[8]加訂正歷歲三十功始成就自炎皇[9]辨百穀嘗衆草分氣味之良毒軒轅[10]師岐伯遵伯高剖經絡之本標[11]爰[12]有神農本草三卷梁陶弘景益以注釋爲藥三百六十五唐高宗命李勣重修長史蘇恭表請增藥一百一十四宋太祖命劉翰詳較[13]仁宗再詔補註[14]增藥一百唐慎微合爲證類[15]修補諸本自是指爲全書

【注释】

[1] 遗表：臣子生前写好死后上奏皇帝的章表。

[2] 钝椎（chuí）：喻愚笨。自谦之词。

[3] 耽嗜：特别爱好。

[4] 奋切编摩：振奋精神深入整理研究。切：深切。摩：研究。

[5] 纂述：编集阐述。

[6] 心殚厘定：尽心订正。殚：尽。厘定：整理改定。

［7］伏念：犹言"伏惟"。古时下对上陈述时，对自己的想法、做法，常前加"伏""窃""愚"等以表谦敬。

［8］窃：私下。谦辞。

［9］炎皇：指神农氏。

［10］轩辕：即黄帝。《史记·五帝本纪》言："黄帝姓公孙，名轩辕。"

［11］本标：此处指经络的起点与终点。

［12］爰：于是。

［13］较：通"校"，校订。

［14］註：同"注"。

［15］证类：即《经史证类备急本草》。

二十一、陈嘉谟《本草蒙筌·总论·制造资水火》

凡藥製造貴在適中不及則功效難求太過則氣味反失火製四有煆[1]有炮[2]有炙[3]有炒之不同水製三或漬[4]或泡或洗之弗[5]等水火共製造者若蒸若煮而有二焉餘外製雖多端總不離此二者匪[6]故巧弄各有意存酒製升提薑製發散入鹽走腎臟仍使軟堅用醋注肝經且資[7]住痛童便製除劣性降下米泔製去燥性和中乳製滋潤回枯助生陰血蜜製甘緩難化增益元陽陳壁土製竊真氣驟補中焦麥麩皮製抑酷性勿傷上膈烏豆湯甘草湯漬曝并解毒致令平和羊酥油豬脂油塗燒咸滲骨容易脆斷有剜去瓤免脹有抽去心除煩大概具陳初學熟玩[8]

【注释】

［1］煆：当作"煅"，将石类药置于火中烧炼，以减少药石烈性的炮制方法。

［2］炮：将药物包裹后烧熟，或置高温下快速加热至发泡鼓起，使药物表面变焦黑或焦黄色的炮制方法。

［3］炙：烘烤药物至干燥脱水，或将胶、饴类烧至起沸，或在药材外涂蜜、酥等辅料再烘烤的炮制方法。

［4］漬：用液体或盐等浸腌药物的炮制方法。

［5］弗：不。

［6］匪：不是。

［7］资：帮助。

［8］熟玩：认真钻研。

二十二、李时珍《本草纲目·草部第十四卷·草之三·当归》节选

斅[1]曰凡用去蘆頭以酒浸一宿入藥止血破血頭尾效各不同若要破血即使頭一節硬實處若要止痛止血即用尾若一併[2]用服食無效不如不使惟單使妙也元素[3]曰頭止血尾破血身[4]和血全用即一破一止也先以水洗淨土治上酒浸治外酒洗過或火乾曬乾入藥杲[5]曰頭止血而上行身養血而中守梢破血而下流全活血而不走時珍曰雷張二氏所説頭尾功效各異凡物之根身半已上氣脈上行法乎天身半已下氣脈下行法乎地人身法象天地則治上當用頭治中當用身治下當用尾通治則全用乃一定之理也當以張氏之説爲優凡曬乾乘熱紙封甕[6]收之不蛀

【注释】
[1]斅（xiào）：指南朝宋药学家雷斅。其所著《炮炙论》是我国最早的制药专著。
[2]併：同"并"。
[3]元素：指金代医家张元素。
[4]身：指当归身。
[5]杲：即金代医家李杲。李杲师从张元素，深受其医学思想的影响。
[6]甕：同"瓮"，一种盛水或酒的陶器。

二十三、李时珍《本草纲目·果部第三十三卷·果之六·莲藕》节选

時珍曰蓮產於淤泥而不爲泥染居於水中而不爲水没根莖花實凡品難同清淨濟用群美兼得自藕蔤[1]而節節生莖生葉生花生藕由菡萏[2]而生蕊生蓮生薂[3]生薏[4]其蓮薂則始而黄黄而青青而綠綠而黑中含白肉内隱青心石蓮堅剛可歷永久薏藏生意[5]藕復萌芽展轉生生[6]造化[7]不息故釋氏[8]用爲引譬妙理具存醫家取爲服食百病可却蓋蓮之味甘氣溫而性嗇[9]禀清芳之氣得稼穡[10]之味乃脾之果也脾者黄宫[11]所以交媾[12]水火會合木金者也土爲元氣之母母氣既和津液相成神乃自生久視耐老此其權輿[13]也昔人治心腎不交勞傷白濁有清心蓮子飲補心腎益精血有瑞蓮丸皆得此理

【注释】

[1] 蒻蕳（ruò mì）：荷茎下在泥中的部位。

[2] 菡萏（hàn dàn）：未开的荷花，即花苞。

[3] 菂（dì）：莲子。

[4] 薏：莲子心，即莲子中的青嫩胚芽。

[5] 生意：生机。

[6] 生生：孳生不绝，繁衍不已。

[7] 造化：创造化育。

[8] 释氏：佛教创始人释迦牟尼的略称，亦指佛教或佛教徒。

[9] 蔷：通"涩（澁）"。

[10] 稼穑：指代五行中的土。《尚书·洪范》云："土爰稼穑。"

[11] 黄宫：指土。

[12] 交媾：交合。

[13] 权舆：起始。此处指养生的初始。

二十四、李时珍《本草纲目·虫部第三十九卷·虫之一·五倍子》节选

時珍曰五倍子宋開寶本草收入草部嘉祐本草移入木部雖知生於膚木之上而不知其乃蟲所造也膚木即鹽膚子木也詳見果部鹽膚子下此木生叢林處者五六月有小蟲如蟻食其汁老則遺種[1]結小球於葉間正如蛄蟖[2]之作雀甕[3]蠟蟲[4]之作蠟子[5]也初起甚小漸漸長堅其大如拳或小如菱形狀圓長不等初時青綠久則細黄綴於枝葉宛若結成其殼堅脆其中空虛有細蟲如蟻蠓山人霜降前采取蒸殺貨之否則蟲必穿壞而殼薄且腐矣皮工造爲百藥煎以染皂色[6]大爲時用他樹亦有此蟲球不入藥用木性殊[7]也時珍曰盐麸子及木葉皆酸鹹寒涼能除痰飲咳嗽生津止渴解熱毒酒毒治喉痹下血血痢諸病五倍子乃蟲食其津液結成者故所主治與之同功其味酸鹹能斂肺止血化痰止渴收汗其氣寒能散熱毒瘡腫其性收能除泄痢濕爛

【注释】

[1] 遗种：繁育后代。

[2] 蛄蟖（zhān sī）：为刺蛾科动物黄刺蛾的幼虫，背毛蜇人，俗称"洋辣子"。

[3] 雀甕：蛄蟖的虫茧，又称蛄蟖房。

[4] 蜡虫：寄生于女贞树（又称蜡树）上的虫。

　　[5] 蜡子：蜡虫的虫茧，又称蜡种。
　　[6] 皂色：黑色。
　　[7] 殊：不同。

二十五、李时珍《本草纲目·草部第十四卷·草之三·芍药》节选

　　別録曰芍藥生中岳川谷及丘陵二月八月采根暴乾弘景曰今出白山蔣山茅山最好白而長尺許餘處亦有而多赤赤者小利[1]志[2]曰此有赤白兩種其花亦有赤白二色頌[3]曰今處處有之淮南者勝春生紅芽作叢莖上三枝五葉似牡丹而狹長高一二尺夏初開花有紅白紫數種結子似牡丹子而小秋時采根崔豹古今注云芍藥有二種有草芍藥木芍藥木者花大而色深俗呼爲牡丹非矣安期生[4]服煉法芍藥有金芍藥色白多脂木芍藥色紫瘦多脉[5]承[6]曰本經芍藥生丘陵今世多用人家種植者乃欲其花葉肥大必加糞壤每歲八九月取根分削因利以爲藥今淮南真陽尤多根雖肥大而香味不佳入藥少效時珍曰昔人言洛陽牡丹揚州芍藥甲天下今藥中所用亦多取揚州者十月生芽至春乃長三月開花其品凡三十餘種有千葉單葉樓子[7]之異入藥宜單葉之根氣味全厚根之赤白隨花之色也

　　【注释】
　　[1] 小利：指利小便。
　　[2] 志：指宋代道士马志。马志曾参与修订《开宝本草》并为其作注。
　　[3] 颂：指北宋官员苏颂。宋仁宗于嘉祐三年（公元 1058 年）命苏颂编撰《本草图经》。
　　[4] 安期生：原名郑安期，是道教神仙。一说为秦汉时代琅琊阜乡人，卖药东海边。
　　[5] 脉：叶脉。
　　[6] 承：指宋代医药学家陈承。宋元祐七年（公元 1092 年），陈承合《嘉祐补注神农本草》《本草图经》二书为一，附古今论说，并参以己见，辑成《重广补注神农本草并图经》。
　　[7] 楼子：指花冠重叠，呈复瓣的花。

二十六、吴崑《医方考·伤寒门第二·麻黄汤》

　　麻黄湯麻黄_{去節三兩}桂枝_{洗淨二兩}杏仁_{去皮尖七十枚}甘草_{一兩生}太陽傷寒頭

痛發熱身疼腰痛骨節不利惡寒無汗而喘脈來尺寸俱緊者麻黃湯主
之足太陽經起目內眥[1]循頭背腰膕[2]故所過疼痛不利寒邪外束
人身之陽不得宣越故令發熱寒邪在表不復任[3]寒故令惡寒寒主閉
藏故令無汗人身之陽既不得宣越於外則必壅塞於內故令作喘寒氣
剛勁故令脈緊麻黃之形中空而虛麻黃之味辛溫而薄空則能通腠理
辛則能散寒邪故令爲君佐以桂枝取其解肌佐以杏仁取其利氣入甘
草者亦辛甘發散之謂抑[4]太陽無汗麻黃之用固矣若不斟酌人品[5]
之虛實時令之寒暄[6]則又有汗多亡陽[7]之戒汗多者宜撲粉亡陽
者宜附子湯

【注释】
[1] 目内眥：内眼角。眥：同"眦"。
[2] 膕（guó）：膝盖后侧腿弯处。
[3] 任：承受。
[4] 抑：如果。
[5] 人品：指人的体质。
[6] 寒暄：冷暖。暄：温暖。
[7] 亡阳：人体阳气突然大量丢失，出现属于阳的功能极度衰竭的病理变化。

二十七、杨泉《物理论·论医》

夫醫者非仁愛不可托也非聰明理達不可任也非廉潔淳良不可
信也是以古之用醫必選名姓之後[1]其德能仁恕[2]博愛其智能宣
暢曲解[3]能知天地神祇之次[4]能明性命吉凶之數處虛實之分定
逆順之節原[5]疾疹之輕重而量藥劑之多少貫微達幽不失細小如此
乃謂良醫且道家則尚冷[6]以草木用冷生醫家則尚溫以血脈以暖通
徒知其大趣[7]不達其細理不知剛柔有輕重節氣有多少進退盈縮有
節却也名醫達脈者求之寸口三候之間則得之矣度節氣而候溫冷參
脈理而合輕重量藥石皆相應此可謂名醫醫有有名而不良者有無名
而良者人主[8]之用醫必參知而隱括[9]之

【注释】
[1] 名姓之后：指有名望的家族的后人，或有名声的医生的后代。
[2] 仁恕：仁爱宽容。

〔3〕宣畅曲解：畅达而周全地思考与理解问题。

〔4〕知天地神祇之次：指懂得礼拜鬼神的先后次序。祇：通"祇"，地神。

〔5〕原：探究。

〔6〕道家则尚冷：魏晋南北朝时期，道家喜服五石散，服食后全身发热，故喜食冷饮冷食。

〔7〕大趣：大旨，主要的旨趣。

〔8〕人主：君主。

〔9〕隐括：审查。又作"隐栝"。

二十八、孙思邈《备急千金要方·卷第七风毒脚气·论风毒状·论风毒相貌》

夫有脚未覺異而頭項臂膊已有所苦有諸處皆悉未知而心腹五內已有所困又風毒之中人也或見食嘔吐憎聞食臭[1]或有腹痛下痢或大小便秘澀不通或胸中衝悸[2]不欲見光明或精神昏憒或喜迷忘[3]語言錯亂或壯熱頭痛或身體酷冷疼煩或覺轉筋或腫不腫或髀腿頑痹或時緩縱不隨或復百節攣急或小腹不仁此皆脚氣狀貌[4]也亦云風毒脚氣之候也其候難知當須細意察之不爾必失其機要一朝病成難可以理婦人亦爾又有婦人產後春夏取涼多中此毒宜深慎之其悶熱瘈瘲[5]驚悸心煩嘔吐氣上皆其候也又但覺臍下冷痞愊愊[6]然不快兼小便淋瀝不同生平[7]即是脚氣之候頑弱名緩風疼痛爲濕痹

【注释】

〔1〕食臭（xiù）：饮食气味。臭：气味的总称。

〔2〕冲悸：跳动不安。冲：冲撞。悸：跳动不宁。

〔3〕忘：元刻本、道藏本作"妄"。义长。

〔4〕状貌：形状。

〔5〕瘈瘲：同"瘛瘲"，筋脉抽搐或弛缓之证。

〔6〕愊（bì）愊：胀满。

〔7〕生平：素来。

二十九、孙思邈《备急千金要方·卷第七风毒脚气·论风毒状·论得之所由》

凡四時之中皆不得久立久坐濕冷之地亦不得因酒醉汗出脫衣

靴襪當風取涼皆成腳氣若暑月久坐久立濕地者則濕熱之氣蒸入經絡病發必熱四肢酸痛煩悶若寒月久坐久立濕冷地者則冷濕之氣上入經絡病發則四體酷冷轉筋若當風取涼得之者病發則皮肉頑痺[1]諸處瞤動[2]漸漸向頭凡常之日忽然暴熱人皆不能忍得者當於此時必不得頓取於寒以快意[3]也卒有暴寒復不得受之皆生病也世有勤功力學之士一心注意[4]久於事坐行立於濕地不時動轉冷風來擊入於經絡不覺成病也故風毒中人或先中手足十指因汗毛孔開腠理疏通風如急箭或先中足心或先中足趺[5]或先中膝以下腨脛表裏[6]者若欲使人不成病者初覺即灸所覺處三二十壯因此即愈不復發也黃帝云當風取涼醉已入房能成此疾

【注释】
[1]顽痺：指皮肤肌肉麻木不知痛痒或手足酸痛之症。
[2]瞤动：颤动。
[3]快意：谓恣意所欲。
[4]注意：留意。
[5]足趺：脚面。
[6]腨（shuàn）胫表里：小腿内外侧。腨：小腿肚。

三十、《小儿卫生总微论方·卷第一·医工论》

凡爲醫之道必先正己然後正物正己者謂能明理以盡術也正物者謂能用藥以對病也如此然後則事必濟而功必著矣若不能正己豈能正物不能正物則豈能愈疾今冠於篇首以勸學者凡爲醫者性存溫雅志必謙恭動須禮節舉乃和柔無自妄尊不可矯飾[1]廣收方論博通義理明運氣曉陰陽善診切精察視辨真僞分寒熱審標本識輕重疾小不可言大事易不可云難貧富用心皆一貴賤使藥無別苟能如此於道幾希[2]反是者爲生靈之巨寇凡爲醫者遇有請召不擇高下遠近必赴如到其家須先問曾請未曾請師即問曾進是何湯藥已未經下[3]乃可得知虛實也如已曾經下即虛矣更可消息參詳則可無誤又治小兒之法必明南北稟受之殊必察土地寒溫之異不可一同施治古人最爲慎耳

【注释】

［1］矫饰：造作夸饰，掩盖真相。

［2］几希：相差甚微，极少。

［3］已未经下：是否用过攻下药。

三十一、朱肱《类证活人书·卷二十二·伤寒十劝》节选

傷寒初差不可過飽及勞動或食羊肉及行房事與食諸骨汁并飲酒病方愈脾胃尚弱食而過飽不能消化病即再來謂之食復病方愈氣血尚虛勞動太早病亦再來謂之勞復又傷寒食羊肉行房事竝[1]死食諸汁飲酒者再病之也予每念父祖俱死於傷寒乃取仲景所著深繹[2]熟玩八年之後始大通悟陰陽經絡病證藥性俱了然於胸中緣[3]比年[4]江淮之民冒寒避寇得此疾者頗眾茲依仲景法隨證而施之藥所活不啻[5]數百人仍知傷寒本無惡證皆是妄投藥劑所致因追悼父祖之命皆爲庸醫所殺而又歎人無間[6]於貧富貴賤於此不能自曉則輕付一命於庸工之手也今輒摭其流弊[7]多誤有害於命者略開其説目[8]曰傷寒十勸其言不欲成文冀人易曉而以爲深戒云

【注释】

［1］竝：同"并"。

［2］深绎（yì）：深入探究。

［3］缘：因为。

［4］比年：近年。

［5］不啻：不止。

［6］无间：不分。

［7］流弊：相沿下来的弊端。

［8］目：确立标题。名词活用作动词。

三十二、张从正《儒门事亲·卷二·汗下吐三法该尽治病诠》节选·其二

天之六氣風暑火濕燥寒地之六氣霧露雨雹冰泥人之六味酸苦甘辛鹹淡故天邪發病多在乎上地邪發病多在乎下人邪[1]發病多在乎中此爲發病之三也處[2]之者三出之者亦三也諸風寒之邪結搏皮膚之間藏于經絡之內留而不去或發疼痛走注[3]麻痺不仁[4]及四

肢腫癢拘攣[5]可汗而出之風痰[6]宿食在膈或上脘可涌而出之寒濕固冷[7]熱客[8]下焦在下之病可泄而出之內經散[9]論諸病非一狀也流言[10]治法非一階[11]也至真要大論等數篇言運氣所生諸病各斷[12]以酸苦甘辛鹹淡以總括之其言補時見一二然其補非今之所謂補也文具[13]于補論條下如辛補肝[14]鹹補心甘補腎酸補脾苦補肺若此之補乃所以發腠理致津液通血氣

【注释】

[1] 人邪：指人之六味太过。

[2] 处：居止。

[3] 走注：即风痹，又称行痹，症见游走性疼痛。

[4] 不仁：肢体感觉迟钝或丧失。

[5] 拘挛：四肢牵引拘急，活动不能自如。

[6] 风痰：痰证的一种。素有痰疾，因感受风邪或因风热怫郁而发。

[7] 固冷：即痼冷，指真阳不足，阴寒之邪久伏体内所致的疾病。

[8] 客：谓病邪自外侵入机体。

[9] 散：分别。

[10] 流言：分别论述。

[11] 阶：途径。

[12] 断：治疗。

[13] 具：陈述。

[14] 辛补肝：按中医五行理论，辛味入肺，肺属金，肝属木，金能克木。张从正认为祛邪即所以扶正，故云"辛补肝"。其余"咸补心"等均从此意。

三十三、罗天益《卫生宝鉴·卷四·饮食自倍肠胃乃伤论》

痹論云陰氣者靜則神藏躁則消亡飲食自倍腸胃乃傷謂食物無務於多貴在能節所以保衝和[1]而遂頤養[2]也若貪多務飽飫[3]塞難消徒積暗傷以召疾患蓋食物飽甚耗氣非一或食不下而上湧[4]嘔吐以耗靈源[5]或飲不消而作痰咯唾以耗神水[6]大便頻數而洩[7]耗穀氣之化生溲便[8]滑利而濁耗源泉之浸潤[9]至於精清冷而下漏汗淋灘[10]而外泄莫不由食物之過傷滋味之太厚如能節滿意之食省爽口之味常不至於飽甚者即頓頓必無傷物物皆爲益糟粕變化早晚溲便按時精華和凝上下津液含畜[11]神藏[12]內守榮衛外固邪

毒不能犯疾疢[13]無由作故聖人立言垂教爲養生之大經也

【注释】

［1］冲和：《道德经》言"冲气以为和"，后以"冲和"指真气、元气。

［2］颐养：保养。同义词连用。

［3］饫（yù）：饱食。

［4］湧：同"涌"。

［5］灵源：对水源的美称。

［6］神水：唾液的别称。李时珍《本草纲目·第五十二卷人部·人之一·口津唾》云："人舌下有四窍，两窍通心气，两窍通肾液。心气流入舌下为神水，肾液流入舌下为灵液，道家谓之金浆玉醴。"

［7］洩：同"泄"。

［8］溲（sōu）便：此处指大便。溲：排泄大小便。

［9］浸（jìn）润：滋润。

［10］淋漓：流滴。

［11］含畜：深藏。畜：积聚、储藏，后来写作"蓄"。

［12］神藏：指肝心脾肺肾五神脏。

［13］疾疢（chèn）：疾病。同义词连用。

三十四、沈节甫《纪录汇编·卷五十·南翁梦录·医善用心》

澄先人之外祖曰范公諱[1]彬家世業醫事陳英王爲判太醫令常竭家資以蓄良藥積米穀人有孤苦疾病者寓[2]之於家以給饘粥[3]救療雖膿血淋漓不少嫌避如此來者待健而去床不絕人忽連年饑饉[4]疫癘大作乃築房屋宿困窮[5]饑者病者活千餘人名重當世後嘗有人扣門急請曰家有婦人卒暴血崩如注面色稍[6]青公聞之遽往出門而王使人至曰宮中貴人有發寒熱者召公看之曰此病不急今人家命在頃刻我且救彼不久便來王使怒曰人臣之禮安得如此君欲救他命不救爾[7]命耶公曰我固有罪亦無奈何人若不救死在頃刻無所望也小臣之命望在主上幸得免死餘罪甘當遂去救治其人果活少頃來見王責之免冠謝罪敷析[8]真心王喜曰汝真良醫既有善藝又有仁心以卹[9]我赤子誠副[10]予望也後之子孫爲良醫官四五品者二三人世皆稱譽其不墜[11]家業也

【注释】

［1］讳：已故尊长的名字。

［2］寓：寄居。

［3］饘（zhān）粥：稀饭。

［4］饥馑：饥荒。

［5］窘：同"穷"。

［6］稍：逐渐。

［7］尔：你。第二人称代词。

［8］敷析：陈述并分析。

［9］卹：同"恤"，怜悯。

［10］副：符合。

［11］坠：败坏。

三十五、张介宾《景岳全书·卷之三·传忠录下·病家两要说》节选

又若病家之要雖在擇醫然而擇醫非難也而難於任醫任醫非難也而難於臨事不惑確有主持[1]而不致朱紫混淆[2]者之爲更難也倘不知此而徧聽[3]浮議廣集羣醫則騏驥[4]不多得何非冀北[5]駑羣[6]帷幄[7]有神籌[8]幾見圯橋傑豎[9]危急之際奚堪庸妄之悮[10]投疑似之秋豈可紛紜之錯亂一着[11]之謬此生付之矣以故議多者無成醫多者必敗多何以敗也君子不多也欲辨此多誠非易也然而尤有不易者則正在知醫一節耳

【注释】

［1］主持：主张，主意。

［2］朱紫混淆：真假混淆。朱色为正色，紫色近朱而为杂色。

［3］徧听：听信一面之词。

［4］騏驥：骏马。此处比喻高明的医生。

［5］冀北：冀州北部。

［6］驽羣：劣马。羣：同"群"。

［7］帷幄：军帐。

［8］籌：计谋，谋划。

［9］圯（yí）桥杰豎：指张良。秦朝末年，张良在圯桥遇黄石公，得《太公兵法》。豎：孺子，小子。

［10］悮：同"误"。

［11］着（zhāo）：计策，手段。

三十六、张介宾《景岳全书·卷之二·传忠录中·阳不足再辨》节选

兹於丙子^[1]之夏始得神交一友傅^[2]訓數言詢其姓氏知爲三吳之李氏也誦其指南則曰陽常有餘陰常不足此自丹溪之確論而兹張子乃反謂陽常不足陰常有餘何至相反若此而自是其是^[3]豈矯強^[4]以自衒歟抑別有所本歟姑無勞口吻^[5]以辨其孰是孰非第^[6]以人事証之則是非立見矣如人自有生以來男必十六而精始通女必十四而經始至及其衰也男精竭於八八女血淨於七七凡精血既去而人猶賴以不死者惟此氣耳夫氣爲陽精血陰也精血之來既遲在氣後精血之去又早在氣先可見精已無而氣猶在此非陰常不足陽常有餘之明驗乎以是知先賢之金石^[7]本非謬而後學之輕妄何容易也

【注释】

[1] 丙子：明崇祯九年，公元 1636 年。

[2] 傅：像师傅一样。名词活用作状语。

[3] 自是其是：自己认为这种说法正确。

[4] 矫强：勉强。

[5] 口吻：口舌。

[6] 第：同"第"，只是。

[7] 金石：喻指珍贵的医学理论。

三十七、李中梓《医宗必读·卷之一·不失人情论》节选·其二

所謂醫人之情者或巧語誑人或甘言悦聽或強辯相欺^[1]或危言相恐此便佞^[2]之流也或結納親知或修好童僕或求營上薦^[3]或不邀自赴此阿諂^[4]之流也有腹無藏墨詭言神授目不識丁假託祕傳^[5]此欺詐之流也有望聞問切漫^[6]不關心枳朴歸芩^[7]到手便攝妄謂人愚我明人生我熟此孟浪之流也有素不相識遇延辨症病家既不識醫則倏^[8]趙倏錢醫家莫肯任怨則惟芩惟梗^[9]或延醫衆多互爲觀望或利害攸繫彼此避嫌惟求免怨誠然得矣坐失機宜誰之咎乎此由知醫不真而任醫不專也

【注释】

[1] 相欺：欺骗患者。相：指代性副词，表示动作、情况是一方对另一方的。

[2] 便佞（pián nìng）：花言巧语。

[3] 求营上荐：营求地位高的人推荐。

[4] 阿谄（ē chǎn）：曲意逢迎。

[5] 假託祕傳：以秘传为借口、托词。託：同"托"。祕：同"秘"。

[6] 漫：完全。

[7] 枳朴归芩：指枳实、厚朴、当归、黄芩等常用中药。

[8] 倏（shū）：忽然。

[9] 惟芩惟梗：只用黄芩和桔梗。

三十八、顾靖远《顾松园医镜·卷五乐集·论治大纲》节选

治氣有三法一曰補氣氣虛宜補之助之參术黃芪糯米之屬二曰降氣調氣降者下也升者宜降輕者如蘇子橘紅麥冬枇杷葉甘蔗漿蘆根汁重者如降香沉香郁金檳榔之屬調者和也逆則宜和和則調也其藥如木香沉香砂豆蔲香附橘皮之屬三曰破氣破者損也實則宜破如少壯人暴怒氣壅之類藥用青皮枳朴[1]檳榔之屬然亦可暫不可久蓋氣分之藥不出三端悮則轉劇治血亦有三法一曰補血血虛宜滋之補之如熟地杞圓[2]人乳牛乳柏仁棗仁肉蓯蓉鹿角膠之屬二曰涼血血熱宜清之涼之如生地白芍丹皮犀角地榆之屬三曰活血行血血瘀宜通之下之如當歸紅花桃仁延胡皆通經活絡之品䗪蟲硝黃[3]皆攻堅下血之劑病既不同藥亦各異用貴合宜不可不審

【注释】

[1] 枳朴：指枳实、厚朴二味中药。

[2] 杞圓：指枸杞、桂圆二味中药。

[3] 硝黄：指芒硝、大黄二味中药。

三十九、何梦瑶《医碥·卷之二杂症·火》节选

凡病多屬火丹溪謂氣有餘便是火此一火也治宜清涼氣不足亦以欝而成火東垣所謂陽虛發熱也又一火也治宜甘温以補其氣少加甘寒以瀉其火外感暑熱燥氣增助內氣成熱此一火也治宜辛潤清涼外感風寒濕氣閉欝表氣成熱亦一火也治宜辛温發散內傷飲食辛熱

之物致火得熱益熾此一火也宜以苦寒之劑消導之內傷飲食生冷之物致火被遏愈怒[1]又一火也治宜辛熱之劑消導之腎水虛致令下焦之火上炎此一火也治宜六味壯水以制陽光[2]腎陰盛逼其浮遊之火上升又一火也治宜八味益火以消陰翳[3]又凡動皆屬火醉飽火起於胃大怒火起於肝悲哀火起於肺房勞火起於腎五臟火熾心火自焚種種已散見於各篇中而發熱篇更詳細閱自見

【注释】

[1] 愈怒：更加猛烈。

[2] 壮水以制阳光：指用六味地黄丸滋补肾阴，治疗阴虚火旺。

[3] 益火以消阴翳：指用金匮肾气丸温补肾阳，治疗阳虚寒盛。

四十、徐大椿《医学源流论·卷上·病症不同论》

凡病之總者謂之病而一病必有數症如太陽傷風是病也其惡風身熱自汗頭痛是症也合之而成其爲太陽病此乃太陽病之本症也若太陽病而又兼泄瀉不寐心煩痞悶則又爲太陽病之兼症矣如瘧病也往來寒熱嘔吐畏風口苦是症也合之而成爲瘧此乃瘧之本症也若瘧而兼頭痛脹滿嗽逆便閉則又爲瘧疾之兼症矣若瘧而又下痢數十行則又不得謂之兼症謂之兼病蓋瘧爲一病痢又爲一病而二病又各有本症各有兼症不可勝舉以此類推則病之與症其分併何啻[1]千萬不可不求其端[2]而分其緒[3]也而治之法或當合治或當分治或當先治或當後治或當專治或當不治尤在視其輕重緩急而次第奏功一或倒行逆施雜亂無紀則病變百出雖良工不能挽回矣

【注释】

[1] 何啻（chì）：何止，岂止。

[2] 端：开端，开始。

[3] 绪：头绪。

四十一、徐大椿《医学源流论·卷上·寒热虚实真假论》

病之大端不外乎寒熱虛實然必辨其真假而後治之無誤假寒者寒在外而熱在內也雖大寒而惡熱飲假熱者熱在外而寒在內也雖大熱而惡寒飲此其大較[1]也假實者形實而神衰其脈浮洪芤散也假虛

者形衰而神全其脈靜小堅實也其中又有人之虛實證之虛實如怯弱之人而傷寒傷食此人虛而證實也強壯之人而失血勞倦此人實而證虛也或宜正治[2]或宜從治[3]或宜分治或宜合治或宜從本或宜從標寒因熱用熱因寒用上下異方煎丸異法補中兼攻攻中兼補精思妙術隨變生機病勢千端立法萬變則真假不能惑我之心亦不能窮我之術是在博求古法而神明之稍[4]執己見或學力不至其不爲病所惑者幾希[5]矣

【注释】

[1]大较：大略，大致。

[2]正治：指针对疾病的性质、病机，采用相反的方药治疗，也称"逆治"。如寒者热之（热因寒用），热者寒之（寒因热用），虚者补之，实者泻之。《素问·至真要大论》云："逆者正治。"

[3]从治：指顺从疾病的征象而治疗的方法，也称"反治"。如热因热用，寒因寒用，通因通用，塞因塞用。《素问·至真要大论》云："从者反治。"

[4]稍：指程度轻。

[5]几希：极少。

四十二、徐大椿《医学源流论·卷上·病同因别论》

凡人之所苦謂之病所以致此病者謂之因如同一身熱也有風有寒有痰有食有陰虛火升有鬱怒憂思勞怯蟲疰此謂之因知其因則不得專以寒涼治熱病矣蓋熱同而所以致熱者不同則藥亦迥異凡病之因不同而治各別者盡然則一病而治法多端矣而病又非止一症必有兼症焉如身熱而腹痛則腹又爲一症而腹痛之因又復不同有與身熱相合者有與身熱各別者如感寒而身熱其腹亦因寒而痛此相合者也如身熱爲寒其腹痛又爲傷食則各別者也又必審其食爲何食則以何藥消之其立方之法必切中二者之病源而後定方則一藥而兩病俱安矣若不問其本病之何因及兼病之何因而徒曰某病以某方治之其偶中者則投之或愈再以治他人則不但不愈而反增病必自疑曰何以治彼效而治此不效并前此之何以愈亦不知之則倖[1]中者甚少而誤治者甚多終身治病而終身不悟歷症愈多而愈惑矣

【注释】
［1］倖：同"幸"，侥幸。

四十三、黄凯钧《友渔斋医话・橘旁杂论・三折肱医不三世不服其药辨》

　　左傳云三折肱知爲良醫也從未有人注及三折肱之意予謂古之醫者自備藥籠至病家診治後向籠取藥或君臣未配或輕重失宜取而復置置而復取總以鄭重爲事此爲三折肱也又禮記云醫不三世不服其藥後注者多以世業之謂非也醫必父而子子而孫如是其業則精始服其藥若傳至曾元[1]更爲名醫矣其間賢者不待言其不肖[2]者若何因其世業而安心服其藥設爲所誤生死攸關雖愚者不爲也況醫道可通仙道遠數十百年偶出一豪傑[3]之士聰明好學貫微徹幽然而上世并非醫者捨是人而必求所謂三世者有是理乎凡醫者必讀上古神農本草黄帝素問靈樞經及仲景傷寒論三世之書方爲有本之學從而服藥庶[4]無誤人三世者三世之書也漢儒謂神農本草黄帝素問元女脈訣爲三世之書聊[5]記以質[6]博學之君子
【注释】
［1］元："玄"的避讳字，指玄孙。以自身为第一代，玄孙则为第五代。
［2］不肖：不才。
［3］傑：同"杰"。
［4］庶：或许。
［5］聊：姑且。
［6］质：询问，就正。

四十四、周学霆《三指禅・卷二・风痹脉论》节选

　　病有明醫能治草醫[1]能治而大醫[2]不能治者風痹[3]也痹者閉也謂兼寒溼[4]閉塞經絡而痛也内經所以有風勝寒勝溼勝之分而有行痹痛痹[5]着痹[6]之語診其脈浮緊而弦要歸於風病發肝經殃及肢體中於骨則伸而不屈中於筋則屈而不伸中於血則凝濇而不流通治之之法羌活防風疏其風蘇梗青皮行其滯加皮黄柏堅其骨苡米木瓜舒其筋蒼术防己燥其溼松節茄根散其寒人參白术補其氣生地

秦歸[7]活其血有雜合之症斯有雜合之方倘鬱而爲熱脈數無倫又當大洩其熱閉而積寒脈遲不來又當重溫其經

【注释】

[1]草医：指草泽医，走方医。

[2]大医：此处指专用补法的医生。

[3]风痹：又名行痹。

[4]淫：同"湿"。

[5]痛痹：又名寒痹。

[6]着痹：即湿痹。

[7]秦归：当归的别名。

四十五、皇甫谧《针灸甲乙经·卷之七·太阳中风感於寒湿发痉》节选

熱病而痉[1]者腰反折[2]瘈瘲[3]齒噤齘[4]張仲景曰太陽病其證備其身體強几几然[5]脉反沉遲者此爲痉夫痉脉來按之築築[6]而弦直上下行剛痉爲病胸滿口噤臥不着席腳[7]攣急其人必齘齒病[8]發熱脉沉細爲痉痉家其脉伏堅直上下行太陽病發熱無汗惡寒此爲剛痉[9]太陽病發熱汗出不惡寒此爲柔痉[10]太陽中濕病痉其脉沉與筋平[11]太陽病無汗小便少氣上衝胸口噤不能語欲作剛痉然剛痉太陽中風感於寒濕者也其脉徃來進退以沉遲細異於傷寒熱病其治不宜發汗鍼灸爲嘉治之以藥者可服葛根湯

【注释】

[1]痉:《灵枢·热病》及《黄帝内经太素·热病说》并作"痉"，当从。

[2]反折：身腰向后反折。同"角弓反张"。

[3]瘈瘲（chì zòng）：指筋脉痉挛的症状。

[4]齒噤齘（yín）：牙关紧闭磨擦。噤：口紧闭。齘:《灵枢·热病》及《黄帝内经太素·热病说》并作"齘（xiè）"，即牙齿相互磨切，当从。

[5]身体强几几然：同"项背强几几"，形容项背拘紧不适，转动俯仰不利。

[6]筑筑：坚实之意。一说脉跳动急速。

[7]脚：小腿。

[8]病：据《金匮要略》推知，此处"病"前脱"太阳"二字。

[9]刚痉：当作"刚痉"，症见发热无汗，恶寒，颈项强急，头摇口噤，手足挛急或抽搐，甚则角弓反张，脉弦紧等。

［10］柔痓：当作"柔痉"，症见身热汗出，颈项强急，头摇口噤，手足抽搐，甚则角弓反张，脉沉迟等。

［11］其脉沉与筋平：谓脉位沉至筋骨部。

四十六、朱震亨《丹溪心法·卷三·呕吐》节选

凡有聲有物謂之嘔吐有聲無物謂之噦[1]胃中有熱膈上有痰者二陳湯加炒山梔黃連生薑有久病嘔者胃虛不納穀也用人參生薑黃芪白朮香附之類嘔吐朱奉議[2]以半夏橘皮生薑爲主劉河間謂嘔者火氣炎上此特[3]一端耳有痰膈[4]中焦食不得下者有氣逆者有寒氣鬱於胃口者有食滯心肺之分而新食不得下而反出者有胃中有火與痰而嘔者嘔吐藥忌瓜蔞杏仁桃仁蘿蔔子山梔皆要作吐丸藥帶香藥行散不妨注船[5]大吐渴飲水者即死童便飲之最妙

【注释】

［1］噦（yuě）：干呕。

［2］朱奉议：即北宋著名医家朱肱，著有《类证活人书》。

［3］特：只。

［4］膈：通"隔"，阻隔。

［5］注船：即晕船。

四十七、戴思恭《推求师意·卷下·郁病》节选

欝病多在中焦六欝[1]例藥誠得其要中焦者脾胃也胃爲水穀之海法天地生萬物體[2]乾坤健順備[3]中和之氣五藏六府皆稟之以爲主榮衛天真[4]皆有穀氣以充大東垣謂人身之清氣榮氣運氣衛氣春升之氣皆胃氣之別稱然豈盡[5]胃氣乃因胃氣以資其生故脾胃居中心肺在上腎肝在下凡有六淫七情勞役妄動故上下所屬之藏氣致有虛實尅勝[6]之變而過於中者其中氣則常先四藏一有不平則中氣不得其和而先欝更因飲食失節停積痰飲寒濕不通而脾胃自受者所以中焦致欝多也今藥兼升降而用者蒼朮陽明藥也氣味雄壯辛烈強胃健脾開發水穀氣其功最大香附子陰血中快氣藥也下氣最速一升一降以散其欝撫芎[7]手足厥陰藥也直達三焦俾生發之氣上至目頭下抵血海[8]疏通陰陽氣血之使也

【注释】

[1]六郁：指气郁、血郁、痰郁、火郁、湿郁和食郁六种郁证。

[2]体：效法。

[3]备：具备。

[4]天真：此处指真气。

[5]尽：全部。

[6]尅胜：相克相胜。尅：同"克"。

[7]抚芎：川芎。

[8]血海：此处指冲脉。

四十八、虞抟《苍生司命·卷七·健忘怔忡惊悸证》节选

怔忡者心中惕惕[1]不安如人将捕之狀無時而作者是也驚悸者善恐怖驀然[2]跳躍驚動有時而作者是也尤當分虛實治之健忘怔忡者純主不足驚悸則不足中之有餘也治健忘怔忡者多主心血不足精神虧欠皆用四物湯安神丸八味定志丸歸脾湯天王補心丹隨證加減若驚悸則有痰迷心竅者有痰因火動時作時止者治之當用溫膽湯二陳湯加黃連生地歸身茯神遠志棗仁等藥仍當隨證加減勿補有餘而攻不足也

【注释】

[1]惕惕：恐惧。

[2]驀（mò）然：突然。

四十九、汪机《医学原理·卷之六·三消门·治三消大法》

三消之症大抵養肺金降心火益陰血爲主須分上中下三治上消者肺也其症多飲水而少食大小便如常中消者胃也其症多飲水而小便黃赤下消者腎也其症小便混濁如膏面黑耳焦且瘦大法當以天花粉黃連二味爲末用藕汁人乳生地汁薑汁石蜜攪勻爲膏和[1]黃連天花粉末稀稠得所[2]留舌上徐徐以白湯送下能食者加石膏天花粉乃治消渴之聖藥凡消渴藥中大忌半夏血虛者亦忌用如口乾咽痛腸燥大便難者俱不可用凡消渴而泄瀉者先宜用白术白芍炒爲末調服然後可用前藥如内傷病退後而燥渴不解者此乃因餘熱在肺經可用人參黃芩甘草爲末生薑汁調服虛者可用人參湯

【注释】

[1] 和（huò）：混合。

[2] 得所：适宜。

五十、汪机《医学原理·卷之七·眩晕门·论》节选

眩暈之症有因中氣虧敗運動[1]失常不能舒布津液以致凝結成痰阻塞經隧[2]致使陽氣不得四布鬱而成火上炎而作眩者有因陰血虧敗陽火無依上炎而作眩者有因金衰不能制木風木自盛而作眩者有氣虛血虛惟火上炎而作眩者有歲木[3]太過風氣流行感其氣化而作者因狀多端法難執一是以治療之法如因中氣不磨生痰而作眩者宜參芪白術等補中健脾爲本兼治痰火爲標如若陰血虧敗陽火無依而作者宜以當歸地黃知母黃柏等類滋補陰血爲本降理陽火爲標如金衰不能平木而作眩者法當清金制木如亡陽者補氣爲主亡陰者補血爲先如氣血俱虛法當兼補如八物湯之類若歲運外攻[4]者法當伐肝宜六合湯之類雖然種種不同未有不由體氣虛弱所致大抵前症皆宜兼以補劑方保全功

【注释】

[1] 运动：此处指脾胃运化功能。

[2] 经隧：指经络。

[3] 岁木：五运中木运之年。

[4] 外攻：从外侵袭。

五十一、张三锡《医学六要·治法汇·喘门·哮喘》节选

遇寒則發如水雞聲[1]名哮病有積痰在肺脘也必吐去忌寒涼宜醋加吐藥中仍淡食年載[2]再灸肺俞膏肓[3]方得除根不爾[4]成終身痼疾年高氣弱人不可吐不可純用涼藥必兼辛散凡喘未發時以扶正氣爲主既發時以散邪爲主哮喘遇冷則發其法有二一屬中外皆寒參麻溫肺湯調中益氣加吳茱萸湯紫金丹遇厚味即發清金丹主之一屬寒包熱越婢加半夏湯表散藥及預於八九月未寒之時用大承氣湯下其熱後至冬無熱可包自不發矣余以爲肺中有稠痰者多未必熱也

【注释】

[1] 水鸡声：喉中痰鸣音。

[2] 载：年。

[3] 肺俞膏肓：穴位名，均属足太阳膀胱经。

[4] 尔：这样。代词。

五十二、龚廷贤《寿世保元·卷五·心胃痛》节选

胃脘痛者多是縱恣口腹喜好辛酸恣飲熱酒煎煿[1]復食寒涼生冷朝傷暮損日積月深自鬱[2]成積自積成痰痰火煎熬血亦妄行痰血相雜妨礙[3]升降故胃脘疼痛吞酸噯氣[4]嘈雜[5]惡心皆膈噎[6]反胃之漸者也俗醫以燥熱之藥治之以火濟[7]火誤矣古方有九種心痛曰飲曰食曰風曰熱曰冷曰悸曰蟲曰疰[8]曰去來痛夫所謂冷者惟一耳豈可例以熱藥治之乎須分新久若明知身犯寒氣口得寒物而病於初得之時當用溫散溫利之藥若病久則成鬱矣鬱則成熱宜用炒山梔爲君熱藥爲之嚮導則邪易伏病易退病安之後若縱恣不改病必再作難治矣此病雖日久不食不死必須待服藥數劑痛定過一日漸而少食方得痊安

【注释】

[1] 煿：煎炒烤干的食物。

[2] 郁：凝滞。

[3] 碍：阻碍。

[4] 噯气：胃中气体上逆而出。

[5] 嘈杂：胃中杂扰不宁，似饥似痛。

[6] 膈噎：亦称噎膈。饮食难下，食入即吐。

[7] 济：助益。

[8] 疰：即疰心痛，指邪毒疠气传注心包所致的心痛。

五十三、赵献可《医贯·卷之五·消渴论》节选

古人治三消之法詳別[1]如此余又有一説焉人之水火得其平氣血得其養何消之有其間攝養失宜水火偏勝津液枯槁以致龍雷之火[2]上炎熬煎既久腸胃合消五臟乾燥令人四肢瘦削精神倦怠故治消之法無分上中下先治腎爲急惟六味八味及加減八味丸隨證而服

降其心火滋其腎水則渴自止矣白虎與承氣[3]皆非所治也或問曰下消無水用六味地黃丸可以滋少陰之腎水矣又加附子肉桂者何蓋因命門火衰不能蒸腐水穀水穀之氣不能熏蒸上潤乎肺如釜底無薪鍋蓋乾燥故渴至於肺亦無所稟不能四布水精并行五經其所飲之水未經火化直入膀胱正謂飲一升溺一升飲一斗溺一斗試嘗其味甘而不鹹可知矣故用附子肉桂之辛熱壯其少火竈[4]底加薪枯籠蒸溽[5]稿[6]禾得雨生意維新惟明者知之昧者鮮不以爲迂也

【注释】
［1］详别：详细辨别。
［2］龙雷之火：下焦相火失藏而产生的病理之火。
［3］白虎与承气：指方剂白虎汤与大小承气汤。
［4］灶：炉灶。
［5］溽：湿润。
［6］稿：通"槁"，干枯。

五十四、张介宾《景岳全书·卷之三十四·杂证谟·秘结》节选

秘結[1]一證在古方書有虛秘風秘氣秘熱秘寒秘濕秘等説而東垣又有熱燥風燥陽結陰結之説此其立名太煩又無確據[2]不得其要而徒滋疑惑不無爲臨證之害也不知此證之當辨者惟二則曰陰結陽結而盡之矣蓋陽結者邪有餘宜攻宜瀉者也陰結者正不足宜補宜滋者也知斯二者即知秘結之綱領矣若或疑余之説而欲必究其詳則凡云風秘者蓋風未必秘但風勝則燥而燥必由火熱則生風即陽結也豈謂因風而宜散乎有云氣秘者蓋氣有虛實氣實者陽有餘陽結也氣虛者陽不足陰結也豈謂氣結而盡宜破散乎至若熱秘寒秘亦不過陰陽之別名耳再若濕秘之説則濕豈能秘但濕之不化由氣之不行耳氣之不行即虛秘也亦陰結也總之有火者便是陽結無火者便是陰結以此辨之豈不了然余故曰凡斯二者即秘結之綱領也

【注释】
［1］秘结：大便秘结，排便困难。
［2］确据：可靠的依据。

五十五、张介宾《景岳全书·卷之二十六·杂证谟·头痛》节选

凡診頭痛者當先審久暫次辨表裏蓋暫痛者必因邪氣久病者必兼元氣以暫病言之則有表邪者此風寒外襲於經也治宜疏散最忌清降有裏邪者此三陽之火熾於内也治宜清降最忌升散此治邪之法也其有久病者則或發[1]或愈或以表虛者微感則發或以陽勝者微熱則發或以水虧於下而虛火乘之則發或以陽虛於上而陰寒勝之則發所以暫病者當重邪氣久病者當重元氣此固其大綱也然亦有暫病而虛者久病而實者又當因脈因證而詳辨之不可執[2]也

【注释】
［1］发：疾病发作。
［2］执：拘泥。

五十六、张介宾《景岳全书·卷之二十九·杂证谟·遗溺》节选

遺溺一證有自遺者以睡中而遺失也有不禁者以氣門不固而頻數不能禁也又有氣脫於上則下焦不約[1]而遺失不覺者此虛極之候也總之三者皆屬虛證但有輕重之辨耳若夢中自遺者惟幼稚多有之俟[2]其氣壯而固或少加調理可愈無足疑也惟是水泉不止膀胱不藏者必以氣虛而然蓋氣爲水母水不能蓄以氣不能固也此失守之兆大非所宜甚至氣脫而遺無所知覺則尤其甚者也此惟非風證[3]及年衰氣弱之人或大病之後多有之仲景曰下焦竭則遺溺失禁此之謂也

【注释】
［1］约：约束。
［2］俟：等待。
［3］风证：指中风昏迷之证。

五十七、李中梓《医宗必读·卷之十·呕吐哕》节选

食刹則吐謂之嘔刹者頃刻也食纔入口即便吐出用小半夏湯食入則吐謂之暴吐食纔下咽即便吐出生薑橘皮湯食已則吐謂之嘔吐

食畢然後吐橘皮半夏湯食久則吐謂之反胃食久則既入於胃矣胃中
不能別清濁化精微則復反而出水煑[1]金花丸食再則吐謂之翻胃初
食一次不吐也第二次食下則吐直從胃之下口翻騰吐出易老紫沉丸
旦食暮吐暮食朝吐積一日之食至六時之久然後吐此下焦病半夏生
薑大黃湯以上諸證吐愈速則愈在上吐愈久則愈在下陰陽虛實之間
未易黑白判[2]也

【注释】
［1］煑：同"煮"。
［2］黑白判：指像黑白那样区分得清清楚楚。

五十八、程国彭《医学心悟·第四卷·惊悸恐》节选

驚者驚駭也悸者心動也恐者畏懼也此三者皆發於心而肝腎因
之方書分爲三門似可不必經云東方青色入通乎肝其病發驚駭驚雖
屬肝然心有主持則不驚矣心驚然後膽怯乃一定之理心氣熱朱砂安
神丸主之心氣虛安神定志丸主之悸爲心動謂之怔忡[1]心築築[2]
而跳搖搖而動也皆由心虛挾痰所致定志丸加半夏橘紅主之恐爲腎
志亦多由心虛而得經云心怵惕[3]思慮則傷神神傷則恐懼自失十全
大補湯主之若腎經真陽不足以致恐者更佐以八味丸加鹿茸人參之
類予嘗治驚悸恐懼之症有用大補數十劑或百餘劑而後愈者毋謂七
情之病而忽視之也

【注释】
［1］怔忡：心悸之重者，心中无故自跳，良久方息。
［2］筑筑：快速跳动。
［3］怵惕：恐惧警惕。

五十九、程国彭《医学心悟·第三卷·论水肿鼓胀》节选

問曰水腫鼓脹[1]何以別之答曰目窠[2]與足先腫後腹大者水
也先腹大後四肢腫者脹也然水腫亦有兼脹者脹亦有兼水者須按其
先後多寡而治之今分爲兩門治者宜合參[3]焉水腫症有表裏寒熱腎
胃之分大抵四肢腫腹不腫者表也四肢腫腹亦腫者裏也煩渴口燥溺
赤便閉飲食喜涼此屬陽水熱也不煩渴大便自調飲食喜熱此屬陰水

寒也先喘而後腫者腎經聚水也先腫而後喘或但腫而不喘者胃經蓄水也經云腎者胃之關也關閉則水積然胃病而關亦自閉矣治胃者五皮飲加減主之治腎者腎氣丸加減主之或問書云先喘後腫其病在肺何也答曰喘雖肺病其本在腎經云諸痿喘嘔皆屬於下是也若外感致喘或專屬肺經受邪內傷致喘未有不由於腎者治者詳之

【注释】
［1］鼓胀：腹部胀大如鼓，多因气血瘀阻，水湿停留所致。
［2］目窠：眼的凹陷处，包括眼眶、上下眼胞。
［3］合参：综合互参。

六十、程国彭《医学心悟·第四卷·自汗盗汗》节选

自汗症有風傷衛自汗出者有熱邪傳裏自汗出者有中暑自汗出者有中寒冷汗自出者治法俱見本門然風火暑熱症自汗太多猶恐亡陽尚當照顧元氣矧[1]在虛寒者乎是以人參芪术[2]爲斂汗之聖藥挾寒者則以附子佐之輕劑不應則當重劑以投之設仍不應則以龍骨牡蠣北五味等收澀之品輔助而行或以人參養榮湯相兼而用蓋補可去弱澀可固脫自然之理也其盜汗症傷寒邪客少陽則有之外此悉屬陰虛古方當歸六黃湯藥味過涼不宜於陰虛之人陰已虛而更傷其陽能無損乎宜用八珍湯加黃芪麥冬五味主之方有參芪[3]以氣旺則能生陰也

【注释】
［1］矧：何况。
［2］芪术：指黄芪、白术二味中药。
［3］参芪：指人参、黄芪二味中药。

六十一、罗国纲《罗氏会约医镜·卷十一·论淋癃》节选

且淋證[1]當分在氣在血而治之以渴與不渴爲辨如渴而小便不利熱在上焦氣分肺金主之宜用淡滲之藥如茯苓澤瀉燈心[2]通草車前瞿麥扁蓄之類清其肺以滋水之上源也不渴而小便不利者熱在下焦血分腎與膀胱主之宜用氣味俱陰之藥如滋腎丸黃柏知母各二兩 肉桂二錢爲末蜜丸空心服[3]方中用肉桂者以欲降腎火桂與

酒浸陰乾

火邪同體此寒因熱引也姑舉此以爲例觸類而長之可也凡一切淋病
小便赤澁而痛者必有熱證方以清熱爲急若膏淋自流不得以熱論

【注释】

[1] 淋证：指以小便频数、淋沥涩痛、小腹拘急引痛为主症的疾病。

[2] 灯心：即灯心草，功能清热利水。

[3] 空心服：空腹服用。

六十二、叶桂《临证指南医案·卷八·胃脘痛·邵新甫按》

所云初病在經久痛入絡以經主氣絡主血則可知其治氣治血之
當然也凡氣既久阻血亦應病循行之脈絡自痺而辛香理氣辛柔和血
之法實爲對待必然之理又如飽食痛甚得食痛緩之類於此有宜補不
宜補之分焉若素虚之體時就[1]煩勞水穀之精微不足以供其消磨而
營氣日虚脈絡枯澁求助於食者甘溫填補等法所宜頻進也若有形之
滯堵塞其中容納[2]早已無權得助而爲實實[3]攻之逐之等劑又不
可緩也寒溫兩法從乎喜暖喜涼滋燥之殊詢其便溏便滑至於飲停必
吞酸食滯當噯腐厥氣[4]乃散漫無形瘀傷則定而有象蚘[5]蟲動擾
當頻痛而吐沫痰濕壅塞必善吐而脈滑營氣兩虚者不離乎饢辣[6]動
悸肝陽衝尅[7]者定然煩渴而嘔逆陰邪之勢其來必速鬱火之患由漸
而劇也

【注释】

[1] 就：从事。

[2] 容纳：此处指胃。胃主容纳水谷。

[3] 实实：使食积加重。

[4] 厥气：肝气郁逆犯胃。《临证指南医案·胃脘痛》言："病由肝脏厥气，乘胃入
膈，致阳明经脉失和。"

[5] 蚘：同"蛔"。

[6] 饢辣：指胃中嘈杂，热辣不宁。

[7] 冲尅：克伐。

六十三、叶桂《临证指南医案·卷八·诸痛·华玉堂按》

若夫諸痛之症頭緒甚繁内因七情之傷必先臟腑而後達於肌軀
外因六氣之感必先肌軀而後入於臟腑此必然之理也在内者考内景

圖[1]在外者觀經絡圖其十二經遊行之部位手之三陰從臟走手手之三陽從手走頭足之三陽從頭走足足之三陰從足走腹凡調治立方必加引經之藥或再佐以外治之法如鍼灸砭刺或敷貼熨洗或按摩導引則尤易奏功此外更有跌打閃挫陰疽内癰積聚癥瘕蚘蟯疝痺痧脹[2]中惡諸痛須辨明證端不可混治今觀各門痛證諸案良法儘[3]多難以概敍[4]若撮其大旨則補瀉寒温惟用辛潤宣通不用酸寒斂澀以留邪此已切中病情然其獨得之奇尤在乎治絡一法蓋久痛必入於絡絡中氣血虚實寒熱稍有留邪皆能致痛此乃古人所未及詳言而先生獨能剖析明辨者以此垂訓後人真不愧爲一代之明醫矣

【注释】

[1]内景图：即内在藏象图。

[2]痧胀：亦称痧、痧气，指感受秽浊之邪所致的腹痛闷乱。

[3]尽：尽管。

[4]敍：同"叙"。

六十四、齐德之《外科精义·卷上·止痛法》

夫瘡疽之證候不同寒熱虚實皆能爲痛止痛之法殊非一端[1]世人皆謂乳没[2]珍貴之藥可住疼痛殊不知臨病制宜自有方法蓋[3]熱毒之痛者以寒涼之劑折其熱則痛自止也寒邪之痛以温熱之藥熨其寒則痛自除矣因風而痛者除其風因濕而痛者導其濕燥而痛者潤之塞而痛者通之虚而痛者補之實而痛者瀉之因膿鬱[4]而閉者開之惡肉[5]侵潰者引之陰陽不和者調之經絡秘澀者利之臨機應變方爲上醫不可執方而無權[6]也

【注释】

[1]殊非一端：绝不是只有一种。

[2]乳没：指乳香、没药二味中药。

[3]盖：大概。

[4]郁：指蕴结。

[5]恶肉：腐败之肉。

[6]权：权变，变化。

六十五、申拱辰《外科启玄·卷之一·明痈疽疔疖瘤疮疡痘疹结核不同论》

凡瘡雖因營氣不從逆於肉理所生各形不同者因逆之微甚邪之輕重可知也癰者壅也塞也壅塞之甚故形大而浮也縱廣[1]尺許[2]者是也疽者阻也不通也深而惡也其形有頭粒是也疔者丁也定也其形雖小一起即有頂如泡丁之形癢痛不一者是也癤者節也乃時之邪熱感受而成故形小至大不過二三寸者是也瘤[3]者留也畜[4]也赤腫如榴[5]之形是也丹者赤也火也標[6]紅勢淺大而浮也瘍者陽也乃有頭之小瘡是也痘者豆也形有豆是胎毒所生也故世人未免也疹者隱也隱而現現而隱有頭粒[7]而更手[8]俗稱痧子是也亦胎毒畜於肝臟之所生也結核者在皮膚中如果之核堅硬初則推之可動無根是也久則推之不動亦有作膿而未得其治也

【注释】
[1]纵广：长度与宽度。
[2]许：左右。
[3]瘤：体表肿物，如梅如李，界限分明，亦可破溃化脓，多属阴证。
[4]畜：积蓄，后来写作"蓄"。
[5]榴：石榴。
[6]标：表面。
[7]粒：颗粒。
[8]更手：碍手。更：通"梗"，阻碍。

六十六、申拱辰《外科启玄·卷之二·明疮疡有无脓论》

夫瘡腫已成須辨其有無膿者即知瘡之生熟形之緩急膿之淺深多少當視其可針[1]未可針否不致於危殆矣豈可一例[2]針之如腫大按之痛者膿深也小按之即痛者膿淺也如按之不甚痛者未成膿也如按之即復起者有膿也不復起者無膿也非也必有水也如發腫都軟而不痛者血瘤也如發腫日日漸增腫大而不大熱時時牽痛者氣瘤也近時有楊梅結毒[3]疼痛腫大久而不腐腐而不斂[4]者又有濕痰流注[5]而經久不消後雖腐而其臭水淋漓久而氣血衰敗亦有傷生乎大

凡瘡腫皮光薄軟者有膿也肉厚而堅者不甚熱膿未成也宜托裏排膿之劑治之

【注释】

［1］针：针刺。名词活用作动词。

［2］一例：一律。

［3］杨梅结毒：梅毒疮病晚期并发内脏病证者。

［4］敛：收缩，指疮口逐渐缩小。

［5］流注：指发生于肢体深部组织的化脓性疾病。

六十七、祁坤《外科大成·卷一·总论部·察形色顺逆法》

凡閱人之病必先視其形色而後與脈病相參誠識於始以決其終百無一失矣曷言之陰病見陽色腮顴紅鮮陽病見陰色指甲呈青此二者俱死又身熱脈細唇吻[1]反青目珠直視者死面如塗脂色若土黃油膩黑氣塗抹者死唇舌乾焦鼻生煙煤[2]眼神透露者死形容[3]憔悴精神昏短身形縮小者死喘粗氣短鼻㷱[4]睛露語言譫妄者死循衣摸床遺尿失禁撮空者死頭低項軟眼視無神吸吸[5]短氣者死皮破無血肉綻爛班麻木不知痛癢者死齒黃色如煮豆唇白反[6]理無紋[7]耳黑枯焦不聽人中縮而坦平口張氣出無回閉鼻煽相隨呼吸行汗出如珠不散痰若膠而堅凝出血紅如肺色指甲彎而滯青神昏神浮神亂神離緇衣生滿面[8]黑氣慘天庭[9]逢之都沒命法在此中評

【注释】

［1］唇吻：口唇。吻：两边口角。

［2］烟煤：喻指黑色。

［3］形容：指面容。

［4］㷱：发红肿痛。

［5］吸吸：呼吸急促。

［6］反：指口唇外反，见于危重患者，为脾气将绝的败象。

［7］理无纹：指皮肤的纹理无皱纹。

［8］缁衣生满面：指面色黑。缁：黑色。

［9］黑气惨天庭：指额头现黑色。惨：暗淡。

六十八、陈士铎《洞天奥旨·卷四·疮疡不必随经络用药论》

瘡瘍之生宜分經絡既有經絡烏[1]可不分哉吾以爲不必分者以

瘡瘍貴去其火毒不必逐經逐絡而用藥也以瘡瘍之生有經絡之分而
用藥之妙單以消火毒爲主以火毒去而瘡瘍自失經絡不必分而自分
也試思解火毒之藥不外金銀花與蒲公英之類若必隨經隨絡而分之
亦鑿[2]之甚矣用藥胡可雜哉鐸又曰瘡瘍之生不在一處若不分別經
絡則五臟七腑[3]何以清頭面手足何以辨不識不知何所據以治痛癢
哉雖金銀花蒲公英之類皆可散消火毒然無佐使之藥引之以達於患
處亦不能隨經而入之是經絡之藥不可不用亦不可竟用之耳

【注释】
［1］乌：怎么。疑问代词。
［2］凿：明确，真实。
［3］七腑：陈士铎以心包络为一腑。其说亦见于《洞天奥旨》。

六十九、王洪绪《外科证治全生集·论证·痈疽总论》节选

癰疽二毒由於心生蓋心主血而行氣氣血凝滯而發毒毒借部位
而名治論循經則誤症之根盤踰徑寸[1]而紅腫者謂癰癰發六腑若其
形止數分[2]乃言小癤按之陷而不即高雖溫而頂不甚熱者膿尚未成
按之隨指而起既頓[3]而頂熱甚者膿已滿足無膿宜消散有膿當攻托
醒消一品立能消腫止疼爲療癰之聖藥白陷者謂疽疽發五臟故疽根
深而癰毒淺根紅散浸[4]者氣虛不能拘[5]血緊附也紅活光潤者氣
血拘毒出外也外紅裏黑者毒滯於内也紫黯不明者氣血不充不能化
毒成膿也膿色濃厚者氣血旺也膿色清淡者氣血衰也未出膿前腠理
之間癰有火毒之滯疽有寒痰之凝既出膿後癰有熱毒未盡宜托疽有
寒凝未解宜溫既患寒疽酷暑仍宜溫暖如生熱毒嚴冬尤喜寒涼

【注释】
［1］盘踰径寸：指痈疽的轮廓超过一寸。
［2］止数分：仅仅几分。分：一寸的十分之一。
［3］顿：同"软"。
［4］散浸：分散扩展。
［5］拘：约束，限制。

七十、胡廷光《伤科汇纂·卷之九·损伤总论·坠堕伤》节选

耀山曰墜堕傷從高而下也或登樓上樹臨岩履險[1]偶一踏空而

墮者或遇馬逸[2]車覆而墜者若身無大傷氣必驚亂血必淤滯[3]一時昏暈者將患者扶起或敲其背而振之或抱其腰而聳之[4]使其血和氣通人漸蘇醒然後服藥調養則痊若逢撞碰癥痞[5]身有傷痕者按其部位穴道而治之若内傷致命口眼耳鼻必然出血死在須臾者急灌童便[6]救之

【注释】

[1]履险：走。

[2]马逸：马跑掉。

[3]淤滞：滞塞，不流通。同义词连用。

[4]聳之：使之直立。聳：高起，矗立。

[5]癥痞：指隐藏于体内的积块。

[6]童便：孩童（12岁以下）的尿，可用于止血与祛瘀。

七十一、陈自明《妇人大全良方·卷一·调经门·〈产宝方〉序论》

　　大率[1]治病先論其所主男子調其氣女子調其血氣血人之神也不可不謹調護然婦人以血爲基本氣血宣行[2]其神自清所謂血室不蓄則氣和[3]血凝結則水火相刑月水如期謂之月信不然血凝成孕此乃調燮[4]之常其血不來則因風熱傷於經血故血不通或外感風寒内受邪熱脾胃虛弱不能飲食食既不充榮衛抑遏肌膚黃燥面無光澤時發寒熱腹脹作痛難於子息[5]子藏[6]冷熱久而勞損必挾帶下便多淋瀝忽致崩漏經云腹中如塊忽聚忽散其病乃癥血涸不流而搏腹脹時作寒熱此乃成痕或先後爽期[7]雖通而或多或寡究病之源蓋本於此

【注释】

[1]大率：大体。

[2]宣行：协调运行。

[3]血室不蓄则气和：本书第六卷《妇人伤寒伤风方论》言"男子调其气，女子调其血。血室不蓄，则二气谐和；血室凝结，则水火相刑"。

[4]调燮：调和。

[5]子息：子嗣。此处指难以受孕。

[6]子藏：子宫。

［7］爽期：指不守时间。爽：违背。

七十二、朱震亨《格致余论·慈幼论》节选

　　人生十六歲以前血氣俱盛如日方升如月將圓惟陰長不足腸胃尚脆[1]而窄養之之道不可不謹童子不衣裘帛[2]前哲格言具在[3]人耳裳下體之服帛溫輭[4]甚於布也蓋下體主陰得寒涼則陰易長得溫煖[5]則陰暗消是以下體不與帛絹夾[6]厚溫暖之服恐妨陰氣實爲確論血氣俱盛食物易消故食無時然腸胃尚脆而窄若稠黏乾硬酸鹹甜辣一切魚肉木果濕麪燒炙煨炒但[7]是發熱難化之物皆宜禁絕只與乾柿熟菜白粥非惟無病且不縱口可以養德此外生栗味鹹乾柿性涼可爲養陰之助然栗大補柿大澀俱爲難化亦宜少與婦人無知惟務姑息畏其啼哭無所不與積成痼疾雖悔何及所以富貴驕養有子多病迨[8]至成人筋骨柔弱有疾則不能忌口以自養居喪則不能食素以盡禮小節不謹大義亦虧可不慎歟

【注释】

　　［1］肠胃尚脆：指肠胃尚未发育完全。
　　［2］童子不衣裘帛：指儿童不宜穿裘帛一样过于保暖的衣服。帛：古代丝织物的通称。
　　［3］具在：全部存在。
　　［4］輭：同"软"。
　　［5］煖：同"暖"。
　　［6］夹：双层衣被。
　　［7］但：只要。表示假设或条件。
　　［8］迨：等到。

七十三、薛己《女科撮要·卷上·经闭不行》节选

　　夫經水[1]陰血也屬衝任二脈主上爲乳汁下爲月水其爲患有因脾虛而不能生血者有因脾鬱傷而血耗損者有因胃火而血消爍[2]者有因脾胃損而血少者有因勞傷心而血少者有因怒傷肝而血少者有因腎水不能生肝而血少者有因肺氣虛不能行血而閉[3]者治療之法若脾虛而不行者調而補之脾鬱而不行者解而補之胃火而不行者清

而補之脾胃損而不行者調而補之勞傷心血而不行者靜而補之怒傷肝而不行者和[4]而補之肺氣虛而不行者補脾胃腎虛而不行者補脾肺經云損其肺者益其氣損其心者調其榮衛損其脾者調其飲食適其寒溫損其肝者緩其中損其腎者益其精審而治之庶無誤矣

【注释】

[1] 经水：月经的别称，也称"月水"。

[2] 消烁：消耗，消磨。

[3] 闭：阻塞不通。

[4] 和：即和解法。

七十四、曾世荣《活幼心书·明本论·伤积》

凡嬰孩所患積證皆因乳哺不節過餐生冷堅硬之物脾胃不能尅化積停中脘外爲風寒所襲或因吃臥失蓋[1]致頭疼面黃身熱眼胞微腫腹痛膨脹足冷肚熱不安昏神飲食不思或嘔或噦口噫[2]酸氣大便酸醙[3]臭此爲陳積所傷如覺[4]一二日先以百傷飲發表次當歸散入薑煎服溫動積滯方下烏犀圓[5]六聖圓重與寬利後用勻[6]氣散調補有食飽傷脾脾氣稍虛物難消化留而成積積敗爲痢腹肚微痛先調胃氣次理積却止痢則病根自除和中散理虛養胃三稜散烏犀圓助脾化積沉香檳榔圓守中湯進食止痢仍忌生冷黏膩之物不致復作有時時泄青水如生菜汁是受驚而後有積煩悶啾唧[7]常似生嗔[8]名爲驚積[9]先解驚後理積解驚五苓散或百解散理積三稜散或烏犀圓及三解散炒神麯生薑煎湯調服醒脾散沉香檳榔圓瓫[10]驚化積壯氣和胃仍節冷乳自然平治

【注释】

[1] 失蓋：指没有覆盖衣被。

[2] 噫（ài）：呼出。

[3] 醙（sōu）：通"餿"，食物因变质而发出的酸臭味。

[4] 觉：发觉。

[5] 圆："丸"的避讳字。本书成于元朝初期，仍沿袭宋代的避讳方式。

[6] 勻：同"匀"。

[7] 啾唧：形容虫、鸟等发出的细碎叫声。此处指患者烦躁不安的状态。

[8] 嗔：发怒。

[9] 惊积：小儿受惊后，复为乳食痰热所伤而成的积证。

[10] 甯：同"宁"。

七十五、陈复正《幼幼集成·卷一·勿轻服药》

初誕之兒未可輕藥蓋無情草木氣味不純原非嬌嫩者所宜且問切無因惟憑望色粗疏之輩寒熱二字且不能辨而欲其識證無差不易得也凡有微疾不用倉忙[1]但令乳母嚴戒油膩葷酒能得乳汁清和一二日間不藥自愈所謂不藥爲中醫至哉言也每見愚人兒稍不快[2]即忙覓醫練達[3]者或不致誤疏略者惟以通套驚風藥治之此無事之中生出有事伐及無辜病反致重父母見其無效是必更醫卒[4]無善手相與[5]任意揣度曰風曰痰曰驚曰熱前藥未停後藥繼至甚至日易數醫各爲臆説湯丸疊進刻不容緩嗟乎藥性不同見識各異嬌嫩腸胃豈堪此無情惡味擾攘[6]於中不必病能傷人而藥即可以死之矣予每見不聽勸戒雜藥妄投者百無一救哀哉

【注释】

[1] 仓忙：匆忙。

[2] 不快："病"的委婉说法。

[3] 练达：熟练通达。

[4] 卒：终究。

[5] 相与：一起。

[6] 扰攘：混乱，纷乱。

七十六、陈复正《幼幼集成·卷三·呕吐证治》节选

予按爲醫者臨診醫病貴能體貼病情能用心法大凡嘔吐不納藥食者最難治療蓋藥入即吐安[1]能有功又切不可強灌胃口愈吐愈翻萬不能止予之治此頻多先將薑湯和[2]黃土作二泥丸塞其兩鼻使之不聞藥氣然後用對證之藥煎好斟出澄清冷熱得中止服一口即停之半時之久再服一口又停之良久服二口停之少頃則任服不吐矣斯時胃口已安焉[3]能得吐愚人不知明見其吐藥不納偏以整杯整碗強灌之則一吐傾囊而出又何藥力之可恃[4]乎此等之法不但幼科可用即方脈亦當識此倘臨證不體病情全無心法即如嘔吐一證雖能識病雖

能用藥其如不納何哉

【注释】

[1]安：表反问，相当于"怎么""哪里"。疑问代词。

[2]和（huó）：在粉状物中加液体搅拌，揉弄使黏在一起。

[3]焉：哪里、怎么。疑问代词。

[4]恃：依赖，倚仗。

七十七、郑玉坛《彤园医书·小儿科·泄泻门·诸泻附法》节选

濕瀉濕盛也濡瀉水瀉瀉下多水也三症皆腸鳴而腹不痛宜燥濕滲利寒瀉寒盛也洞瀉直傾下[1]也皆如鴨屎之溏澄澈清冷[2]腸似雷鳴而腹痛飧瀉[3]完穀不化土衰木盛清氣不升也脾瀉脾虛滿悶食後即作瀉也食瀉胃瀉糞臭稠黏噫氣[4]腹痛屬滯熱腎瀉腎氣虛寒每晨行瀉數次飲瀉口渴多飲飲後即瀉反復如是也痰瀉時瀉時不瀉或多或少也火瀉腹痛一陣下瀉一陣糞熱暴下也暑瀉口渴自汗心煩面垢[5]也口糜瀉上發口瘡下瀉即止口糜愈又作瀉上下相移皆屬心經實熱

【注释】

[1]倾下：指倾泻而出。

[2]澄澈清冷：指泻下粪便清稀寒凉。

[3]飧（sūn）泻：指大便泄泻清稀，并有不消化的食物残渣。

[4]噫（ài）气：即嗳气。

[5]面垢：指面部如蒙尘垢，洗之不去。

七十八、皇甫谧《针灸甲乙经·序》节选

按七略藝文志黃帝內經十八卷今有針經九卷、素問九卷二九十八卷即內經也亦有所忘[1]失其論遐遠[2]然稱述[3]多而切事[4]少有不編次比按倉公傳其學皆出於素問論病精微九卷是原本經脉其義深奧不易覽也又有明堂孔穴針灸治要皆黃帝岐伯選事[5]也三部同歸文多重複錯互[6]非一甘露[7]中吾病風[8]加苦聾百日方治要[9]皆淺近乃撰集三部使事類相從删其浮辭除其重複論

其精要至爲十二卷易曰觀其所聚而天地之情事見矣況物理乎事類
相從聚之義也夫受先人^[10]之體有八尺之軀而不知醫事此所謂遊
魂耳若不精通於醫道雖有忠孝之心仁慈之性君父危困赤子塗地無
以濟之此固聖賢所以精思極論^[11]盡其理也由此言之焉可忽乎其
本論^[12]其文有理雖不切於近事不甚删也若必精要俟其閒暇當撰
覈^[13]以爲教經^[14]云爾

【注释】

[1] 忘：通“亡”，丧失。
[2] 遐远：指广博高深。遐：远。
[3] 称述：指阐述（理论）。一本作“称引”，可参。
[4] 切事：指切合临诊实际。
[5] 选事：一本作“遗事”，可参。
[6] 错互：错杂。互：交错。
[7] 甘露：曹魏高贵乡公曹髦的年号，公元256—260年。
[8] 病风：患风痹病。
[9] 要（yào）：总之。
[10] 先人：指亡故的父母。
[11] 精思极论：精密思考，透彻论述。
[12] 论：通“伦”，条理。
[13] 撰覈（hé）：编辑校订。覈：同“核”。
[14] 教经：指医经的教本。

七十九、孙思邈《备急千金要方·序》节选

吾幼遭風冷屢造醫門湯藥之資罄盡^[1]家產所以青衿之歲^[2]
高尚^[3]茲典白首之年未嘗釋卷至於切脈診候采藥合和^[4]服餌節
度將息^[5]避慎^[6]一事長於已者不遠千里伏膺^[7]取決至於弱冠^[8]
頗覺有悟是以親鄰中外有疾厄者多所濟益在身之患斷絕醫門故知
方藥本草不可不學吾見諸方部帙^[9]浩博忽遇倉卒求檢至難比得方
訖疾已不救矣嗚呼痛夭枉之幽厄^[10]惜墮學^[11]之昏愚乃博采群經
删裁繁重務在簡易以爲備急千金要方一部凡三十卷雖不能究盡病
源但使留意於茲者亦思過半矣以爲人命至重有貴千金一方濟之德
逾於此故以爲名也未可傳於士族^[12]庶以貽厥私門^[13]

【注释】

［1］馨尽：穷尽。

［2］青衿之岁：求学之时。青衿：指青色交领的长衫，隋唐时期的学子制服，借指学子。

［3］高尚：崇尚。

［4］合和：调配。

［5］将息：养息。

［6］避慎：辟邪防病。

［7］伏膺：牢记心中。此处指虚心求教。

［8］弱冠：男子二十岁。

［9］部帙（zhì）：书籍。

［10］幽厄：大难。

［11］堕学：指不学无术的人。堕：通"惰"，怠惰。

［12］士族：世家大族。

［13］贻厥私门：留传给后学之人。

八十、李杲《脾胃论·罗天益后序》

黄帝著内經其憂天下後世可謂厚且至矣秦越人述難經以證之傷寒爲病最大仲景廣而論之爲萬世法至於內傷脾胃之病諸書雖有其說略而未詳我東垣先生作內外傷辨[1]脾胃論以補之先生嘗閱內經所論四時皆以養胃氣爲本宗氣之道內穀爲寶[2]蓋飲食入胃[3]游溢精氣上輸於脾脾氣散精上歸於肺衝和百脈頤養神明利關節通九竅滋志意者也或因飲食失節起居不時妄作勞役及喜怒悲愉傷胃之元氣使營運之氣減削不能輸精皮毛經絡故諸邪乘虛而入則痰動於體而成痼疾致真氣彌[4]然而內消也病之所起初受熱中[5]心火乘[6]脾末傳寒中[7]腎水反來侮土乃立初中末三治及君臣佐使之製經禁病禁時禁之則使學者知此病用此藥因心會通[8]沂[9]流得源遠遡[10]軒岐吻合無間善乎魯齊先生之言曰東垣先生之學醫之王道也觀此書則可見矣至元丙子[11]三月上巳日[12]門生羅天益謹序

【注释】

［1］内外伤辨：即《内外伤辨惑论》。

［2］宗气之道内谷为宝：《灵枢·营气》原作"营气之道，内谷为宝"，言营气由水

谷精气化生，人能纳谷则营气旺盛，否则营气衰败。

　　[3]饮食入胃：《素问·经脉别论》原作"饮入于胃"，《脾胃论》改为"饮食入胃"。

　　[4]弥：满，遍。

　　[5]热中：指内热。李时珍《本草纲目·草部·牵牛子》引李杲曰："况饮食失节，劳役所伤，是胃气不行，以火乘之，肠胃受火邪，名曰热中。"

　　[6]乘：侵袭。

　　[7]寒中：指邪在脾胃而见里寒之病证。《脾胃论》曰："阴盛生内寒，厥气上逆，寒气积于胸中而不泻，不泻则温气去，寒独留，寒独留则血凝泣，血凝泣则脉不通，其脉盛大以涩，故曰寒中。"

　　[8]会通：融会贯通。

　　[9]泝：同"溯"，探寻。

　　[10]遡：同"溯"。

　　[11]至元丙子：元至元十三年，公元 1276 年。

　　[12]三月上巳日：农历三月初三。

八十一、危亦林《世医得效方·自序》节选

　　僕幼而好學弱冠而業醫重念先世授受之難由鼻祖自撫而遷於南豐高祖[1]雲仙遊學東京[2]遇董奉廿五世孫京授以大方脈[3]還家而醫道日行伯祖[4]子美復傳婦人正骨金鏃[5]等科大父[6]碧崖得小方科[7]於周氏伯熙載進學眼科及療瘵疾至僕再參究瘡腫咽喉口齒等科及諸積古方并近代名醫諸方由高祖至僕凡五世矣隨試隨效然而方書浩若滄海卒有所索目不能周乃於天曆初元[8]以十三科[9]名目依按古方參之家傳昕夕[10]弗怠刻苦凡十稔[11]編次甫[12]成爲十有九卷名曰世醫得效方首論脈病證治次由大方脈雜醫科以發端至於瘡腫科而終編分門析類一開卷間綱舉而目張由博以見約固非敢求異於昔人直不過欲便於觀覽云耳

【注释】

　　[1]高祖：曾祖的父亲。

　　[2]东京：古都名。即今河南省开封市。五代后晋建都汴州，改汴州为开封府，建号"东京"。五代后汉、后周以迄北宋均仍之，金元以后合称汴梁。

　　[3]大方脉：指代内科。

　　[4]伯祖：父亲的伯父。

　　[5]金镞：金属制的箭头。此处指金疮外科。

［6］大父：祖父。

［7］小方科：指代儿科。

［8］天历初元：元天历元年，公元 1328 年。天历：元文宗孛儿只斤·图帖睦尔的年号，公元 1328—1330 年。

［9］十三科：宋、元、明时期中医分科。其中元代分大方脉、小方脉、杂医、风、产、眼、口齿、咽喉、正骨、金疮肿、针灸、祝由和禁十三科。

［10］昕夕：早晚。昕：拂晓。

［11］稔：庄稼成熟。引申指年。

［12］甫：方才。

八十二、陈自明《外科精要·薛己序》节选

外科蓋指瘡瘍門言也上古無外科專名實昉[1]於季世[2]後人遂分内外爲二科茲外科迺[3]陳良甫先生所著雖以瘍科名其書而其治法固多合内外之道如作渴泄瀉灸法等論誠有以發内經之微旨殆不無宜於昔而不宜於今者非先生之術有未精要也良由今人所禀遠不逮昔[4]雖使先生至今存亦不得不因時而損益之矣余於時自忌淺鄙漫倣元本[5]之所既備而未悉[6]者斷以愚意而折衷之仍其舊名釐爲四卷其補録一卷則出余管見同志勿咎其僭[7]而進其所未至焉嘉靖丁未[8]春月吉日奉政大夫太醫院使致仕吳郡薛己謹序

【注释】

［1］昉（fǎng）：天方明。引申为开始。

［2］季世：后世。

［3］迺：同"乃"。

［4］今人所禀远不逮昔：意为当今人的体质远不及古人。

［5］漫倣元本：姑且依照元代刻本。漫：姑且。倣：效法，依照，后来写作"仿"。

［6］悉：详尽，完备。

［7］僭（jiàn）：超越本分。

［8］嘉靖丁未：明嘉靖二十六年，公元 1547 年。嘉靖：明世宗朱厚熜的年号，公元 1522—1566 年。

八十三、汪昂《医方集解·自序》节选

方之有解始於成無己[1]無己慨仲景之書後人罕識爰取傷寒論

而訓詁^[2]之詮證釋方使觀者有所循入誠哉仲景之功臣而後覺之先導矣厥後名賢輩出謂當踵事增華^[3]析微闡奧使古方時方大明於世寧^[4]不愉快夫何著方者日益多註方者不再見^[5]豈金鍼不度^[6]歟抑工於醫者未必工於文詞不能達意遂置而不講^[7]歟迄明始有吳鶴皋^[8]之集醫方考文義清疏^[9]同人膾炙^[10]是以梨棗再易^[11]豈爲空谷足音^[12]故見之而喜歟然吳氏但一家之言其於致遠鉤深^[13]或未徹盡茲特博採廣搜網羅羣書精窮奧蘊或同或異各存所見以備參稽^[14]使探寶者不止一藏嘗鼎者不僅一臠^[15]庶幾病者觀之得以印證用者據之不致徑庭寧非衛生^[16]之一助歟

【注释】

[1] 成无己：金代著名医学家，著有《注解伤寒论》十卷。该书为现存最早全面注释《伤寒论》的著作。

[2] 训诂：注释。

[3] 踵事增华：继承前人的事业并发扬光大。踵：脚后跟，引申为继承。华：光彩。

[4] 宁：怎么。语气副词。

[5] 见：呈现，后来写作"现"。

[6] 金针不度：比喻某种技艺的秘法、诀窍失传。

[7] 讲：研究。

[8] 吴鹤皋：即吴崑，明代医学家，字山甫，别号鹤皋山人，著有《医方考》六卷。

[9] 清疏：清晰流畅。

[10] 同人脍炙：美味人人喜爱，比喻此书受到众人的称赞。脍：切细的肉。炙：烤熟的肉。

[11] 梨枣再易：书籍多次再版。梨枣：谓雕版印刷。旧时多用梨木或枣木雕刻书版，故称。

[12] 空谷足音：比喻难得遇见的人和事。此处指《医方考》是极其难得的书。

[13] 致远钩深：比喻阐明蕴藏的深奥道理。《周易·系辞上》言："探赜索隐，致远钩深。"

[14] 参稽：对照考查。

[15] 尝鼎者不仅一脔（luán）：品尝鼎中的佳肴，不能只品尝一块肉。脔：切成小块的肉。

[16] 卫生：养生，保护生命。

八十四、程国彭《医学心悟·自序》节选

予少多病每遭[1]疾則纏綿難愈因尔酷嗜醫學潛心玩索者有年而四方求治者日益繁四方從遊者日益衆然此衷常栗栗[2]危懼凡書理[3]有未貫徹者則晝夜追思恍然有悟即援筆而識[4]之歷今三十載殊覺此道精微思貴專一不容淺嘗者問津[5]學貴沉潛[6]不容浮躁者涉獵蓋以上奉君親中及僚友[7]下逮卑幼性命攸關其操術不可不工[8]其處心不可不慈其讀書明理不至於豁然大悟不止爰作是書以教吾徒而名之曰醫學心悟蓋警之也然心悟者上達之機[9]言傳者下學之要[10]二三子[11]讀是書而更加博覽群言沉思力索以造詣[12]於精微之域則心如明鏡筆發春花於以拯救蒼生而藥無虛發方必有功

【注释】

[1] 遭：遇到。

[2] 栗栗：惶恐。

[3] 书理：指医书中的道理。

[4] 识（zhì）：记录。

[5] 问津：请求指示学问的门径。

[6] 沉潜：逐步积累。

[7] 僚友：官职相同的人。此处指地位相仿的人。

[8] 工：高明。

[9] 心悟者上达之机：意为用心领悟，是深造的关键。

[10] 言传者下学之要：意为言语传授，是初学的关键。

[11] 二三子：指学生、徒弟。

[12] 造诣：达到。同义词连用。

八十五、永瑢等《四库全书总目提要·卷一百四·子部十四·医家类二·格致余论》

格致餘論一卷_{江蘇巡撫採進本}元朱震亨撰震亨字彥修金華人受業於羅知悌得劉守真之傳其說謂陽易動陰易虧獨重滋陰降火創爲陽常有餘陰常不足之論張介賓等攻之不遺餘力然震亨意主補益故諄諄以飲食色欲爲箴[1]所立補陰諸丸亦多奇效孫一奎醫旨緒餘云丹溪

生當承平[2]見人多酗酒縱欲精竭火熾復用剛劑以至於斃因爲此救時之説後人不察遂以寒涼殺人此不善學丹溪者也其説可謂平允矣是編前有自序云古人以醫爲吾儒格物致知[3]之一事故特以是名書蓋震亨本儒者受業於許謙之門學醫特其餘事乃性之所近竟不以儒名而以醫名然究較方伎者流[4]爲能明其理故其言如是戴良九靈山房集有丹溪翁傳敘其始末甚詳云

【注释】

［1］以饮食色欲为箴：即《格致余论》中的《饮食箴》和《色欲箴》。箴：中国古代的一种以告诫、规劝为主的文体。

［2］承平：太平。此处指天下太平的时代。

［3］格物致知：探究事物的原理以获取知识。

［4］究较方伎者流：意为终究比医生……。

八十六、永瑢等《四库全书总目提要·卷一百四·子部十四·医家类二·推求师意》

推求師意二卷_{浙江巡撫採進本}明戴原禮撰原禮即校補朱震亨金匱鈎玄者也是編本震亨未竟之意推求闡發筆之於書世無傳本嘉靖中祁門汪機覩[1]其本於歙縣始録之以歸機門人陳桷校而刊之其名亦機所題也考李濂醫史有原禮補傳稱平生著述不多見僅有訂正丹溪先生金匱鈎玄三卷間以己意附於後又有證治要訣證治類方類證用藥总若干卷皆櫽栝[2]丹溪之書而爲之然則此二卷者其三書中之一歟原禮本震亨高弟能得師傳故所録皆秘旨微言非耳剽目竊者可比震亨以補陰爲主世言直補真水者實由此開其端書中議論大率皆本此意然俗醫不善學震亨者往往矯枉過直反致以寒涼殺人此書獨能委曲[3]圓融[4]俾學者得其意而不滋流弊亦可謂有功震亨者矣

【注释】

［1］覩：同"睹"，看见。

［2］櫽栝（yǐn kuò）：就原有的文章、著作做剪裁改写。又作"隐栝"。

［3］委曲（qū）：详述。

［4］圆融：犹言"圆通"，指文辞周密畅达。

八十七、永瑢等《四库全书总目提要·卷一百四·子部十四·医家类二·赤水玄珠》

赤水玄珠三十卷_{浙江巡撫採進本}明孫一奎撰一奎字文垣號東宿又號生生子休寧人是編分門七十每門又各條分縷析如風門則有傷風真中風類中風喑痱[1]之別寒門則有中寒惡寒之殊大旨專以明證爲主故於寒熱虛實表裏氣血八者諄諄致意其辨古今病證名稱相混之處尤爲明晰惟第十卷怯損勞瘵門附方外還丹專講以人補人采煉之法殊非正道蓋一奎以醫術遊公卿間不免以是投其所好遂爲全書之大瑕[2]是足惜耳原本卷末附醫旨緒餘二卷醫案五卷今別自爲帙焦氏經籍志[3]載孫一奎赤水玄珠十卷醫旨緒餘二卷而不及醫案或所見非全本歟

【注释】

[1]喑痱：指肾精亏虚，肾气厥逆而导致音哑、下肢痿废不用的疾病，又称"瘖痱"。

[2]瑕：玉上面的斑点，比喻缺点或过失。

[3]焦氏经籍志：即《国史经籍志》，明代焦竑编撰。

八十八、永瑢等《四库全书总目提要·卷一百四·子部十四·医家类二·兰台轨范》

蘭臺軌範八卷_{江蘇巡撫採進本}國朝徐大椿撰大椿持論以張機所傳爲主謂爲古之經方唐人所傳已有合有不合宋元以後則彌失古法故是編所錄病論惟取靈樞素問難經金匱要略傷寒論隋巢元方病源唐孫思邈千金方王燾外臺秘要而止所錄諸方亦多取於諸書而宋以後方則采其義有可推試多獲效者其去取最爲謹嚴每方之下多有附注論配合之旨與施用之宜於疑似出入之間辨別尤悉較諸家方書但云主治某證而不言其所以然者特爲精密獨其天性好奇頗[1]信服食之説故所注本草於久服延年之論皆無所駁正而此書所列通治方中於千金方鐘乳粉和劑局方玉霜丸之類金石燥烈之藥往往取之是其過中之一弊觀是書者亦不可不知其所短焉

【注释】
［1］颇：非常。

八十九、王惟一《铜人腧穴针灸图经·卷三·正面部中行·承浆》

承漿一穴一名懸漿在頤[1]前脣下宛[2]宛中足陽明任脉之會療偏風口喎[3]面[4]腫消渴口齒疳蝕[5]生瘡灸亦佳日可灸七壯至七七壯止灸即血脉通宣其風應時立愈其艾炷不用大一依小竹筯[6]頭作炷脉麄[7]細狀如細線艾炷破肉但令當脉灸亦能愈疾凡灸臍下久冷疝瘕[8]痃癖[9]氣塊伏梁[10]積氣宜艾炷大故小品諸方[11]云腹背宜灸五百壯四肢則但去風邪不宜多灸七壯至七七壯止不得過隨年數如巨闕鳩尾雖是胸腹之穴灸不過七七壯艾炷不須大以竹筯頭作炷正當脉上灸之若灸胸腹艾炷大灸多令人永無心力如頭頂穴若灸多令人失精神臂腳[12]穴灸多令人血脉枯竭四肢細瘦無力既復失精神又加於細瘦即脫人真氣針入三分得氣即寫忌如前法

【注释】
［1］頤：下颌部位，俗称下巴。
［2］宛：曲屈。此处指颏唇沟的正中凹陷处。
［3］口喎（wāi）：口唇喎斜，亦称口僻。
［4］面：同“面”。
［5］疳蚀：疳积遍身生疮。此处指口腔内生疮。
［6］筯：同“箸”，筷子。
［7］麄：同“粗”。
［8］疝瘕：指风寒与腹内气血相结以致腹部隆起、推之可移的疾病。
［9］痃癖：指脐腹偏侧或胁肋部时有筋脉攻撑急痛的一种疾病。
［10］伏梁：有多种含义，如指心积症，或指少腹内痈肿。
［11］小品诸方：即《小品方》，东晋陈延之撰。
［12］脚：同“脚”。

九十、王惟一《铜人腧穴针灸图经·卷五·足厥阴肝经·曲泉》

曲泉二穴水也在膝內輔骨[1]下大筋上小筋下陷中屈膝取之足厥陰脉之所入也爲合[2]治女子血瘕[3]按之如湯浸股內少腹腫陰

挺出[4]丈夫㿉疝[5]陰股痛小便難腹脇支滿癃閉少氣洩[6]利四肢不舉實即身熱目眩痛汗不出目䀮䀮[7]膝痛筋攣不可屈伸發狂衄血喘呼少腹痛引喉咽鍼入六分灸三壯又云正膝屈内外兩筋間宛宛中又在膝曲横文頭治風勞失精身躰[8]極痛洩水下利膿血陰腫骱[9]痛可灸三壯鍼入六分留十呼

【注释】
[1]膝内辅骨：指膝内侧高起之骨，即腓骨。
[2]合：五俞穴中的合穴。
[3]血瘕：因血液积滞而形成的有形肿块。
[4]阴挺出：子宫脱垂。
[5]㿉（tuí）疝：阴囊肿大，牵引少腹作痛的疝气病。
[6]洩：同“泄”。
[7]䀮䀮（huāng）：目不明。
[8]躰：同“体”。
[9]骱：同“胻”，小腿。

九十一、陈寿《三国志·魏书·卷二十九·方技传·华佗传》节选

縣吏尹世苦四支煩口中乾不欲聞人聲小便不利佗曰試作熱食得汗則愈不汗後三日死即作熱食而不汗出佗曰藏氣已絶於内當啼泣而絶果如佗言鹽瀆嚴昕與數人共候[1]佗適[2]至佗謂昕曰君身中佳否昕曰自[3]如常佗曰君有急病見於面莫多飲酒坐畢歸行數里昕卒頭眩墮車人扶將[4]還載歸家中宿[5]死故督郵頓子獻得病已差詣佗視脈曰尚虛未得復勿爲勞事[6]御内即死臨死當吐舌數寸其妻聞其病除從百餘里來省之止宿交接中間三日發病一如佗言督郵徐毅得病佗往省之毅謂佗曰昨使醫曹吏劉租針胃管[7]訖便苦欬嗽欲臥不安佗曰刺不得胃管誤中肝也食當日減五日不救遂如佗言軍吏梅平得病除名[8]還家家居廣陵未至二百里止親人舍有頃佗偶至主人許主人令佗視平佗謂平曰君早見我可不至此今疾已結促去可得與家相見五日卒應時歸如佗所刻[9]

【注释】
[1]候：拜访。

　　[2]适：恰好，正好。
　　[3]自：依然。
　　[4]扶将：搀扶。将：扶持。
　　[5]中宿：半夜。
　　[6]劳事：房劳之事。委婉修辞。下文"御内""交接"同。
　　[7]胃管：胃脘。
　　[8]除名：除去军籍。
　　[9]所刻：限定的时间。刻：限定。

九十二、张从正《儒门事亲·卷七·内伤形·惊》

　　衛德新之妻旅中宿於樓上夜值盜劫人燒舍驚墜床下自後每聞有響則驚倒不知人家人輩躡足[1]而行莫敢冒觸有聲歲餘不痊諸醫作心病治之人參珍珠及定志丸皆無效戴人見而斷之曰驚者爲陽從外入也恐者爲陰從內出也驚者爲自不知故也恐者自知也足少陽膽經屬肝木膽者敢也驚怕則膽傷矣乃命二侍女執其兩手按高椅之上當面前下置一小几戴人曰娘子當視此一木猛擊之其婦人大驚戴人曰我以木擊几何以驚乎伺少定擊之驚也緩又斯須連擊三五次又以杖擊門又暗遣人畫背後之窗徐徐驚定而笑曰是何治法戴人曰內經云驚者平之平者常也平常見之必無驚是夜使人擊其門窗自夕達曙夫驚者神上越也從下擊几使之下視所以收神也一二日雖聞雷而不驚德新素不喜戴人至是終身厭服[2]如有言戴人不知醫者執戈以逐之

【注释】
　　[1]躡足：轻步行走。
　　[2]厌服：非常佩服。

九十三、陈自明《外科精要·卷上·疗发背痈疽灸法用药要诀》

　　上林陳靜涵面患疔脈洪數有力屬邪氣蘊結余用清熱消毒散二劑未應或用黃芪肉桂等藥二劑反益其勢致耳目唇口俱腫閉頭面如斗由邪氣外實也前脈按之無力由元氣內虛也連進托裏消毒之藥及數砭[1]患處出黑血碗許已而膿與腐肉并潰而出復用托裏之藥瘡勢

渐愈七日後復因調護失宜以致煩渴不食兩尺脉如絲欲絕急用八味丸料煎服其脉頓復手足自温使非砭[1]以泄其外托裏散以補其内八味丸以回其陽則治之失宜必致不救慎之慎之

【注释】

[1]砭：指刺血疗法。

九十四、龚廷贤《万病回春·卷之二·中风·预防中风》节选

桑環川劉前溪素皆與余善年俱近五旬而桑多欲劉嗜酒其脈左右俱微人迎盛右脈滑大時常手足酸麻肌肉蠕動此氣血虛而風痰盛也余謂三年内俱有癱瘓之患二君宜謹慎因勸其服藥以免後患桑然[1]其言每年制搜風順氣丸延齡固本丹各一料後果無恙其劉不聽愈縱飲無忌未及三年果中風卒倒癱瘓言澀求治於予曰悔不聽君言致有今日願君竭力救我殘喘則再造之恩也予以養榮湯加減并健步虎潛丸二藥兼服一年餘始愈

【注释】

[1]然：认为……正确。意动用法。

九十五、杨济时《针灸大成·卷九·医案》节选·其三

甲戌[1]夏員外[2]熊可山公患痢兼吐血不止身熱咳嗽繞臍一塊痛至死脈氣將危絕衆醫云不可治矣工部正郎[3]隗月潭公素善迎予視其脈雖危絕而胸尚暖臍中一塊高起如拳大是日不宜針刺不得已急刺氣海更灸至五十壯而蘇其塊即散痛即止後治痢痢愈治嗽血以次調理得痊次年升職方[4]公問其故予曰病有標本治有緩急若拘於日忌而不鍼氣海則塊何由而散塊既消散則氣得以疏通而痛止脈復矣正所謂急則治標之意也公體雖安飲食後不可多怒氣以保和其本否則正氣乖而肝氣盛致脾土受克可計日而復矣

【注释】

[1]甲戌：明万历二年，公元 1574 年。

[2]员外：本谓正员以外的官员，后世因此类官职可以捐买，故富豪皆称员外。

[3]工部正郎：官职名，工部郎中的别称。

[4]职方：官署名，唐宋至明清皆于兵部设职方司。

九十六、杨济时《针灸大成·卷九·医案》节选·其四

辛未[1]夏刑部王念颐公患咽嗌之疾似有核上下於其間此疾在肺膈豈藥餌所能愈東臯徐公推予針之取膻中氣海下取三里二穴更灸數十壯徐徐調之而瘳東臯名醫也且才高識博非不能療即東垣治婦人傷寒熱入血室非針莫愈必俟夫善刺者刺期門而愈東臯之心即東垣心也而其德可并稱焉視今之嫉賢妒能者爲何如哉然妒匪斯今疇昔[2]然矣予曾往磁洲道經湯陰伏道路旁有先師扁鵲墓焉下馬拜之問其故曰鵲乃河間人也針術擅天下被秦醫令李醯刺死於道路之旁故名曰伏道實可嘆也有傳可考

【注释】

[1] 辛未：明隆庆五年，公元 1571 年。

[2] 疇昔：从前，往日。

九十七、喻昌《寓意草·论善后之法·附窠囊证据》节选

許叔微本事方曰微患飲澼[1]三十年始因少年夜坐寫文左向伏几[2]是以飲食多墜左邊中夜必飲酒數杯又向左臥壯時不覺三五年後覺酒止從左下有聲脇痛食減嘈雜飲酒半盞[3]即止十數日必嘔酸水數升暑月止右邊有汗左邊絕無遍訪名醫及海上方間或[4]中病止得月餘復作其補如天雄附子礬石利如牽牛大戟甘遂備嘗之矣自揣必有澼囊[5]如水之有科臼[6]不盈科不行但清者自行而濁者停滯無路以決[7]之故積至五七日必嘔而去脾土惡濕而水則流濕莫若燥脾以去濕崇土以填科臼乃製蒼术丸服三月而疾除矣[8]此觀之痰飲小患尚有科臼豈脹滿大病反無科臼乎

【注释】

[1] 饮澼：饮水过多，积于胁下，又遇冷气相触而痛。

[2] 伏几：伏在几案上。

[3] 半盏：半杯。盏：浅而小的杯子，又为酒、茶或灯的计量单位。

[4] 间或：有时。

[5] 澼囊：黏液囊。

[6] 科臼：即窠臼，坑洼水坑。科：坑穴。

[7]决：排泄。

[8]繇：通"由"，经。

九十八、魏之琇《续名医类案·卷六·恶寒》节选

朱丹溪治晉[1]胡君錫年三十一形肥大面色蒼厚[2]其家富足專嗜口味兩年前得消渴病醫與寒涼藥得安有人教以病後須用滋補令其專用黃雌雞因此食至千餘隻漸有膈滿嘔吐之病醫者意爲胃寒遂與以附子沈香之藥百餘貼嘔病除月餘天氣大熱忽惡風冷足亦怕地氣遂堆糠尺許厚上鋪以簟[3]糊以重紙方敢坐臥而兩手不能執筆口鼻皆無氣以呼吸欲言無力行十餘步便困倦脈皆浮大而虛僅得四至此內有濕痰因服燥熱藥遂成氣耗血散當此夏令自合[4]便死因其色之蒼厚神氣尚全可以安穀遂以人參黃耆白术熬膏煎淡五味子湯以竹瀝調飲之三日諸病皆愈令其頓絕肉味二月後康健如舊又以雞湯下飯一月後胸腹膨滿甚自煎二陳湯加附子豆蔻飲之頓安問調理藥教以勿藥并斷肉飲自愈

【注释】

[1]晉：同"晋"。

[2]蒼厚：青色重。

[3]簟（diàn）：竹席。

[4]自合：本该。

九十九、王士雄《王氏医案·卷一》节选

姚樹庭以古稀之年而患久瀉群醫雜治不效僉[1]以爲不起[2]矣延至季秋[3]邀孟英決行期[4]之早晚非敢望愈也孟英曰弦象獨見於右關按之極弱乃土虛木賊也調治得法猶可引年何以遽爾[5]束手乎乃出從前諸方閱之皆主溫補升陽曰理原不背義則未盡耳如薑附肉蔻骨脂之類氣熱味辣雖能溫臟反助肝陽肝愈強則脾愈受戕[6]且辛走氣而性能通泄與脫者收之之義大相刺謬[7]而鹿茸升麻可治氣陷之瀉而非斡旋[8]樞機之品至熟地味厚滋陰更非土受木克脾失健行之所宜縱加砂仁酒炒終不能革其膩滑之性方方用之無怪乎愈服愈瀉徒藉[9]景岳窮必及腎[10]爲口實[11]也與異功散加山藥扁

豆蓮子烏梅木瓜芍藥蒺藜石脂餘糧服之果效恪守百日竟得康強越
三載以他疾終

【注释】

[1] 僉（qiān）：全，都。

[2] 不起：疾病不能痊愈。

[3] 季秋：秋天的第三个月，即农历九月。

[4] 行期：这里指死期。

[5] 遽尔：轻率地。

[6] 戕（qiāng）：伤害。

[7] 剌（là）谬：违背，悖谬。同义词连用。

[8] 斡旋：调节。

[9] 借：凭借，依靠。

[10] 穷必及肾：指五脏损伤如果长期不得治愈，最终会累及肾脏。

[11] 口实：借口。

一〇〇、雷丰《时病论·卷之一·临证治案·春温过汗变症》

城東章某得春溫時病前醫不識遂謂傷寒輒用荊防羌獨[1]等藥
一劑得汗身熱退清次劑罔靈復熱如火大渴飲冷其勢如狂更醫治之
謂爲火證竟以三黃解毒爲君不但熱勢不平更變神昏瘛瘲[2]急來商
治於豐診其脈弦滑有力視其舌黃燥無津豐曰此春溫病也初起本宜
發汗解其在表之寒所以熱從汗解惜乎繼服原方過汗遂化爲燥又如
苦寒遏其邪熱以致諸變叢生[3]當從邪入心包肝風內動治之急以祛
熱宣竅法加羚羊鉤藤服一劑瘛瘲稍定神識亦清惟津液未回唇舌尚
燥守舊法除去至寶菖蒲加入沙參鮮地連嘗三劑諸恙咸安

【注释】

[1] 荆防羌独：指荆芥、防风、羌活、独活四味中药。

[2] 瘛瘲（chì zòng）：抽搐。

[3] 丛生：纷纷产生。

第三章　医古文阅读理解等级考试Ⅲ级文选 ▷▷▷

学习要求：

（1）为下文标点。

（2）解释文中疑难词语。

（3）语译全文。

（4）挖掘文中蕴含的医学信息，分析文章的内涵。

（5）医话医案类文选：写出全文内容提要。

（6）其他类文选：概述文中某方面内容。

一、《素问·阴阳应象大论》节选·其三

天地者萬物之上下也陰陽者血氣之男女[1]也左右者陰陽之道路也水火者陰陽之徵兆[2]也陰陽者萬物之能始[3]也故曰陰在内陽之守也陽在外陰之使也帝曰法陰陽奈何岐伯曰陽勝則身熱腠理閉喘粗爲之俛仰[4]汗不出而熱齒乾以煩寃[5]腹滿死能[6]冬不能夏陰勝則身寒汗出身常清數慄而寒寒則厥厥則腹滿死能夏不能冬此陰陽更勝[7]之變病之形能[8]也帝曰調此二者奈何岐伯曰能知七損八益則二者可調不知用此則早衰之節也年四十而陰氣自半也起居衰矣年五十體重耳目不聰明[9]矣年六十陰痿氣大衰九竅不利[10]下虛上實涕泣俱出矣故曰知之則強不知則老故同出而名異耳智者察同愚者察異愚者不足智者有餘有餘則耳目聰明身體輕強老者復壯壯者益治[11]是以聖人爲無爲之事樂恬憺之能從欲[12]快志[13]於虛無[14]之守故壽命無窮與天地終此聖人之治身也

【注释】

[1]男女：即阴阳。男为阳，女为阴。书中以此代指气血的阴阳属性。

[2]征兆：象征，指水火为阴阳的象征。

[3]能始：元始，开始。能：通"胎"，胎始，发源。

　　[4] 俛仰：形容呼吸困难而致身体前俯后仰。

　　[5] 烦冤：烦闷。冤：同"冤"。

　　[6] 能：通"耐"。

　　[7] 更胜：交替胜负。张介宾注："更胜，迭为胜负也，即阴胜阳病、阳胜阴病之义。"

　　[8] 形能：形态。能：通"态"。

　　[9] 耳目不聪明：即耳不聪、目不明。此处使用了"分承"的修辞方法。

　　[10] 九窍不利：九窍功能减退。

　　[11] 益治：更加强壮。

　　[12] 从（cóng）欲：顺从自己的意愿。

　　[13] 快志：使心情舒畅。快：使动用法。

　　[14] 虚无：清净无欲的内心境界。

二、《素问·灵兰秘典论》节选

　　黄帝問曰願聞十二藏[1]之相使[2]貴賤何如岐伯對曰悉乎哉問[3]也請遂言之心者君主之官也神明[4]出焉肺者相傅之官[5]治節[6]出焉肝者將軍之官謀慮出焉膽者中正之官決斷出焉膻中者臣使之官喜樂出焉脾胃者倉廩[7]之官五味出焉大腸者傳道[8]之官變化出焉小腸者受盛之官化物[9]出焉腎者作強之官伎巧[10]出焉三焦者決瀆[11]之官水道出焉膀胱者州都[12]之官津液藏焉氣化則能出矣凡此十二官者不得相失也故主明則下安以此養生則壽殁世不殆[13]以爲天下則大昌主不明則十二官危使道閉塞而不通形乃大傷以此養生則殃以爲天下者其宗大危戒之戒之

【注释】

　　[1] 十二藏：指心、肝、脾、肺、肾、大肠、小肠、膀胱、胆、三焦、胃、膻中十二个脏器。

　　[2] 相使：指相互联系与作用。

　　[3] 悉乎哉问：即"问悉乎哉"。主谓倒装。

　　[4] 神明：指精神、意识、思维活动。

　　[5] 相傅之官：指宰相、太傅等辅助君主而治国者。

　　[6] 治节：调节。

　　[7] 仓廩：贮存粮食的仓库。

　　[8] 传道：运输传送。道：引导，后来写作"导"。

　　[9] 化物：指小肠消化、吸收食物的作用。

[10] 伎巧：技能，机巧。伎：通"技"。

[11] 决渎：即通利水道。张介宾注："上焦不治则水泛高原，中焦不治则水留中脘，下焦不治则水乱二便。三焦气治，则脉络通而水道利，故曰决渎之官。"

[12] 州都：指水液聚集处。都：通"潴"。《尔雅·释水》曰："水中可居者曰洲，小洲曰陼，小陼曰沚，小沚曰坻。人所为，为潏。"

[13] 殁世不殆：终身不会出现危险。

三、《素问·六节藏象论》节选

天至廣不可度地至大不可量大神靈[1]問請陳其方草生五色五色之變不可勝視草生五味五味之美不可勝極嗜欲不同各有所通天食人以五氣[2]地食人以五味五氣入鼻藏於心肺上使五色脩明[3]音聲能彰五味入口藏於腸胃味有所藏以養五氣氣和而生津液相成神乃自生帝曰藏象何如岐伯曰心者生之本神之變也其華在面其充在血脈爲陽中之太陽通於夏氣肺者氣之本魄之處也其華在毛其充在皮爲陽中之太陰通於秋氣腎者主蟄封藏[4]之本精之處也其華在髮其充在骨爲陰中之少陰通於冬氣肝者罷極[5]之本魂之居也其華在爪其充在筋以生血氣其味酸其色蒼此爲陽中之少陽通於春氣脾胃大腸小腸三焦膀胱者倉廩之本營之居也名曰器能化糟粕轉味而入出者也其華在脣四白[6]其充在肌其味甘其色黃此至陰之類通於土氣凡十一藏取決於膽也

【注释】

[1] 大神灵：对黄帝的赞美之称。

[2] 天食（sì）人以五气：天用风、寒、暑、燥、湿五气养育人。食：喂食，后来写作"饲"。

[3] 脩明：整洁鲜明。

[4] 封藏：贮存。

[5] 罢（pí）极：疲劳。同义词连用。

[6] 脣四白：口唇周围的肌肉。

四、《素问·五脏别论》节选

黄帝問曰余聞方士[1]或以腦髓爲藏或以腸胃爲藏或以爲府敢[2]問更相反皆自謂是不知其道願聞其說岐伯對曰腦髓[3]骨脈

膽女子胞[4]此六者地氣之所生也皆藏於陰而象於地故藏而不寫名曰奇恒之府[5]夫胃大腸小腸三焦膀胱此五者天氣之所生也其氣象天故寫而不藏此受五藏濁氣名曰傳化之府此不能久留輸寫者也魄門[6]亦爲五藏使[7]水穀不得久藏所謂五藏者藏精氣而不寫也故滿而不能實六府者傳化物而不藏故實而不能滿也所以然者水穀入口則胃實而腸虛食下則腸實而胃虛故曰實而不滿滿而不實也帝曰氣口何以獨爲五藏主岐伯曰胃者水穀之海六府之大源也五味入口藏於胃以養五藏氣氣口亦太陰也是以五藏六府之氣味皆出於胃變見於氣口故五氣入鼻藏於心肺心肺有病而鼻爲之不利也凡治病必察其下[8]適其脈觀其志意與其病也拘於鬼神者不可與言至德[9]惡於鍼石者不可與言至巧[10]病不許治者病必不治治之無功矣

【注释】

[1]方士：医生。

[2]敢：谦辞，冒昧。

[3]脑髓：指脑与脊髓。

[4]女子胞：子宫。

[5]奇恒之府：指形态功能异于寻常的内脏。

[6]魄门：指肛门。魄：通"粕"，糟粕。

[7]为五藏使：指为五脏使用。

[8]下：指二便。

[9]至德：指最高明的医学理论。

[10]至巧：指最巧妙的针刺方法。

五、《素问·咳论》节选

黄帝問曰肺之令人欬何也岐伯對曰五藏六府皆令人欬非獨肺也帝曰願聞其狀岐伯曰皮毛者肺之合也皮毛先受邪氣邪氣以從其合也其寒飲食入胃從肺脈上至於肺則肺寒肺寒則外內合邪因而客之則爲肺欬五藏各以其時受病[1]非其時各傳以與之[2]人與天地相參[3]故五藏各以治時[4]感於寒則受病微則爲欬甚者爲泄爲痛乘[5]秋則肺先受邪乘春則肝先受之乘夏則心先受之乘至陰[6]則脾先受之乘冬則腎先受之帝曰何以異之岐伯曰肺欬之狀欬而喘息

有音甚則唾血心欬之狀欬則心痛喉中介介^[7]如梗狀甚則咽腫喉痹肝欬之狀欬則兩脇下痛甚則不可以轉轉則兩胠^[8]下滿脾欬之狀欬則右脅下痛陰陰^[9]引肩背甚則不可以動動則欬劇腎欬之狀欬則腰背相引而痛甚則欬涎^[10]帝曰六府之欬奈何安所受病岐伯曰五藏之久欬乃移於六府脾欬不已則胃受之胃欬之狀欬而嘔嘔甚則長蟲^[11]出肝欬不已則膽受之膽欬之狀欬嘔膽汁肺欬不已則大腸受之大腸欬狀欬而遺失^[12]心欬不已則小腸受之小腸欬狀欬而失氣^[13]氣與欬俱失腎欬不已則膀胱受之膀胱欬狀欬而遺溺久欬不已則三焦受之三焦欬狀欬而腹滿不欲食飲此皆聚於胃關於肺使人多涕唾而面浮腫氣逆也

【注释】

[1] 五藏各以其时受病：指五脏分别在其所主的时令感受邪气而发病。

[2] 非其时各传以与之：指非肺所主的秋令，五脏在各自所主时令感邪，再传与肺而咳嗽。

[3] 参：相应，相合。

[4] 治时：五脏所主时令，也叫旺时。

[5] 乘：适逢。

[6] 至阴：指长夏，脾所属的季节。

[7] 介介：形容喉中如有物梗塞。

[8] 胠（qū）：从腋下到肋骨尽处的部位。

[9] 阴阴：隐隐。

[10] 欬涎：咳吐痰液。

[11] 长虫：蛔虫。

[12] 遗失：大便失禁。

[13] 失气：从肛门排出气体。

六、《素问·痹论》节选

帝曰榮衛之氣亦令人痹乎岐伯曰榮者水穀之精氣也和調於五藏灑陳^[1]於六府乃能入於脈也故循脈上下貫五藏絡六府也衛者水穀之悍氣^[2]也其氣慓疾滑利^[3]不能入於脈也故循皮膚之中分肉之間熏於肓膜^[4]散於胸腹逆其氣則病從其氣則愈不與風寒濕氣合故不爲痹帝曰善痹或痛或不痛或不仁或寒或熱或燥或濕其故何也

岐伯曰痛者寒氣多也有寒故痛也其不痛不仁者病久入深榮衛之行
澀經絡時踈[5]故不通皮膚不營[6]故爲不仁其寒者陽氣少陰氣多
與病相益故寒也其熱者陽氣多陰氣少病氣勝陽遭陰故爲痺熱其多
汗而濡者此其逢濕甚也陽氣少陰氣盛兩氣相感故汗出而濡也帝曰
夫痺之爲病不痛何也岐伯曰痺在於骨則重在於脈則血凝而不流在
於筋則屈不伸在於肉則不仁在於皮則寒故具此五者則不痛也凡痺
之類逢寒則蟲[7]逢熱則縱帝曰善

【注释】
[1]洒陈：散布。
[2]悍气：浮盛迅疾之气。
[3]慓疾滑利：形容卫气运行迅疾流利。
[4]肓膜：指体腔内脏及肌肉纹理之间的筋膜。
[5]踈：空虚。
[6]营：得到营养。
[7]虫：通"痋"，疼痛。痋：同"疼"。

七、《灵枢·决气》节选

黄帝曰余聞人有精氣津液血脈余意以爲一氣耳今乃辨爲六名
余不知其所以然岐伯曰兩神相搏[1]合而成形常先身生是謂精何謂
氣岐伯曰上焦開發宣五穀味[2]熏膚充身澤毛若霧露之漑是謂氣何
謂津岐伯曰腠理發泄汗出溱溱[3]是謂津何謂液岐伯曰穀入氣滿淖
澤[4]注於骨骨屬[5]屈伸洩澤[6]補益腦髓皮膚潤澤是謂液何謂血
岐伯曰中焦受氣取汁變化而赤是謂血何謂脈岐伯曰壅遏[7]營氣令
無所避是謂脈黃帝曰六氣者有餘不足氣之多少腦髓之虛實血脈之
清濁何以知之岐伯曰精脫者耳聾氣脫者目不朙津脫者腠理開汗大
泄液脫者骨屬屈伸不利色夭腦髓消脛痠[8]耳數鳴血脫者色白夭然
不澤其脈空虛此其候也

【注释】
[1]两神相搏：指男女交媾。
[2]宣五谷味：将五谷化生的精微物质布散全身。宣：布散。
[3]溱（zhēn）溱：汗出滋润的样子。
[4]淖（nào）泽：湿润的汁液。

[5] 骨属：骨关节。
[6] 洩泽：渗出而滋润。
[7] 雍遏：指约束。
[8] 痠：同"酸"。

八、《灵枢·邪客》节选

黄帝問於伯高曰夫邪氣之客人也或令人目不瞑不臥出者何氣使然伯高曰五穀入於胃也其糟粕津液宗氣分爲三隧[1]故宗氣積於胸中出於喉嚨以貫心脈而行呼吸焉營氣者泌其津液注之於脈化以爲血以榮四末内注五藏六府以應刻數[2]焉衛氣者出其悍氣之慓疾而先行於四末分肉皮膚之間而不休者也晝日行於陽夜行於陰常從足少陰之分間行於五藏六府今厥氣[3]客於五藏六府則衛氣獨衛其外行於陽不得入於陰行於陽則陽氣盛陽氣盛則陽蹻陷[4]不得入於陰陰虛故目不瞑黄帝曰善治之奈何伯高曰補其不足寫其有餘調其虛實以通其道而去其邪飲以半夏湯一劑陰陽已通其臥立至黄帝曰善此所謂決瀆雍塞經絡大通陰陽和得者也願聞其方伯高曰其湯方以流水千里以外者八升揚之萬遍取其清五升煑之炊以葦薪火沸置秫米[5]一升治半夏[6]五合徐炊令竭爲一升半去其滓飲汁一小杯日三稍益以知[7]爲度故其病新發者覆杯[8]則臥汗出則已矣久者三飲而已也

【注释】
[1] 分为三隧：分为三条通道。张介宾注："隧，道也。糟粕之道出于下焦，津液之道出于中焦，宗气之道出于上焦，故分为三隧。"
[2] 以应刻数：与昼夜百刻计数相应。古人用铜漏法计时，一昼夜为一百刻，人体营卫二气一昼夜运行五十周，运行一周为两刻。刻数：指铜漏上的刻度。
[3] 厥气：逆乱之气。
[4] 陷：《黄帝内经太素》卷十二、《针灸甲乙经》卷十二均作"满"。
[5] 秫米：即糯小米，又称小黄米。
[6] 治半夏：指经过炮制的半夏。
[7] 知：痊愈。
[8] 覆杯：翻转杯子，比喻时间短暂。

九、《灵枢·经脉》节选·其五

胃足陽朙之脈起於鼻之交頞[1]中旁納太陽之脈下循鼻外入上齒中還出挾口環脣下交承漿却循頤後下廉[2]出大迎循頰車上耳前過客主人循髮際至額顱[3]其支者從大迎前下人迎循喉嚨[4]入缺盆下膈屬胃絡脾其直者從缺盆下乳內廉下挾臍入氣街中其支者起於胃口下循腹裏下至氣街中而合以下髀關抵伏兔下膝臏[5]中下循脛外廉下足跗[6]入中指內間其支者下廉三寸而別下入中指外間其支者別跗上入大指間出其端是動則病灑灑[7]振寒善呻數欠額黑病至則惡人與火聞木聲則惕然而驚心欲動獨閉戶塞牖[8]而處甚則欲上高而歌棄衣而走賁響[9]腹脹是爲骭厥[10]是主血所生病者狂瘧溫淫汗出鼽衄口喎脣胗頸腫喉痹大腹水腫膝臏腫痛循膺乳氣街股伏兔骭外廉足跗上皆痛中指不用氣盛則身以前皆熱其有餘於胃則消穀善饑溺色黃氣不足則身以前皆寒栗胃中寒則脹滿

【注释】

[1]交頞（è）：左右经脉相交于鼻根部。頞：鼻梁，也指鼻根。

[2]頤后下廉：指下颌后下方两旁的部位。頤：下颌部。

[3]額顱：前额部。

[4]喉咙：此处指喉结两旁。

[5]膝臏：指膝盖骨。

[6]足跗：足背。

[7]洒洒（xī）：寒冷的样子。

[8]牖（yǒu）：窗户。

[9]贲响：指肠鸣。

[10]骭（gàn）厥：足阳明胃经经气厥逆而导致的病证。骭：胫骨。

十、《灵枢·经脉》节选·其六

膽足少陽之脈起於目銳眥上抵頭角下耳後循頸行手少陽之前至肩上却交出手少陽之後入缺盆其支者從耳後入耳中出走耳前至目銳眥後其支者別銳眥下大迎合於手少陽抵於䪼[1]下加頰車下頸合缺盆以下胷中貫膈絡肝屬膽循脇裏出氣街繞毛際[2]橫入髀厭[3]

中其直者從缺盆下腋循胷過季脇^[4]下合髀厭中以下循髀陽^[5]出膝外廉下外輔骨^[6]之前直下抵絕骨^[7]之端下出外踝之前循足跗上入小指次指^[8]之間其支者別跗上入大指之間循大指歧骨^[9]內出其端還貫爪甲出三毛^[10]是動則病口苦善太息心脇痛不能轉側甚則面微有塵體無膏澤足外反熱是爲陽厥是主骨所生病者頭痛頷痛目銳眥痛缺盆中腫痛腋下腫馬刀俠瘿^[11]汗出振寒瘧胷脇肋髀膝外至脛絕骨外踝前及諸節皆痛小指次指不用

【注释】

[1]頔（zhuō）：目眶下顴骨内侧部位。

[2]毛际：耻骨部生阴毛之处。

[3]髀厌：即髀枢，环跳部位。

[4]季脇：指胁下的软肋部。

[5]髀阳：大腿外侧。

[6]外辅骨：指腓骨。

[7]绝骨：外踝尖上3寸，腓骨前缘凹陷处。若从外踝向上推按，至此似乎中断，故称绝骨。

[8]小指次指：指无名指。

[9]歧骨：指两骨末端互相交合的部分，状如分枝。

[10]三毛：又名丛毛，指足大指甲后长毛的部位。

[11]马刀俠瘿：指瘰疬。生于腋下的叫马刀，生于颈部的叫俠瘿。俠：通"夹"。

十一、李中梓《内经知要·阴阳》节选

人之疾病雖非一端然而或屬虛或屬實或屬寒或屬熱或在氣或在血或在臟或在腑皆不外於陰陽故知病變無窮而陰陽爲之本經曰知其要者一言而終是也但明虛實便別陰陽然疑似之間大難剖別如至虛有盛候^[1]反瀉含冤大實有羸狀^[2]誤補益疾陰證似陽清之^[3]者必敗陽證似陰溫之者必亡氣主煦^[4]之血主濡^[5]之氣藥有生血之功血藥無益氣之理病在腑而誤攻其臟謂之引賊入門病在臟而誤攻其腑譬之隔靴搔癢洞察陰陽直窮病本庶堪司命^[6]若疑似之際混而弗明攻補之間畏而弗敢實實虛虛^[7]之禍尚忍言哉^[8]

【注释】

[1]至虚有盛候：指虚弱的病发展到严重阶段，反而出现类似盛实的假象。

〔2〕大实有羸状：指实邪结聚的病，反而出现类似虚弱的假象。羸：瘦弱。

〔3〕清之：指用寒凉药物清除虚热。清：形容词活用作动词。下文中的"温"类同。

〔4〕煦：温暖。

〔5〕濡：濡润。

〔6〕庶堪司命：或许能胜任主管生命之神的职责。庶：或许。堪：能胜任。司命：传说中主管人的生命的神。

〔7〕实实虚虚：使实证更实，使虚证更虚。前一组"实"和"虚"：使……实，使……虚。使动用法。

〔8〕尚忍言哉：还忍心说什么呢。尚：用在反诘句中，加强反问语气，义即"还"。

十二、王冰《重广补注黄帝内经素问·至真要大论》节选

岐伯曰諸寒之而熱者取之陰[1]諸熱之而寒者取之陽[2]所謂求其屬[3]也王冰注言益火之源以消陰翳[4]壯水之主以制陽光[5]故曰求其屬也夫粗工褊淺[6]學未精深以熱攻寒以寒療熱治熱未已而冷疾已生攻寒日深而熱病更起熱起而中寒尚在寒生而外熱不除欲攻寒則懼熱不前欲療熱則畏寒又止進退交戰危亟已臻[7]豈知藏府之源有寒熱溫涼之主哉取心者不必齊以熱取腎者不必齊以寒但益心之陽寒亦通行強腎之陰熱之猶可[8]觀斯之故或治熱以熱治寒以寒萬舉萬全孰知其意思方智極[9]理盡辭窮嗚呼人之死者豈謂命不謂方士愚昧而殺之耶

【注释】

〔1〕诸寒之而热者取之阴：意为各种用寒药治疗热象反而加重的病，治疗应当滋补肾阴。寒：用寒药治疗。形容词活用作动词。热：变热。形容词活用作动词。取之阴：即"取之于阴"。

〔2〕诸热之而寒者取之阳：意为各种用热药治疗寒象反而加重的病，治疗应当温补心阳。

〔3〕属：指疾病类别，即属阴或属阳。

〔4〕益火之源以消阴翳（yì）：意为用温养心阳法消除阴寒之气。火之源：指心阳。

〔5〕壮水之主以制阳光：意为用滋补肾阴法抑制虚阳亢盛。水之主：指肾阴。阳光：指虚热之火。

〔6〕褊浅：狭隘浅陋。

〔7〕危亟已臻：危急已经出现。臻：到达。

[8]取心者……犹可：意为温养阳气不必全用热药，只要辅助心阳，里寒即化；滋补阴液不必全用寒药，只要辅助肾阴，虚热自退。齐：全。

[9]思方智极：思考周全，智慧深远。

十三、张介宾《类经·十四卷·疾病类·邪盛则实精夺则虚》节选

素問通評虛實論邪氣盛則實精氣奪則虛張介賓注邪氣盛則實精氣奪則虛二句爲病治之大綱其辭似顯其義甚微最當詳辨而辨之有最難者何也蓋實言邪氣實宜寫也虛言正氣虛宜補也凡邪正相薄[1]而爲病則邪實正虛皆可言也故主寫者則曰邪盛則實當寫也主補者則曰精奪則虛當補也各執一句茫無確見藉口文飾孰得言非是以至精之訓反釀[2]莫大之害不知理之所在有必不可移易者奈時醫不能察耳余請析此爲四曰孰緩孰急其有其無也所謂緩急者察虛實之緩急也無虛者急在邪氣去之不速留則生變也多虛者急在正氣培之不早臨期無濟也微虛微實者亦治其實可一掃而除也甚虛甚實者所畏在虛但固守根本以先爲己之不可勝則邪無不退也二虛一實者兼其實開其一面也二實一虛者兼其虛防生不測也總之實而誤補固必增邪猶可解救其禍小虛而誤攻真氣忽去莫可挽回其禍大此虛實之緩急不可不察也

【注释】

[1]薄：通"搏"，搏击。

[2]釀：造成。

十四、成无己《注解伤寒论·卷二·辨太阳病脉证并治法上》节选

病人身大熱反欲得近衣者熱在皮膚寒在骨髓也身大寒反不欲近衣者寒在皮膚熱在骨髓也成無己注皮膚言淺骨髓言深皮膚言外骨髓言內身熱欲得衣者表熱裏寒也身寒不欲衣者表寒裏熱也太陽中風陽浮而陰弱陽浮者熱自發陰弱者汗自出嗇嗇惡寒淅淅惡風翕翕發熱鼻鳴乾嘔者桂枝湯主之成無己注陽以候衛陰以候榮陽脈浮

者衛中風也陰脈弱者榮氣弱也風并於衛則衛實而榮虛故發熱汗自
出也經曰太陽病發熱汗出者此爲榮弱衛強者是也嗇嗇者不足也惡
寒之貌也淅淅者灑淅也惡風之貌也衛虛則惡風榮虛則惡寒榮弱衛
強惡寒復惡風者以自汗出則皮膚緩腠理疏是亦惡風也翕翕者熇熇
然^[1]而熱也若合羽所覆言熱在表也鼻鳴乾嘔者風擁而氣逆也與桂
枝湯和榮衛而散風邪也

【注释】

［1］熇（hè）熇然：炽热。

十五、李时珍《本草纲目·序例上·〈神农本经〉名例》节选

時珍曰神農本草药分三品陶氏別錄倍增藥品始分部類唐宋諸
家大加增補兼或退出雖有朱墨之別三品之名而實已紊^[1]矣或一藥
而分數條或二物而同一處或木居草部或蟲入木部水土共居蟲魚雜
處淄澠^[2]罔辨玉珷^[3]不分名已難尋實何由覓今則通合古今諸家
之藥析爲十六部當分者分當并者并當移者移當增者增不分三品惟
逐各部物以類從目隨綱舉每藥標一總名正大綱也大書氣味主治正
小綱也分注釋名集解發明詳其目也而辨疑正誤附錄附之備其體也
單方又附於其末詳其用也大綱之下明注本草及三品所以原始也小
綱之下明注各家之名所以注實也分注則各書人名一則古今之出處
不沒一則各家之是非有歸雖舊章似乎剖析而支脈更覺分明非敢僭
越^[4]實便討尋爾

【注释】

［1］紊：混乱。

［2］淄澠：淄水和澠水的并称。皆在今山东省。相传二水味各不同，混合之则难
以辨别。

［3］珷（wǔ）：像玉的石块。

［4］僭（jiàn）越：超越本分。

十六、唐慎微等《经史证类备急本草·卷第六·薯蕷》节选

薯蕷生嵩高山谷今處處有之以北都四明者爲佳春生苗蔓延籬
援莖紫葉青有三尖角似牽牛更厚而光澤夏開細白花大類棗花秋生

實於葉間狀如鈴二月八月采根今人冬春采刮之白色者爲上青黑者
不堪[1]暴乾用之法取粗根刮去黃皮以水浸末白礬少許摻水中經宿
取淨洗去涎焙乾近都人種之極有息[2]春取宿根頭以黃沙和牛糞作
畦種[3]苗生以竹梢作援[4]援高不得過三尺夏月頻溉之當年可食
極肥美南中有一種生山中根細如指極緊實刮磨入湯煮之作塊不散
味更珍美云食之尤益人過於家園種者又江湖閩中出一種根如薑芋
之類而皮紫極有大者一枚可重斤餘刮去皮煎煮食之俱美但性冷於
北地者耳彼土人單呼爲薯音若殊亦曰山薯而山海經云景山北望少澤
其草多薯藇音與薯蕷同郭璞注云根似芋可食江南人單呼薯音儲語或有輕
重耳據此注則薯蕷與薯乃一種南北之產或有不同故其形類差別然
字音殊儲不同蓋相傳之訛也一名山芋

【注释】

[1] 不堪：不能用。

[2] 息：生长。

[3] 畦（qí）种：指分垄种植。

[4] 援：攀缘。

十七、唐慎微等《经史证类备急本草·卷第六·麦门冬》节选

麥門冬生函谷[1]川谷[2]及堤阪[3]肥土石間久廢處今所在有
之葉青似莎草長及尺餘四季不凋根黃白色有須根作連珠形似礦麥
顆故名麥門冬四月開淡紅花如紅蓼花實碧而圓如珠江南出者葉大
者苗如粗蔥小者如韭大小有三四種功用相似或云吳地者尤勝二月
三月八月十月采陰乾亦堪單作煎餌之取新根去心搗熟[4]絞取汁和
白蜜銀器中重湯煮攪不停手候如飴乃成酒化溫服之治中益心悅顏
色安神益氣令人肥健其力甚抉[5]又主金石藥發麥門冬去心六兩人
參四兩甘草二兩炙三物下篩蜜丸如梧子日再飲下又崔元亮海上方
治消渴丸云偶於野人處得神驗不可言用上元板橋麥門冬鮮肥者二
大兩宣州黃連九節者二大兩去兩頭尖三五節小刀子條理去皮毛了
淨吹去塵更以生布摩拭秤之搗末以肥大苦瓠汁浸麥門冬經宿然後
去心即於臼中搗爛即內黃連末臼中和搗候丸得即并手丸大如梧子

食後飲下五十丸日再但服兩日其渴必定

【注释】

[1] 亟谷：指极陡峭的山谷。

[2] 川谷：河谷。

[3] 堤阪：指河堤和山坡。

[4] 捣熟：指捣烂。熟：经过加工或处理过的。

[5] 其力甚抉（jué）：言其力甚强。抉：举起。

十八、李时珍《本草纲目·草部第十三卷·草之二·升麻》节选

時珍曰升麻引陽明清氣上行柴胡引少陽清氣上行此乃稟賦素弱元氣虛餒[1]及勞役饑飽生冷内傷脾胃引經最要藥也升麻葛根湯乃發散陽明風寒藥也時珍用治陽氣鬱遏及元氣下陷諸病時行赤眼每有殊效神而明之方可執泥乎一人素飲酒因寒月哭母受冷遂病寒中食無薑蒜不能一啜至夏酷暑又多飲水兼懷怫鬱[2]因病右腰一點脹痛牽引右脅上至胸口則必欲臥發則大便裏急後重頻欲登圊[3]小便長而數或吞酸或吐水或作瀉或陽痿或厥逆或得酒少止或得熱稍止但受寒食寒或勞役或入房或怒或饑即時舉發一止則諸證泯然如無病人甚則日發數次服温脾勝溼滋補消導諸藥皆微止隨發時珍思之此乃饑飽勞逸内傷元氣清陽陷遏不能上升所致也遂用升麻葛根湯合四君子湯加柴胡蒼术黄耆煎服服後仍飲酒一二杯助之其藥入腹則覺清氣上行胸膈爽快手足和暖頭目精明神采迅發諸證如掃每發一服即止神驗無比若減升麻葛根或不飲酒則效便遲大抵人年五十以後其氣消者多長者少降者多升者少秋冬之令多而春夏之令少若稟受弱而有前諸證者并宜此藥活法治之

【注释】

[1] 虛餒：虚弱。同义词连用。

[2] 怫郁：忧郁，心情不舒畅。

[3] 圊（qīng）：厕所。

十九、李时珍《本草纲目·草部第十二卷·草之一·人参》节选

人參膏用人參十兩細切以活水二十盞浸透入銀石器内桑柴火緩緩煎取十盞濾汁再以水十盞煎取五盞與前汁合煎成膏瓶收隨病作湯使丹溪云多慾之人腎氣衰憊欬嗽不止用生薑橘皮煎湯化膏服之浦江鄭兄五月患痢又犯房室忽發昏[1]暈不知人事手撒目暗自汗如雨喉中痰鳴如拽鋸聲小便遺失脈大無倫[2]此陰虛陽絶之證也予令急煎大料人參膏仍與灸氣海十八壯右手能動再三壯脣口微動遂與膏服一盞半夜後服三盞眼能動盡三斤方能言而索粥盡五斤而痢止至十斤而全安若作風治則誤矣一人背疽服内托十宣藥已多膿出作嘔發熱六脈沉數有力此潰瘍所忌也遂與大料人參膏入竹瀝飲之參盡一十六斤竹伐百餘竿而安後經旬餘值大風拔木瘡起有膿中有紅線一道過肩胛抵右肋予曰急作參膏以芎歸[3]橘皮作湯入竹瀝薑汁飲之盡三斤而瘡潰調理乃安若癰疽潰後氣血俱虛嘔逆不食變證不一者以參耆歸术[4]等分煎膏服之最妙

【注释】

[1] 昏：同"昏"。

[2] 伦：次序。

[3] 芎归：指川芎、当归二味中药。

[4] 参耆归术：指人参、黄芪、当归、白术四味中药。

二十、李时珍《本草纲目·草部第十二卷·草之一·黄耆》节选

弘景曰出隴西者温補出白水者冷補又有赤色者可作膏用消癰腫藏器[1]曰虛而客熱用白水黄耆虛而客冷用隴西黄耆大明[2]曰黄耆藥中補益呼爲羊肉白水耆涼無毒排膿治血及煩悶熱毒骨蒸勞赤水耆涼無毒治血退熱毒餘功并同木耆涼無毒治煩排膿之力微於黄耆遇闕即倍用之元素曰黄耆甘温純陽其用有五補諸虛不足一也益元氣二也壯脾胃三也去肌熱四也排膿止痛活血生血内托陰疽爲

瘡家聖藥五也又曰補五臟諸虛治脈弦自汗瀉陰火去虛熱無汗則發
之有汗則止之好古[3]曰黃耆治氣虛盜汗并自汗及膚痛是皮表之藥
治咯血柔脾胃是中州之藥治傷寒尺脈不至補腎臟元氣是裏藥乃上
中下內外三焦之藥也杲曰靈樞云衛氣者所以溫分肉而充皮膚肥腠
理而司開闔黃耆既補三焦實衛氣與桂同功特比桂甘平不辛熱爲異
耳但桂則通血脈能破血而實衛氣者則益氣也又黃耆與人參甘草三
味爲除躁熱肌熱之聖藥脾胃一虛肺氣先絕必用黃耆溫分肉益皮毛
實腠理不令汗出以益元氣而補三焦震亨曰黃耆補元氣肥白而多汗
者爲宜若面黑形實而瘦者服之令人胸滿宜以三拗湯瀉之

【注释】

[1] 藏器：即唐代本草学家陈藏器，著有《本草拾遗》十卷。

[2] 大明：即《日华子诸家本草》，又名《大明本草》。李时珍认为"千家姓大姓
出东莱，日华子盖姓大名明也"。

[3] 好古：即元代著名医药学家王好古。王好古师从李杲，著有《汤液本草》等
医籍。

二十一、李时珍《本草纲目·草部第十三卷·草之二·黄芩》节选

杲曰黃芩之中枯而飄者瀉肺火利氣消痰除風熱清肌表之熱細
實而堅者瀉大腸火養陰退陽補膀胱寒水滋其化源高下之分與枳實
枳殼同例元素曰黃芩之用有九瀉肺熱一也上焦皮膚風熱風濕二也
去諸熱三也利胸中氣四也消痰膈五也除脾經諸濕六也夏月須用七
也婦人產後養陰退陽八也安胎九也酒炒上行主上部積血非此不能
除下痢膿血腹痛後重身熱久不能止者與芍藥甘草同用之凡諸瘡痛
不可忍者宜芩連苦寒之藥詳上下分身梢及引經藥用之震亨曰黃芩
降痰假[1]其降火也凡去上焦濕熱須以酒洗過用片芩瀉肺火須用桑
白皮佐之若肺虛者多用則傷肺必先以天門冬保定肺氣而後用之黃
芩白术乃安胎聖藥俗以黃芩爲寒而不敢用蓋不知胎孕宜清熱涼血
血不妄行乃能養胎黃芩乃上中二焦藥能降火下行白术能補脾也羅
天益曰肺主氣熱傷氣故身體麻木又五臭[2]入肺爲腥故黃芩之苦寒

能瀉火補氣而利肺治喉中腥臭頌曰張仲景治傷寒心下痞滿瀉心湯
凡四方皆用黃芩以其主諸熱利小腸故也又太陽病下之利不止喘而
汗出者有葛根黃芩黃連湯及主妊娠安胎散亦多用之

【注释】

[1] 假：利用。

[2] 五臭：五种气味。《庄子·天地》云："五臭熏鼻，困惾中颡。"成玄英疏："五臭，谓羶、薰、香、鯹、腐。"

二十二、张秉成《成方便读·卷二·苏合香丸》

　　治諸中[1]卒暴昏迷痰壅氣閉不省人事以及鬼魅惡氣時行瘴癘[2]等證夫中之爲病有中風中寒中暑中濕中痰中氣中食中惡種種不同其病狀大都相似其治法且無論其何邪所中務須先辨其閉脫兩途其閉者雖亦見肢厥脈伏而其兩手必握固二便必閉塞口痙[3]不開兩目直視此爲邪氣驟加正氣被遏不得不用芳香開竅之品以治其標或蘇合牛黃至寶紫雪之類[4]審其寒熱別其邪正而擇用之庶幾經隧通而正氣復然後再治其致病之由所因之病若脫證則純屬乎虛雖病狀亦與諸中相似但手撒口開眼合汗出如珠小便不禁全見五絕之候[5]此爲本實先撥[6]故景岳有非風[7]之名若一辨其脫證無論其爲有邪無邪急以人參桂附之品回陽固本治之尚且不暇何可再以開泄之藥耗散真氣乎須待其根本漸固正氣漸回然後再察其六淫七情或內或外而緩調之則庶乎可也此方彙集諸香以開其閉而以犀角解其毒白术白蜜匡[8]其正硃砂辟其邪性偏於香似乎治邪中氣閉者爲宜耳

【注释】

[1] 诸中（zhòng）：指各类卒中病。中：卒中。

[2] 恶气时行瘴疠：泛指各类传染病。恶气：污秽之气。时行：亦称天行，指流行病。瘴疠：又称瘴气。

[3] 口痙：即口噤。牙关紧闭。

[4] 苏合牛黄至宝紫雪之类：泛指醒神开窍类药物。苏合：即苏合香丸。牛黄：即安宫牛黄丸。至宝：即至宝丹。紫雪：即紫雪丹。

[5] 五绝：指五脏危绝证候，为心绝、肝绝、脾绝、肺绝、肾绝的合称。

[6] 本实先拨：本指树根先自断绝。此处指人体元气先已衰竭。拨：断绝。

［7］非风：即类中风。

［8］匡：扶助。

二十三、张锡纯《医学衷中参西录·第四期·第一卷·石膏解》节选

石膏之質中含硫氧是以涼而能散有透表解肌之力外感有實熱者放膽用之直勝金丹[1]神農本經謂其微寒則性非大寒可知且謂其宜於產乳其性尤純良可知愚用生石膏以治外感實熱輕證亦必至兩許若實熱熾盛又恒重用至四五兩或七八兩或單用或與他藥同用必煎湯三四茶杯分四五次徐徐溫飲下熱退不必盡劑如此多煎徐服者欲以免病家之疑懼且欲其藥力常在上焦中焦而寒涼不至下侵致滑瀉也蓋石膏生用以治外感實熱斷無傷人之理且放膽用之亦斷無不退熱之理惟熱實脈虛者其人必實熱兼有虛熱仿白虎加人參湯之義以人參佐石膏亦必能退熱特是藥房軋細之石膏多系煅者即方中明開生石膏亦恒以煅者充之因煅者爲其所素備且又自覺慎重也故凡用生石膏者宜買其整塊明亮者自監視軋細凡石質之藥不軋細，則煎不透方的若購自藥房中難辨其煅與不煅迨將藥煎成石膏凝結藥壺之底傾之不出者必系煅石膏其藥湯即斷不可服

【注释】

［1］金丹：古代方士炼金石以为丹药，认为服之可以长生不老。

二十四、刘昫《旧唐书·列传·卷一百四十一方伎·张文仲传》

張文仲洛州洛陽人也少與鄉人李虔縱京兆人韋慈藏並[1]以醫術知名文仲則天[2]初爲侍御醫時特進蘇良嗣於殿庭因拜跪便絕倒則天令文仲慈藏隨至宅候之文仲曰此因憂憤邪氣激也若痛沖脅則劇難救自朝[3]候之未及食時即苦沖脅絞痛文仲曰若入心即不可療俄頃[4]心痛不復下藥日旰[5]而卒文仲尤善療風疾其後則天令文仲集當時名醫共撰療風氣諸方仍令麟臺監王方慶監其修撰文仲奏曰風有一百二十四種氣有八十種大抵醫藥雖同人性各異庸醫不達

藥之性使冬夏失節因此殺人唯脚氣頭風上氣常須服藥不絕自餘[6]則隨其發動臨時消息之但有風氣之人春末夏初及秋暮要得通泄即不困劇於是撰四時常服及輕重大小諸方十八首表上之文仲久視[7]年終於尚藥奉御撰隨身備急方三卷行於代

【注释】

[1]並：同"并"，并列。

[2]则天：指武周开国君主武曌，又名武则天。

[3]朝：早晨。

[4]俄顷：不久。

[5]旰（gàn）：天晚。

[6]自余：此外。

[7]久视：武则天称帝后的第十一个年号，公元700—701年。

二十五、脱脱《宋史·列传·卷二百二十一方伎·钱乙传》节选

錢乙字仲陽本吳越王俶支屬[1]祖從北遷遂爲鄆州人父顥善醫然嗜酒喜遊一旦東之海上不反乙方三歲母前死姑嫁呂氏哀而收養之長誨之醫乃告以家世即泣請往跡尋[2]凡八九反積數歲遂迎父以歸時已三十年矣鄉人感慨賦詩詠之其事呂如事父呂没無嗣爲收葬行服[3]乙始以顱顖方著名至京師視長公主[4]女疾授翰林醫學皇子病瘛瘲乙進黃土湯而愈神宗召問黃土所以愈疾狀對曰以土勝水水得其平則風自止帝悦擢太醫丞賜金紫[5]由是公卿宗戚[6]家延致無虛日廣親宗子[7]病診之曰此可毋藥而愈其幼在傍指之曰是且暴疾驚人後三日過午可無恙其家恚不答明日幼果發癇甚急召乙治之三日愈問其故曰火色直視心與肝俱受邪過午者所用時當更也王子病嘔泄他醫與剛劑[8]加喘焉乙曰是本中熱脾且傷奈何復燥之將不得前後溲與之石膏湯王不信謝去信宿浸劇[9]竟如言而效士病欬面青而光氣哽哽[10]乙曰肝乘肺此逆候也若秋得之可治今春不可治其人祈哀強予藥明日曰吾藥再瀉肝而不少卻[11]三補肺而益虛又加唇白法當三日死今尚能粥當過期居五日而絕乙爲方不名一師於書無不闚[12]不靳靳守古法時度越縱捨卒與法會尤邃[13]本

草諸書辨正闕誤或得異藥問之必爲言生出本末物色名貌差別之詳
退而考之皆合末年孿痹浸劇知不可爲召親戚訣別易衣待盡遂卒年
八十二

【注释】

[1] 支属：亲属。

[2] 跡寻：追寻踪迹。同义词连用。跡：同"迹"。

[3] 行服：谓穿孝服居丧。

[4] 长公主：皇帝的姊妹。

[5] 赐金紫：宋制三品以上穿紫服，佩戴金饰的鱼符。其官位不及者，则赐金紫。

[6] 宗戚：泛称皇室亲族。

[7] 宗子：嫡长子。

[8] 刚剂：辛热燥烈的方剂。

[9] 信宿浸剧：两夜逐渐加剧。

[10] 哽嗖：气哽塞，指呼吸困难。

[11] 卻：同"却"。

[12] 闚（kuī）：看。

[13] 邃（suì）：深晓。

二十六、高启《凫藻集·赠医师何子才序》

余嘗與修元史考其故實[1]見士之行義於鄉能濟人之急者皆俱
錄焉或謂死喪疾病之相救助固鄉黨[2]朋友之事非甚難能者夫何足
書余則以爲自世教衰人於父子昆弟[3]之恩猶或薄焉其視他人之危
能援手投足以拯之者於世果多得乎不多則君子宜與[4]之不可使遂
泯也乃采其尤卓卓者爲著於篇自退伏鄉里聞有斯人之風者猶復爲
興[5]慕焉一日趙子貞氏謁余城南言曰近僕自淮南攜累而東歸也奔
走水陸之艱觸冒霜露之慘既抵家而俱病焉蓋老稚數口無免者呻吟
咿嗖[6]僵臥滿室湯粥之奉不時郵[7]問之友不至相視盻然[8]爲溝
壑[9]矣醫師何子才日來視之療治周勤藥裹[10]成績僕有慚心而子
才無倦色既彌月[11]而皆起焉今以衰暮之年與老婦幼孫復得相依
以保其生者皆子才之賜也顧[12]無以報願惠一言識區區[13]之感焉
余以子貞家素貧固非常[14]有德於子才而子才亦非有冀於子貞者
乃活其闔門於瀕死豈非以濟人之急爲心而世無[15]不多得者乎若

是固不可使無聞也然余文思荒落不能張[16]子才之賢姑序以復[17]
於子貞氏子才能存此心而不息義聲積著則固有當代之執筆者書矣

【注释】

[1] 故实：故事，史实。
[2] 乡党：泛指乡里。周制以五百家为党，一万二千五百家为乡。
[3] 昆弟：指兄和弟。
[4] 与：称誉，表彰。
[5] 兴：喜悦。
[6] 呷嚶：病痛时的呻吟声。象声词。呷：同"咿"。
[7] 郇：同"恤"，体恤，周济。
[8] 盻（xì）然：恨视。
[9] 为沟壑："死"的婉言。这里指待毙。
[10] 药裹：药袋。这里谓用药。
[11] 弥月：经月，整月。弥：遍，满。
[12] 顾：然而，不过。
[13] 区区：我。谦辞。
[14] 常：通"尝"，曾经。
[15] 无：据文义，疑为衍文。
[16] 张：弘扬，发扬。
[17] 复：告，回答。

二十七、戴良《九灵山房集·卷十七·沧州翁传》节选

滄洲翁者姓呂氏名復字元䑓晚號滄洲翁其先河東人也翁幼孤
且甚貧獨依母氏居既長從鄉先生受尚書周易久之棄去習詞賦後以
母病復喜攻岐扁術而恨無其師一日遇三衢鄭禮之逆旅[1]中即知爲
醫中毛遂也每謹[2]事之鄭亦見翁醇謹[3]無他頗心愛翁因呼翁語
曰我有古先禁方及色脈藥論諸書知人生死定可治甚精我年老欲具
以授公翁即避席[4]再拜[5]盡得其書受讀可一年所輒試之有驗然
尚未精也鄭復教翁日記診籍[6]考方藥驗否悉爲參訂不使毫釐失理
又若干年所積爲人治診病效無不神自是鄞之病家及凡寓公[7]過客
以病留鄞者必歸翁翁皆樂應之童芳仲幼女華病嗜臥頰赤而身不熱
命小兒醫四三人療之皆以爲慢驚風[8]屢進攻風之劑兼旬不愈翁切
其脈右關獨滑而數他部大小等而和因告童曰女無病關滑爲有宿食

意乳母致之乳母必嗜酒酒後輒乳故令女醉非風也及詰其内子^[9]李
李曰乳母近掌酒庫鑰苟竊飲必任意潛使人視臥内有數空罌^[10]榻
下翼日^[11]拘其鑰飲以枳椇葛花日二三服女起如常時趙氏子病傷
寒十餘日身熱而人靜兩手脈盡伏俚醫^[12]以爲死也弗與藥翁診之
三部舉按皆無其舌胎滑而兩顴赤如火語言不亂因告之曰此子必大
發赤斑周身如錦文^[13]夫脈血之波瀾也今血爲邪熱所搏淖^[14]而
爲斑外見於皮膚呼吸之氣無形可依猶溝隧之無水雖有風不能成波
瀾斑消則脈出矣及揭其衾^[15]而赤斑爛然^[16]即用白虎加人參湯
化其斑脈乃復常繼投承氣下之愈發斑無脈長沙所未論翁蓋以意消
息^[17]耳

【注释】

[1] 逆旅：客舍，旅馆。
[2] 谨：恭敬。
[3] 淳谨：淳厚谨慎。
[4] 避席：古人席地而坐，离席起立，以示敬意。
[5] 再拜：拜两拜，以示恭敬。
[6] 诊籍：指病案。
[7] 寓公：指流亡寄居他乡或别国的官僚士绅等人。
[8] 慢惊风：惊风的一种类型，因大病、久病之后出现，以发病缓慢，无热，抽搐时发时止，缓而无力为特点。
[9] 内子：对自己妻子的谦称。
[10] 罂（yīng）：大腹小口的瓶子。
[11] 翼日：明日，次日。翼：通"翌"。
[12] 俚医：指医术粗劣的医生。俚：鄙俗。
[13] 锦文：华丽的花纹。
[14] 淖（nào）：烂泥。此处指稀泥状发散。
[15] 衾（qīn）：被子。
[16] 烂然：色彩明亮。
[17] 消息：斟酌，理解。

二十八、李濂《医史·卷之五·东垣老人传》节选

東垣老人李君諱杲字明之其先世居真定富於金財大定^[1]初校
籍^[2]真定河間^[3]戶冠兩路^[4]君之幼也異於群兒及長忠信篤敬慎

交游與人相接無戲言衢^[5]間衆人以爲懽洽處^[6]足跡未嘗到盖天
性然也朋儕頗疾^[7]之密議一席使妓戲狎^[8]或引其衣即怒罵解衣
焚之由鄉豪接待國使^[9]府尹聞其妙齡有守也諷^[10]妓强之酒^[11]
不得辭稍飲遂大吐而出其自愛如此受論語孟子於王内翰^[12]從之
受春秋於馮内翰叔獻宅有隙地建書院延待儒士或不給者盡周^[13]
之泰和^[14]中歲饑民多流亡君極力賑救全活者甚衆母王氏寢疾^[15]
命里中數醫拯之溫凉寒熱其説異同^[16]百藥備嘗以水濟水竟莫知
爲何證而斃君痛悼不知醫而失其親有願曰若遇良醫當力學以志^[17]
吾過聞易水潔古老人張君元素醫名天下捐金帛詣之學數年盡得
其法進納^[18]得官監^[19]濟源稅彼中民感時行疫厲俗呼爲大頭天
行^[20]醫工遍閱方書無與對證者出己見妄下之不效復下之比比^[21]
至死醫不以爲過病家不以爲非君獨惻然於心廢寢食循流討源察標
求本製一方與服之乃效特壽^[22]之于木刻揭^[23]於耳目叢集之地用
之者無不效時以爲仙人所傳而鑿^[24]之于石碣^[25]

【注释】
［1］大定：金世宗完颜雍的年号，公元 1161—1189 年。
［2］校籍：查核户籍。
［3］真定、河间：今属河北。
［4］户冠两路：指李家（财富）居真定、河间两个地区之首。冠：超出众人，居于首位。路：宋元时代的地方行政区域名。宋时的路，犹明清时的省；元时的路，犹明清时的府。
［5］衢（qú）：四通八达的道路。这里指坊间。
［6］欢洽处：欢乐惬意的地方。
［7］疾：嫉妒。
［8］戏狎（xiá）：调戏。狎：亲昵而不庄重。
［9］国使：国家派出的使节，这里指南宋派去的使者。
［10］讽：用委婉语言暗示。
［11］强之酒：强劝李杲饮酒。酒：饮酒。名词活用作动词。
［12］内翰：翰林的别称。
［13］周：周济。
［14］泰和：金章宗完颜璟的年号，公元 1201—1208 年。
［15］寝疾：卧病不起。
［16］异同：偏义复词，义偏于“异”。

［17］志：通"识"，记住。

［18］纳：指"纳粟"。宋元时期，富人可向官府交纳钱粮而买到官职。

［19］监：主管。

［20］大头天行：又称大头瘟、大头风、大头伤寒，是感受风温时毒，邪气侵入三阴经络，以头面红肿、咽喉不利为主症的疾病。

［21］比比：一个接着一个，连续不断。

［22］寿：长久，指使之永久保存。使动用法。

［23］刻揭：刻印公布。

［24］鏨（zàn）：凿刻。

［25］石碣（jié）：圆顶的石碑。

二十九、孙一奎《医旨绪余·卷下·张刘李朱滑六名师小传》节选

張戴人[1]醫亦奇傑也世人不究其用意議其治疾惟事攻擊即明理如丹溪格致餘論亦譏其偏丹溪之説出益令人畏汗吐下三法如虎并其書置之不與睫交[2]予甚冤之予惟[3]人之受病如寇入國不先逐寇而先拊循[4]適足以養寇而擾黎元也戴人有見於是故以攻疾爲急疾去而後調養是得靖[5]寇安民之法矣彼仲景麻黄瓜蒂大承氣非攻擊急劑哉審緩急而用之此仲景意也蓋醫難於認病而不難於攻擊調補戴人特揭其難者言之也丹溪引内經邪之所湊其氣必虛爲論乃遺下文留而不去其病爲實一句引精氣奪則虛又遺邪氣盛則實一句引虛者正氣虛也又遺實者邪氣實也一句撼其可議戴人爲言而於戴所急者略而不採丹溪且若此余又何怪哉且戴人名其書曰儒門事親豈有儒者事親而行霸道以害其親者哉必不然矣譬彼武王伐殷先懸紂於太白而又散財發粟漢高入秦降子嬰而後約法三章彼拘拘然[6]進調補而詘[7]攻擊是猶治國專用賞而不用罰也則舜討凶[8]而尼父誅卯[9]爲多事哉予因著於篇以爲戴人辯白

【注释】

［1］张戴人：即张从正。张从正字子和，号戴人，为金代著名医学家。

［2］不与睫交：意为不去阅读。

［3］惟：想，认为。

［4］拊循：养护。

［5］靖：平定，平息。

［6］拘拘（jūjū）然：拘泥的样子。

［7］诎（chù）：通"黜"，革除，罢免。

［8］舜讨凶：相传舜曾讨伐浑敦、穷奇、梼杌、饕餮四个部族的首领。

［9］尼父诛卯：春秋时期鲁国大夫少正卯开办私学，宣讲授业，为一时"闻人"。孔子任大司寇掌理鲁国朝政，以"乱政"之名诛杀少正卯。

三十、张介宾《质疑录·黄宗羲〈张景岳传〉》节选

　　二十年來醫家之書盛行於世者張景岳類經趙養葵醫貫然醫貫一知半解耳類經明岐黃之學有王冰之所未盡者即學士大夫亦必累月而後能通之昔在戊寅[1]曾於張平子座上識景岳蓋交臂而失之己酉[2]寓證人書院[3]有蔣一玖者年八十矣欲爲其舅作傳則景岳也景岳名介賓別號通一子越[4]之山陰人也其父爲定西侯客介賓年十四即從遊於京師天下承平[5]奇才異士集於侯門介賓幼而狥齊[6]遂遍交其長者是時金夢石工[7]醫術介賓從之學盡得其傳以爲凡人陰陽但以血氣臟腑寒熱爲言此特後天之有形者非先天之無形者也病者多以後天戕及先天治病者但知有形邪氣罔顧無形元氣自劉河間以暑火立論專用寒涼其害已甚賴東垣論脾胃之火必務溫養救正實多丹溪出立陰虛火動之論寒涼之弊又復盛行故其注本草獨詳參附之用又慨世之醫者茫無定見勉爲雜應之術假兼備以幸中借和平以藏拙虛而補之又恐補之爲害復制之以消實而消之又恐消之爲害復制之以補若此者以藥治藥尚未遑又安望其及於病耶幸而偶愈亦不知其補之之力攻之之力耶及其不愈亦不知其補之爲害消之爲害耶是以爲人治病沉思病原單方重劑莫不應手霍然一時謁病者輻輳[8]其門沿邊大帥皆遣金幣致之其所著類經綜核[9]百家剖析微義凡數十萬言歷四十年而後成西安葉秉敬謂之海內奇書

【注釋】

［1］戊寅：明崇祯十一年，公元 1638 年。时年张介宾 76 岁，两年后逝世。

［2］已酉：清康熙八年，公元 1669 年。

［3］证人书院：为明末哲学家刘宗周所建书院。黄宗羲是证人书院培养的学生。

［4］越：古国名。在今浙江一带。

［5］承平：太平。

［6］狗齐：疾速，引申指敏慧。狗：同"徇"。
［7］工：擅长。
［8］辐辏：聚集。
［9］综核：综聚而考核。

三十一、张廷玉《明史·列传·第一百八十七方技·李时珍传》节选

李時珍字東璧蘄州人好讀醫書醫家本草自神農所傳止三百六十五種梁陶弘景所增亦如之唐蘇恭增一百一十四種宋劉翰又增一百二十種至掌禹錫唐慎微輩先後增補合一千五百五十八種時稱大備然品類既煩名稱多雜或一物而析爲二三或二物而混爲一品時珍病之乃窮搜博采芟煩補闕[1]歷三十年閱書八百餘家稿三易而成書曰本草綱目增藥三百七十四種釐爲一十六部合成五十二卷首標正名爲綱餘各附釋爲目次以集解詳其出產形色[2]又次以氣味主治附方書成將之上朝時珍遽卒未幾[3]神宗詔修國史購四方書籍其子建元以父遺表及是書來獻天子嘉之命刊行天下自是士大夫家有其書時珍官楚王府奉祠正子建中四川蓬溪知縣

【注释】
［1］芟（shān）煩補闕：删除繁杂，补充疏漏。
［2］形色：形态颜色。
［3］未几：不久。

三十二、孙思邈《备急千金要方·卷第二十六食治·序论》节选

河東衛汎[1]記曰扁鵲云人之所依者形也亂於和氣者病也理於煩毒者藥也濟命扶危者醫也安身之本必資於食救疾之速必憑於藥不知食宜者不足以存生也不明藥忌者不能以除病也斯之二事有靈[2]之所要也若忽而不學誠可悲夫是故食能排邪而安臟腑悦神爽志以資血氣若能用食平疴釋情遣疾者可謂良工長年餌老之奇法極養生之術也夫爲醫者當須先洞曉病源知其所犯以食治之食療不愈然後命藥藥性剛烈猶若禦兵兵之猛暴豈容妄發發用乖宜損傷處衆

藥之投疾殃濫亦然高平王熙[3]稱食不欲雜雜則或有所犯有所犯者
或有所傷或當時雖無災苦積久爲人作患又食啖鮭肴[4]務令簡少魚
肉果實取益人者而食之凡常飲食每令節儉若貪味多餐臨盤大飽食
訖覺腹中彭亨[5]短氣或致暴疾仍爲霍亂又夏至以後迄至秋分必須
慎肥膩餅臛[6]酥油之屬此物與酒漿瓜果理極相妨夫在身所以多疾
者皆由春夏取冷太過飲食不節故也又魚鱠諸腥冷之物多損於人斷
之益善乳酪酥等常食之令人有筋力膽幹[7]肌體潤澤卒多食之亦令
人膃脹[8]泄利漸漸自已[9]

【注释】

[1] 卫汛：指东汉医家卫汛，相传少时师事张机。其所著《颅囟经》是我国现存
最早的儿科专著。

[2] 有灵：具有灵性者，指人类。

[3] 王熙：即西晋名医王叔和，名熙，以字行于世，曾任晋太医令。

[4] 鮭（xié）肴：指美味佳肴。鮭：指鱼类的菜肴。

[5] 彭亨：腹部胀满。

[6] 臛（huò）：肉羹。

[7] 幹：强悍。

[8] 膃脹：腹胀。

[9] 自已：孙真人本作"害己"。

三十三、宋太医局《太平惠民和剂局方·附指南总论·论合和法》节选·其一

凡合和[1]湯藥務在精專甄別新陳辨明州土[2]修制合度分兩
無差用得其宜病無不愈若真假非類冷熱相乖草石昧其甘辛炮炙失
其體性篩羅粗惡[3]分劑[4]差殊雖有療病之名永無必愈之效是以
醫者必須殷勤注意再四留心不得委以他人令其修合非但多少不等
兼以失本方意擣和之後妍醜[5]難明衆口嘗之衆鼻嗅之精氣一切都
盡而將療病固難得效此蓋是合和之盈虛不得咎醫方之淺拙宜加審
察又古方藥味多以銖兩及用水皆言升數年代綿歷浸遠傳寫轉見乖
訛或分兩少而水數多或水數多而分兩少輕重不等器量[6]全殊若不
別其精粗何以明其取捨今則加減合度分兩得中削舊方之參差合今

時之行用其方中凡言分者即二錢半爲一分也凡言兩者即四分爲一
兩也凡言斤者即十六兩爲一斤也凡言等分者非分兩之分即諸藥斤
兩多少皆同爲等分也

【注释】

[1] 合和：配制。

[2] 州土：此处指药材产地。

[3] 篩罗粗恶：指挑选出的药物质量粗劣。

[4] 分（fèn）剂：剂量。

[5] 妍丑：此处指药物的好坏。

[6] 器量：器皿的容量。

三十四、宋太医局《太平惠民和剂局方·附指南总论·论合和法》节选·其二

凡煮湯云用水大盞者約一升也一中盞者約五合也一小鐘者約
三合也務從簡易庶免參差俾修合煎調臨病濟急不更冗繁[1]易爲曉
了也凡草有根莖枝葉皮骨花實諸蟲有毛翅皮甲頭足尾骨之屬有須
燒炮炙生熟有定一如其法順方者福逆方者殃或須肉去皮或須皮去
肉或須根莖或須花實依方揀煉[2]事褫理削[3]極令淨潔然後稱定
分兩勿得參差藥有相生相殺[4]氣力有強有弱君臣相使若不廣通諸
經則不知有好有惡或醫自以意加減不依方分兩使諸藥石強弱相欺
入人腹中不能治病更相攻擊草石相反使人迷亂力甚刀劍若調和得
意雖未能去病猶得安和五臟於病無所增劇也凡煮湯當以井花水[5]
極令淨潔其水數多少不得參差常令文火小沸令藥味出煮之調和必
須用意然則利湯欲生[6]少水而多取補湯欲熟多水而少取用新布絞
之服湯寧小熱即易消下若冷即令人嘔逆云分再服三服者要令勢力
相及并視人之強弱病之輕重爲進退增減之不必悉依方説也

【注释】

[1] 冗（rǒng）繁：繁杂。同义词连用。

[2] 揀煉：采集炮制。

[3] 事褫（chǐ）理削：意为对药材进行净选加工。褫：泛指夺去。

[4] 相生相杀：相互促进，相互制约。

[5] 井花水：又称"井华水"，指早晨第一次汲取的井泉水。

［6］利汤欲生：指具有攻泻作用的汤药的煎煮时间应当短。生：未煮熟的。

三十五、宋太医局《太平惠民和剂局方·附指南总论·论用药法》节选

夫濟時之道莫大於醫去疾之功無先於藥人居五行四氣病生暑濕風寒藥分三品七情性有溫平冷熱凡於行用不得差殊庶欲立方便須憑據療之合理病無不痊若自昧新陳莫分真偽用之偏僻使之稀疏[1]著以別名求於奇異未諳體性[2]妄説功能率自胸襟[3]深爲造次[4]是以醫不三世不服其藥斯言信有之矣豈不深思者哉又不得用土地所無貴價難市珠珍諸寶希罕所聞縱富貴而無處搜求設貧下而寡財不及或於遠邦求藥或則確執[5]古方不能變通稽於致辨[6]病既深矣藥何療焉繇是醫者必須捨短從長去繁就簡卷舒[7]自有盈縮隨機斟酌其宜增減允當察病輕重用藥精微則可謂上工矣凡藥有君臣佐使以相宣攝合和宜用一君二臣三佐五使又可一君三臣九佐使也又有陰陽配合子母兄弟根莖花實草木骨肉又有單行者有相須者有相使者有相畏者有相惡者有相反者有相殺者凡此七情合和之時留意視之當用相須相使者良勿用相惡相反者若有毒者宜制可用相畏相殺者不爾勿合用也又有酸鹹甘苦辛五味又有寒熱溫涼四氣又有有毒無毒陰乾曝乾采造時月生熟土地所出真偽新陳并各有法也

【注释】

［1］稀疏：意为极少应用。

［2］谙（ān）体性：熟悉药物的性味。

［3］胸襟：犹言"臆测"。

［4］造次：轻率随便之事。

［5］确执：明确认定。

［6］稽於致辨：意为深入查考辨析。

［7］卷舒：犹言"进退"。

三十六、陈言《三因极一病证方论·卷之二·太医习业》

國家以文武醫入官蓋爲養民設未有不自學古而得之者學古之道雖別而同爲儒必讀五經三史諸子百家方稱學者醫者之經素問靈

樞是也史書即諸家本草是也諸子難經甲乙太素中藏是也百家鬼遺[1]龍樹[2]金鏃刺要[3]銅人[4]明堂[5]幼幼新書產科保慶等是也儒者不讀五經何以明道德性命仁義禮樂醫不讀靈素何以知陰陽運變德化政令儒不讀諸史何以知人材賢否得失興亡醫不讀本草何以知名德性味養生延年儒不讀諸子何以知崇正衛教學識醇疵[6]醫不讀難素何以知神聖工巧[7]妙理奧義儒不讀百家何以知律曆[8]制度休咎[9]吉凶醫不讀雜科何以知脈穴骨空[10]奇病異證然雖如是猶未爲博況經史之外又有文海類集如漢之班馬[11]唐之韓柳[12]及我大宋文物最盛難以概舉醫文漢亦有張仲景華佗唐則孫思邈王冰等動輒千百卷其如本朝太平聖惠乘閑集效[13]神功萬全備見崇文[14]名醫別錄豈特汗牛充棟而已哉使學者一覽無遺博則博矣倘未能反約[15]則何以適從予今所述乃收拾諸經筋髓其亦反約之道也讀醫方者當推上聖養民設教爲意庶不負於先覺也

【注释】

[1] 鬼遗：指外科专著《刘涓子鬼遗方》。

[2] 龙树：指眼科专著《龙树菩萨眼论》。

[3] 金鏃刺要：疑为外伤科书名。

[4] 铜人：指针灸专著《铜人腧穴针灸图经》。

[5] 明堂：指腧穴学专著《黄帝明堂经》。

[6] 醇疵：醇美与疵病，指正确与错误。

[7] 神圣工巧：望、闻、问、切四种诊断方法的别称。

[8] 律历：指乐律和历法。

[9] 休咎：吉凶，善恶。

[10] 骨空：骨间空隙，穴位多位于此处。

[11] 班马：班固与司马迁的合称。

[12] 韩柳：韩愈与柳宗元的合称

[13] 乘闲集效：指宋代方书《乘闲集效方》。

[14] 崇文：指北宋最大的官修目录书《崇文总目》，共六十六卷，著录经籍 3445 部，30669 卷。

[15] 反约：反回来归纳要点。

三十七、陈嘉谟《本草蒙筌·总论·五用》节选

湯煎成清液也補須要熟利不嫌生并先較定[1]水數煎蝕多寡之

不同耳去暴病用之取其易升易散易行經絡故曰湯者蕩也治至高之
分加酒煎去濕加生薑煎補元氣加大棗煎發散風寒加葱白煎去膈病
加蜜煎止痛加醋煎凡諸補湯渣滓兩劑并合加原水數復煎待熟飲之
亦敵一劑新藥其發表攻裏二者惟煎頭藥取效不必煎渣也從緩從急
之不同故爾膏熬成稠膏也藥分兩須多水煎熬宜久渣滓復煎數次絞
聚濃汁以熬成爾去久病用之取其如飴力大滋補膠固故曰膏者膠也
可服之膏或水或酒隨熬滓猶酒煮飲之可摩之膏或油或醋隨熬滓宜
搗敷患處此蓋兼盡藥力也散研成細末也宜旋制合[2]不堪久留恐走
洩氣味服之無效爾去急病用之不循經絡衹去胃中及臟腑之積故曰
散者散也氣味厚者白湯[3]調服氣味薄者煎熟和滓服

【注释】
[1] 较定：考核断定，确定。
[2] 宜旋制合：意为应当随时配制。
[3] 白汤：指白开水。

三十八、陈嘉谟《本草蒙筌·总论·治疗用气味》

治療貴方藥合宜[1]方藥在氣味善用氣者天也氣有四溫熱者天
之陽寒涼者天之陰陽則升陰則降味者地也味有六辛甘淡者地之陽
酸苦鹹者地之陰陽則浮陰則沉有使氣者有使味者有氣味俱使者有
先使氣後使味者有先使味後使氣者不可一例而拘有一藥兩味或三
味者有一藥一氣或二氣者熱者多寒者少寒不爲之寒寒者多熱者少
熱不爲之熱或寒熱各半而成溫或溫多而成熱或涼多而成寒不可一
途而取又或寒熱各半晝服之則從熱之屬而升夜服之則從寒之屬而
降至於晴日則從熱陰雨則從寒所從求類變化猶不一也仍升而使之
降須其抑也沉而使之浮須其載也辛散也其行之也橫甘緩也其行之
也上苦瀉也其行之也下酸收也其性縮鹹軟也其性舒上下舒縮橫直
之不同如此合而用之其相應也正猶鼓掌成聲沃水成沸二物相合象
在其間也有志活人者宜於是而取法

【注释】
[1] 合宜：合适，恰当。

三十九、李梴《医学入门·卷七·习医规格》节选

為人診視先問證起何日從頭至足照依傷寒初證雜證及内外傷辨法逐一詳問證雖重而門類明白者不須診脈亦可議方證雖輕而題未定者必須仔細察脈先單看以知各經隱曲[1]次總看以決虛實死生既診後對病家言必以實或虛或實可治易治難治説出幾分證候以驗自己精神如有察未及者直令説明不可牽强文飾務宜從容擬議不可急迫激切以至恐嚇如診婦女須托其至親先問證色與舌及所飲食然後隨其所便或證重而就床隔帳診之或證輕而就門隔幃診之及其論病須明白開諭[2]辨析斷其為内傷外感或屬雜病或屬陰虛或内傷而兼外感幾分或外感而兼内傷幾分論方據脈下所定不可少有隱秘依古成法參酌時宜年紀與所處順逆及曾服某藥否雖本於古而不泥於古真如見其臟腑然後此心無疑於人亦不枉誤用藥之際尤宜仔細丸劑料本當出自醫家庶乎新陳炮炙一一合則況緊急丸散豈病家所能卒辦但有病家必欲自製者聽其意向須依本草注下古法修合[3]不可逞巧以傷藥力病機稍有疑滯[4]而藥不甚效者姑待五鼓靜坐潛心推究其源再為診察改方必無不愈

【注释】

[1] 隐曲：幽深曲折。此处指疑难的病情。

[2] 开谕：意为阐发。

[3] 修合：指炮制。

[4] 疑滞：指疑问。

四十、喻昌《寓意草·与门人定议病式》节选

某年者年上之干支治病先明運氣也某月者治病必本四時也某地者辨高卑燥濕五方異宜也某齡某形某聲某氣者用之合脈圖萬全也形志苦樂者驗七情勞逸也始於何日者察久近傳變也歷問病症藥物驗否者以之斟酌己見也晝夜寒熱者辨氣分血分也飲食二便者察腸胃乖和也三部九候何候獨異推十二經脈受病之所也二十四脈見何脈者審陰陽表裏無差忒[1]也依經斷為何病者名正則言順事成如

律度[2]也標本先後何在者識輕重次第也汗吐下和寒溫補瀉何施者求一定不差之法也七方大小緩急奇偶複乃藥之制不敢濫也十劑宣通補泄輕重滑澁燥濕乃藥之宜不敢泛也五氣中何氣五味中何味者用藥最上之法寒熱溫涼平合之酸辛甘苦鹹也引湯名爲加減者循古不自用也刻効[3]於何時者逐欵[4]辨之不差以病之新久五行定痊期也若是則醫案之在人者工拙自定積之數十年治千萬人而不爽也

【注释】

[1] 差忒（tè）：差错，差误。同义词连用。

[2] 律度：规矩，法度。

[3] 効：同"效"。

[4] 欵：同"款"。

四十一、徐大椿《医学源流论·卷上·元气存亡论》节选·其二

至[1]所謂元氣者何所寄耶五臟有五臟之真精此元氣之分體[2]者也而其根本所在即道經所謂丹田[3]難經所謂命門[4]內經所謂七節[5]之旁中有小心[6]陰陽闔闢[7]存乎此呼吸出入繫乎此無火而能令百體皆溫無水而能令五臟皆潤此中一線未絕則生氣一線未亡皆賴此也若夫有疾病而保全之法何如蓋元氣雖自有所在然實與臟腑相連屬者也寒熱攻補不得其道則實其實而虛其虛必有一臟大受其害邪入於中而精不能續則元氣無所附而傷矣故人之一身無處不宜謹護而藥不可輕試也若夫[8]預防之道惟上工能慮在病前不使其勢已橫[9]而莫救使元氣克[10]全則自能托邪於外若邪盛爲害則乘元氣未動與之背城而一決[11]勿使後事生悔此神而明之[12]之術也若欲與造化爭權而令天下之人終不死則無是理矣

【注释】

[1] 至：至于。

[2] 分体：整体的一部分，分支。

[3] 丹田：在人身脐下三寸处，为人体元气汇聚之所。

[4] 难经所谓命门：语出《难经·三十六难》。原文曰："肾两者，非皆肾也。其左者为肾，右者为命门。命门者，诸神精之所舍，原气之所系也。"

[5] 七节：由尾椎上数至第七椎。

［6］小心：王冰称其为"真心神灵之宫室"。

［7］阖（hé）辟：即开合，闭合与开启。

［8］若夫：相当于"至于说"。语气助词，用于句首。

［9］横（hèng）：横暴。

［10］克：能够。

［11］背城而一决：背向城墙而死战，比喻作最后的奋斗。

［12］神而明之：指真正理解事物的奥妙。

四十二、王泰林《医学刍言·辨证概述》

四時百病不出外感內傷外感者風寒暑濕燥火也內傷者喜怒憂思悲恐驚也外感六淫風有風寒風熱風濕風燥風火寒有寒濕寒久能化熱暑有陰暑有陽暑暑必挾濕濕有寒濕風濕濕熱有濕去而化燥者燥有外感有內傷有氣燥有血燥火有實火虛火上焦火中焦火下焦火五臟六腑之火暴病[1]初起寒熱頭痛總名之曰風寒有汗者傷風多鼻塞無汗者感寒多骨節痛暑病初起陰暑挾濕者多胸痞[2]吐瀉陽暑則壯熱大渴頭痛濕病因天時者初起身重發熱或有汗或無汗而足冷者多胸必悶口必膩而不渴間有渴欲飲水而惡心者因嗜茶酒而病者必舌膩而不欲飲小便少而或大便溏燥自外感者必咳嗽咽乾凜凜[3]惡寒燥因內傷者必舌乾便燥易饑而不欲食有傷氣傷血之分也火證最多壯熱目赤口渴便秘煩躁脈洪數大須辨虛實暴病多實久病多虛暴病多寒久病多熱內傷七情驚喜皆傷心心跳不寐悲憂皆傷肺咳嗽汗多思慮皆傷脾食少倦怠無力便溏怒傷肝或腹脇脹痛或頭昏眩而火升恐傷腎或心跳[4]遺精或腰痛脊痛又有勞倦內傷爲不足飲食內傷爲不足中之有餘又有勞力傷脾色慾傷腎皆屬內傷之證

【注释】

［1］暴病：突然发作且来势凶猛的疾病。

［2］胸痞：以胸部、咽喉部出现明显的物体堵塞感，呼吸不顺为主要表现的疾病。

［3］凜凜：形容寒冷的样子。凜：同"凛"。

［4］心跳：指心脏跳动异常，心悸。

四十三、吴安业《理瀹骈文·概说》节选

醫者意也藥者療也醫不能活人雖熟讀金匱石室之書無益也藥

不能中病雖廣搜橘井[1]杏林之品無當[2]也在昔集驗[3]之論傷寒則曰傷寒症候難辨愼勿輕聽人言妄投湯藥濟衆[4]之論瘟疫則曰瘟疫不拘於膠古方今多不驗弗藥無妨又如養葵[5]所著嵩厓[6]所輯謂夫咳嗽吐衄未必成瘵也服四物知柏之類不已則瘵成矣胸腹痞滿未必成脹也服山查[7]神麴之類不已則脹成矣面浮胕腫[8]未必成水[9]也服洩氣滲利之類不已則水成矣氣滯痞塞未必成噎也服青皮枳殼之類不已則噎成矣不獨此也千金云消渴三忌便不服藥亦可漢卿[10]云痘疹諸症以不服藥爲上諺曰服藥於未病此攝生之旨甚言病之可以不藥也又曰不治得中醫此謹疾之道亦謂醫之多非其治也蓋誠有鑒於良工之難得而特戒夫毒物之是嘗思其患以防其危其心苦而其詞切雖似激焉豈非愛歟

【注释】

[1]橘井：用典，指良药。后文“杏林”同。
[2]当：合适，恰当。
[3]集验：即《秘方集验》。
[4]济众：即《济众新编》。
[5]养葵：明代医家赵献可，字养葵。
[6]嵩厓：即清代景东旸所著医书《嵩厓尊生》。
[7]山查：即山楂。
[8]胕肿：即浮肿。
[9]水：水肿病。
[10]汉卿：金末至元初医学家窦默，字汉卿，著有《疮疡经验全书》。

四十四、陈言《三因极一病证方论·卷之二·三因论》节选

夫人稟天地陰陽而生者蓋天有六氣人以三陰三陽[1]而上奉之地有五行人以五臟五腑而下應之於是資生皮肉筋骨精髓血脈四肢九竅毛髮齒牙脣舌總而成體外則氣血循環流注經絡喜傷六淫[2]內則精神魂魄志意思[3]喜傷七情六淫者寒暑燥濕風熱是七情者喜怒憂思悲恐驚是若將護[4]得宜怡然安泰役冒非理[5]百痾[6]生焉病診既成須尋所自[7]故前哲示教謂之病源經不云乎治之極於一者因得之閉戶塞牖[8]繫之病者數問其情以從其意是欲知致病之本也然

六淫天之常氣冒之則先自經絡流入內合於臟腑爲外所因七情人之常性動之則先自臟腑鬱發外形於肢體爲內所因其如飲食饑飽叫呼傷氣盡神度量[9]疲極筋力陰陽違逆迺至虎狼毒蟲金瘡踒折[10]疰忤[11]附着畏壓溺等有背常理爲不內外因金匱有言千般疢難不越三條以此詳之病源都盡

【注释】

[1] 三阴三阳：指人体手足经络。

[2] 喜伤六淫：即"喜伤于六淫"。喜：容易。

[3] 精神魂魄志意思：皆为五脏所藏，借指脏腑。

[4] 将护：调养护理。

[5] 役冒非理：此处指起居寒温摄养违背常度。役：役使。冒：冲犯。

[6] 痾：同"疴"，疾病。

[7] 所自：由来。此处指病因。

[8] 牖（yǒu）：窗户。

[9] 尽神度量：思虑过度，耗伤精神。

[10] 踒（wō）折：泛指骨折。踒：手、脚等猛折而致筋骨受伤。

[11] 疰忤：犹言"中恶"，指感受秽毒或不正之气，突然厥逆，不省人事。

四十五、刘完素《素问病机气宜保命集·卷下·咳嗽论》节选

論曰欬謂無痰而有聲肺氣傷而不清也嗽是無聲而有痰脾濕動而爲痰也欬嗽謂有痰而有聲蓋因傷於肺氣動於脾濕欬而爲嗽也脾濕者秋傷於濕積於脾也故內經曰秋傷於濕冬必欬嗽大抵肅秋之氣宜清若反動之氣必上衝而爲欬甚則動於脾濕發而爲痰焉是知脾無留濕雖傷肺氣而不爲痰也有痰寒少而熱多故欬嗽者非專主於肺而爲病以肺主皮毛而司於外故風寒先能傷之也內經曰五臟六腑皆能令人欬非獨肺也各以其時主之而受病焉非其時各傳而與之也所病不等寒暑燥濕風火六氣皆令人欬唯濕病痰飲入胃留之而不行上入於肺則爲欬嗽假令濕在於心經謂之熱痰濕在肝經謂之風痰濕在肺經謂之氣痰濕在腎經謂之寒痰所治不同宜隨證而治之若欬而無痰者以辛甘潤其肺故欬嗽者治痰爲先治痰者下氣[1]爲上是以南星半

夏勝其痰而欬嗽自愈枳殼陳皮利其氣而痰自下痰而能食者大承氣
湯微下之少利爲度痰而不能食者厚朴湯治之夏月嗽而發熱者謂之
熱痰嗽小柴胡四兩加石膏一兩知母半兩用之冬月嗽而發寒熱謂之
寒嗽小青龍加杏仁服之然此爲大例更當隨証隨時加減之量其虛實
此治法之大體也

【注释】

［1］下气：降气。

四十六、严用和《严氏济生方·惊悸怔忡健忘门》节选

夫驚悸者心虛膽怯所致也且心者君主之官神明出焉膽者中正
之官決斷出焉心氣安逸膽氣不怯決斷思慮得其所矣或因事有所大
驚或聞虛響或見異相登高陟險［1］驚忤心神氣與涎鬱遂使驚悸驚悸
不已變生諸證或短氣悸乏體倦自汗四肢浮腫飲食無味心虛煩悶坐
臥不安皆心虛膽怯之候也治之之法寧其心以壯膽氣無不瘥者矣夫
怔忡者此心血不足也蓋心主於血血乃心之主心乃形之君血富則心
君自安矣多因汲汲［2］富貴戚戚［3］貧賤又思所愛觸事不意真血虛
耗心帝失輔漸成怔忡怔忡不已變生諸證舌强恍惚善憂悲少顏色皆
心病之候難經云損其心者益其榮法當專補真血真血若富心帝有輔
無不愈者矣又有冒風寒暑濕閉塞諸經令人怔忡五飲停蓄堙塞［4］中
脘亦令人怔忡當隨其證施以治法

【注释】

［1］陟（zhì）险：跋涉危险之地。

［2］汲汲：急切追求。

［3］戚戚：忧惧，忧伤。

［4］堙（yīn）塞：堵塞。

四十七、王履《医经溯洄集·中风辨》节选

三子之論河間主乎火東垣主乎氣彥脩主於濕反以風爲虛象而
大異於昔人矣吁昔人也三子也果孰是歟果孰非歟以三子爲是昔人
爲非則三子未出之前固有從昔人而治癒者矣以昔人爲是三子爲非
則三子已出之後亦有從三子而治癒者矣故不善讀其書者徃徃致亂

以予觀之昔人三子之論皆不可偏廢但三子以相類中風之病視爲中風而立論故使後人狐疑而不能決殊不知因於風者真中風也因於火因於氣因於濕者類中風而非中風也三子所論者自是因火因氣因濕而爲暴病暴死之證與風何相干哉如内經所謂三陰三陽發病爲偏枯痿易[1]四肢不舉亦未嘗必因於風而後能也夫風火氣濕之殊望聞問切之異豈無所辨乎辨之爲風則從昔人以治辨之爲火氣濕則從三子以治如此庶乎析理明而用法當矣惟其以因火因氣因濕之證強因風而合論之所以真僞不分而名實相紊若以因火因氣因濕證分出之則真中風病彰矣所謂西北有中風東南無中風者其然歟否歟

【注釋】

[1]痿易：即痿病。临床以肢体痿弱无力为特征。

四十八、孙一奎《赤水玄珠·第十五卷·癃门·淋闭余论》节选

生生子曰淋閉一證玉機微義闡述詳盡極當檢閱如劉河間之熱羅知悌之寒張潔古分在氣在血之异嚴用和之五淋陳無擇之三因朱彦修之痰積死血劉宗厚之腎虛火熾述素問靈樞脈經之要旨門分類析甚便後學惟婦人治法尚略顧今時婦人患此頗多鮮獲奇效緣由未得其真括[1]也考之經曰肝主小便淋溲婦人經未絕年皆厥陰肝經用事肝主謀慮者也婦人之性多於偏鄙鬱而不決氣道因澀鬱久成火凝滯濁液漸結成粒名曰砂石淋是也今之治淋者動手輒用五苓八正之類皆淡滲利竅之劑於病未嘗[2]遠也而底績[3]不樹[4]何耶殊不知淡滲皆在天之陽也但能利肺氣是氣降而水利矣非治有形之陰病也腎乃肺之子也淡滲過劑腎氣奪矣陰血日虧鬱火日熾經曰無陽則陰無以化無陰則陽無以生淡滲皆泄氣而損血者血損則竅愈澀澀則病劇治當開鬱火養陰血兼之以導氣之藥經曰壯者氣行則愈陰血旺氣道滑病自瘳[5]矣正如河涸舟粘縱用力多未若決水爲易也學者其[6]可忽諸

【注釋】

[1]真括：真正的方法。

[2]未尝：不曾。

[3]底绩：最终功效。

[4]树：树立，建立。

[5]瘳：病愈。

[6]其：怎么。语气副词。

四十九、缪希雍《先醒斋医学广笔记·卷之二·吐血·吐血三要法》节选·其二

今之療吐血者大患有二一則專用寒涼之味如芩連山梔四物湯黄柏知母之類往往傷脾作泄以致不救一則專用人參肺熱還傷肺咳嗽愈甚亦有用參而愈者此是氣虛喘嗽氣屬陽不由陰虛火熾所致然亦百不一二也仲淳[1]立論專以白芍藥炙甘草制肝枇杷葉麥門冬薄荷葉橘紅貝母清肺薏苡仁懷山藥養脾韭菜番降香真蘇子下氣青蒿鱉甲銀柴胡牡丹皮地骨皮補陰清熱酸棗仁_{炒研}白茯神養心山茱萸肉枸杞子補腎予累試之輒驗然陰無驟補之法非多服藥不效病家欲速其功醫者張惶無主百藥雖試以致殞身覆轍[2]相尋不悟悲夫

【注释】

[1]仲淳：即本文作者缪希雍，字仲淳。

[2]覆辙：翻车的轨迹。比喻招致失败的教训。

五十、张介宾《景岳全书·卷之十二·杂证谟·汗证》节选

然以余觀之則自汗亦有陰虛盗汗亦多陽虛也如遇煩勞大熱之類最多自汗故或以飲食之火起於胃勞倦之火起於脾酒色之火起於腎皆能令人自汗若此者謂非陽盛陰衰者而何又若人之寤寐總由衛氣之出入衛氣者陽氣也人於寐時則衛氣入於陰分此其時非陽虛於表者而何所以自汗盗汗亦各有陰陽之證不得謂自汗必屬陽虛盗汗必屬陰虛也然則陰陽有異何以辨之曰但察其有火無火則或陰或陽自可見矣蓋火盛而汗出者以火爍陰陰虛可知也無火而汗出者以表氣不固陽虛可知也知斯二者則汗出之要無餘義而治之之法亦可得其綱領矣汗證有陰陽陽汗者熱汗也陰汗者冷汗也人但知熱能致汗而不知寒亦致汗所謂寒者非曰外寒正以陽氣内虛則寒生於中而陰

中無陽陰中無陽則陰無所主而汗隨氣泄故凡大驚大恐大懼皆能令
人汗出是皆陽氣頓消真元失守之兆至其甚者則如病後產後或大吐
大瀉失血之後必多有汗出者是豈非氣去而然乎故經曰[1]陰盛則身
寒汗出身常清數㮚[2]而寒寒則厥厥則腹滿死仲景曰極寒反汗出身
必冷如冰是皆陰汗之謂也

【注释】

［1］经曰……：本句见于《素问·阴阳应象大论》。

［2］㮚：通"栗"，战栗。

五十一、张介宾《景岳全书·卷之十一·杂证谟·伤风》节选

傷風之病本由外感但邪甚而深者偏傳經絡即爲傷寒邪輕而淺
者止犯皮毛即爲傷風皮毛爲肺之合而上通於鼻故其在外則爲鼻塞
聲重甚者并連少陽陽明之經而或爲頭痛或爲憎寒發熱其在内則多
爲咳嗽甚則邪實在肺而爲痰爲喘有寒勝而受風者身必無汗而多咳
嗽以陰邪閉鬱皮毛也有熱勝而受風者身必多汗惡風而咳嗽以陽邪
開泄肌腠也有氣强者雖見痰嗽或五六日或十餘日肺氣疏則頑痰利
風邪漸散而愈也有氣弱者邪不易解而痰嗽日甚或延綿數月風邪猶
在非用辛溫必不散也有以衰老受邪而不慎起居則舊邪未去新邪繼
之多致終身受其累此治之尤不易也蓋凡風邪傷人必在肩後頸根大
杼風門肺俞[1]之間由茲達肺最近最捷按而酸處即其逕也故凡氣體
薄弱及中年以後血氣漸衰者邪必易犯但知慎護此處或晝坐則常令
微煖或夜臥則以衣帛之類密護其處勿使微涼則可免終身傷風咳嗽
之患此余身驗切效之法謹録之以告夫惜身同志者

【注释】

［1］大杼风门肺俞：三者均是足太阳膀胱经腧穴。

五十二、张介宾《景岳全书·卷之十七·杂证谟·眩运》节选

眩運[1]一證虛者居其八九而兼火兼痰者不過十中一二耳原其
所由則有勞倦過度而運者有饑飽失時而運者有嘔吐傷上而運者有
泄瀉傷下而運者有大汗亡陽而運者有眴目[2]驚心而運者有焦思不

釋而運者有被毆被辱氣奪而運者有悲哀痛楚大叫大呼而運者此皆傷其陽中之陽也又有吐血衄血便血而運者有癰膿大潰而運者有金石破傷失血痛極而運者有男子縱欲氣隨精去而運者有婦女崩淋產後去血而運者此皆傷其陰中之陽也再若大醉之後濕熱相乘而運者傷其陰也有大怒之後木肆其強而運者傷其氣也有痰飲留中治節[3]不行而運者脾之弱也此亦有餘中之不足也至若年老精衰勞倦日積而忽患不眠忽苦眩運者此營衛兩虛之致然也由此察之虛實可辨矣即如內經之言亦無非言虛而何後世諸家每多各逞臆說其於病情經義果相合否指南若此後學能無誤乎

【注释】

[1]运：通“晕”，眩晕。

[2]眴（shùn）目：指眼见惊恐。

[3]治节：治理调节。

五十三、张介宾《景岳全书·卷之二十五·杂证谟·腰痛》节选

腰痛證舊有五辨一曰陽虛不足少陰腎衰二曰風痺風寒濕著腰痛三曰勞役傷腎四曰墜墮損傷五曰寢臥濕地雖其大約如此然而猶未悉[1]也蓋此證有表裏虛實寒熱之異知斯六者庶乎盡矣而治之亦無難也腰痛證凡悠悠戚戚屢發不已者腎之虛也遇陰雨或久坐痛而重者濕也遇諸寒而痛或喜煖而惡寒者寒也遇諸熱而痛及喜寒而惡熱者熱也鬱怒而痛者氣之滯也憂愁思慮而痛者氣之虛也勞動即痛者肝腎之衰也當辨其所因而治之腰爲腎之府腎與膀胱爲表裏故在經則屬太陽在臟則屬腎氣而又爲衝任督帶之要會所以凡病腰痛者多由真陰之不足最宜以培補腎氣爲主其有實邪而爲腰痛者亦不過十中之二三耳

【注释】

[1]犹未悉：还没有完全讲清。

五十四、张介宾《景岳全书·卷之十八·杂证谟·不寐》节选·其二

無邪而不寐者必營氣之不足也營主血血虛則無以養心心虛則神不守舍故或爲驚惕或爲恐畏或若有所繫戀或無因而偏多妄思以致終夜不寐及忽寐忽醒而爲神魂不安等證皆宜以養營養氣爲主治若思慮勞倦傷心脾以致氣虛精陷而爲怔忡驚悸不寐者宜壽脾煎或歸脾湯若七情內傷血氣耗損或恐畏傷腎或驚懼傷膽神以精虧而無依無寐者宜五福飲七福飲或三陰煎五君子煎擇而用之若營衛俱傷血氣大壞神魂無主而晝夜[1]不寐者必用大補元煎加減治之若勞倦傷心脾中氣不足清陽不升外感不解而寒熱不寐者補中益氣湯若思慮過度心虛不寐而微兼煩熱者養心湯或酸棗仁湯若焦思過度耗心血動心火而煩熱乾渴不寐者天王補心丹若心虛火盛煩亂內熱而怔忡不寐者安神丸若精血虛耗兼痰氣內蓄而怔忡夜臥不安者秘傳酸棗仁湯痰盛者十味溫膽湯凡人以勞倦思慮太過者必致血液耗亡神魂無主所以不寐即有微痰微火皆不必顧祇宜培養氣血血氣復則諸證自退

【注释】

[1] 昼夜：偏义复词，义偏于"夜"。

五十五、张介宾《景岳全书·卷之十九·杂证谟·喘促》节选

氣喘之病最爲危候治失其要鮮不誤人欲辨之者亦惟二證而已所謂二證者一曰實喘一曰虛喘也此二證相反不可混也然則何以辨之蓋實喘者有邪邪氣實也虛喘者無邪元氣虛也實喘者氣長而有餘虛喘者氣短而不續實喘者胸脹氣粗聲高息湧膨膨然若不能容惟呼出爲快也虛喘者慌張氣怯聲低息短惶惶然若氣欲斷提之若不能升吞之若不相及[1]勞動則甚而惟急促似喘但得引長[2]一息爲快也此其一爲真喘一爲似喘真喘者其責在肺似喘者其責在腎何也蓋肺爲氣之主腎爲氣之根肺主皮毛而居上焦故邪氣犯之則上焦氣壅而爲喘氣之壅滯者宜清宜破也腎主精髓而在下焦若真陰虧損精不化

氣則下不上交而爲促促者斷之基也氣既短促而再加消散如壓卵矣
且氣盛有邪之脈必滑數有力而氣虛無邪之脈必微弱無神此脈候之
有不同也其有外見[3]浮洪或芤大至極而稍按即無者此正無根之脈
也或往來弦甚而極大極數全無和緩者此正胃氣之敗也俱爲大虛之
候但脈之微弱者其真虛易知而脈之浮空弦搏者其假實難辨然而輕
重之分亦惟於此而可察矣蓋其微弱者猶順而易醫浮空者最險而多
變若弦強之甚則爲真臟[4]真臟已見不可爲也

【注释】
[1]及：至，达到。
[2]引长：延长，伸长。同义词连用。
[3]见：呈现，后来写作“现”。
[4]真脏：即真脏脉，指五脏真气败露的脉象，可见于疾病的危重阶段。

五十六、汪绮石《理虚元鉴·卷上·治虚有三本》

治虚有三本肺脾腎是也肺爲五臟之天[1]脾爲百骸之母腎爲性
命之根治肺治腎治脾治虛之道畢矣夫東垣發脾胃一論便爲四大家
之首丹溪明滋陰一着便爲治勞症之宗立齋[2]究明補火謂太陽一照
陰火自戢[3]斯三先生者皆振古[4]之高人能回[5]一時之習尚[6]
闡[7]岐黃之心傳者然皆主於一偏而不獲全體之用是以脾胃之論出
於東垣則無弊若執東垣以治者未免以燥劑補土有拂[8]於清肅之肺
金滋陰之説出於丹溪已有弊若執丹溪以治者全以苦寒降火有礙於
中州之土化至於陽常有餘陰常不足此實一偏之見難爲古人諱[9]者
而後人沿習成風偏重莫挽余唯執兩端以用中合三部以平調一曰清
金保肺無犯中州之土此用丹溪而不泥於丹溪也一曰培土調中不損
至高之氣此用東垣而不泥於東垣也一曰金行清化不覺水自流長迺
合金水於一致也三藏既治何慮水火乘時乃統五臟以同歸也但主脾
主腎先賢頗有發明而清金保肺一著尚未有透達其精微者故余於論
肺也獨詳此治勞之三本宜先切究也

【注释】
[1]肺为五脏之天：言肺为五脏华盖。
[2]立斋：即明代医家薛己。薛己字新甫，号立斋。

　　［3］弥：消散。

　　［4］振古：远古，往昔。

　　［5］囬：同"回"，回转，扭转。

　　［6］习尚：习俗。

　　［7］辟：开辟。

　　［8］拂（fú）：违背。

　　［9］讳：避忌。

五十七、汪绮石《理虚元鉴·卷上·治虚二统》

　　治虚二統統之於肺脾而已人之病或爲陽虛或爲陰虛陽虛之久者陰亦虛終是陽虛爲本陰虛之久者陽亦虛終是陰虛爲本凡陽虛爲本者其治之有統統於脾也陰虛爲本者其治之有統統於肺也此二統者與前人之治法異前人治陽虛者統之以命火八味丸十全湯之類不離桂附者是前人治陰虛者統之以腎水六味丸百補丸之類不離知柏者是余何爲而獨主金土哉蓋陰陽者天地之二氣二氣交感[1]乾得坤之中畫而爲離[2]離爲火坤得乾之中畫而爲坎[3]坎爲水水火者陰陽二氣之所從生故乾坤可以兼坎離之功而坎離不能盡乾坤之量是以專補腎水者不如補肺以滋其源肺爲五臟之天孰有大於天者哉專補命火者不如補脾以建其中脾爲百骸之母孰有大於地者哉

【注释】

　　［1］交感：交互感应。

　　［2］乾得坤之中画而为离：指将乾卦中间的阳爻，换为坤卦中间的阴爻，即成离卦。

　　［3］坤得乾之中画而为坎：指将坤卦中间的阴爻，换为乾卦中间的阳爻，即成坎卦。

五十八、汪绮石《理虚元鉴·卷上·虚症有六因》节选

　　虛症有六因有先天之因有後天之因有痘疹及病後之因有外感之因有境遇之因有醫藥之因因先天者指受氣之初父母或年已衰老或乘勞入房或病後入房或妊娠失調或色慾過度此皆精血不旺致令所生之子夭弱故有生來而或腎或肝心或脾肺其根蒂處先有虧則至二十左右易成勞怯然其機兆[1]必有先現或幼多驚風骨軟行遲稍

長讀書不能出聲或作字動輒手振或喉中痰多或胸中氣滯或頭搖目瞬[2]此皆先天不足之徵宜調護於未病之先或預服補藥或節養心力未可以其無寒無熱能飲能食并可應接世務而恃爲無懼也即其病初起無過精神倦怠短氣少力五心煩熱而已豈知危困即在眉前也因後天者不外酒色勞倦七情飲食所傷或色欲傷腎而腎不強固或勞神傷心而心神耗憊或鬱怒傷肝而肝弱不復調和或憂愁傷肺而肺弱不復肅清或思慮傷脾而脾弱不復健運先傷其氣者氣傷必及於精先傷其精者精傷必及於氣或發於十五六歲或二十左右或三十上下病發雖不一而理則同歸耳

【注释】

[1] 机兆：先兆。

[2] 瞬：眨眼。

五十九、罗美《古今名医汇粹·病能集四·诸血证》节选

柯韻伯[1]曰失血之症關係最重先輩立論甚詳治法甚備如血脫益氣見之東垣矣滋陰清火見之丹溪矣安神補血見之陸迎矣引血歸源見之吳球[2]矣攻補迭用見之伯仁[3]矣逐淤生新見之宇泰[4]矣辛溫從治見之巢氏矣先止後補見之葛氏[5]矣胃藥收功見之石山[6]矣宜滋化源見之立齋矣無説不通無治不善乃創法者用之而痓遵法者因循而敗豈古今人有不相及歟抑亦未知其要耳請言治血之要其取效在調氣而補血其收功在安神而固精夫人身中惟氣血用事血隨氣行誰不能言獨於失血病不言調氣之理血脫須補誰不知之反於失血症不知補血之法惟以降火爲確論寒涼爲定方至於氣絕血凝猶不悔悟不深可憫耶夫氣亢於上焦之陽分則陽絡傷血隨氣上溢於口鼻當桃仁承氣以下之氣并於下焦之陰分則陰絡傷血隨氣而下陷於二便用補中益氣以舉之氣有餘必挾火當用苦寒以凉其氣氣不足便挾寒宜用甘溫以益其氣此調氣之大要也血自心來者補心丹主之脾來者歸脾湯主之肺來者生脈散主之腎來者腎氣丸主之此補血之大要然氣血者後天精神者先天故精神不散氣血和調形體不敝精神內守故治血者必用安神固精使病者積精全神以善其後何有夭枉之

憾哉

【注释】

［1］柯韵伯：即柯琴，字韵伯，号似峰，清代伤寒学家。
［2］吴球：字荚山，明代医学家。
［3］伯仁：即滑寿，字伯仁，晚号撄宁生，元代医学家。
［4］宇泰：即王肯堂，字宇泰，明代医学家。
［5］葛氏：指葛乾孙，元代医学家。
［6］石山：指汪机，字省之，别号石山居士，明代医学家。

六十、程国彭《医学心悟·第一卷·杂症主治四字论》

雜症主治四字者氣血痰鬱也丹溪治法氣用四君子湯血用四物湯痰用二陳湯鬱用越鞠丸參差互用各盡其妙薛立齋從而廣之氣用補中而糸[1]以八味益氣之源也血或四物而糸以六味壯水之主也痰用二陳而兼以六君補脾土以勝濕治痰之本也鬱用越鞠而兼以逍遥所謂以一方治木鬱而諸鬱皆解也用藥之妙愈見精微以愚論之氣虛者宜四君輩而氣實者則香蘇[2]平胃之類可用也血虛者宜四物輩而血實者則手拈失笑[3]之類可用也尋常之痰可用二陳輩而頑痰膠固致生怪症者自非[4]滾痰丸之類不濟也些小之鬱可用越鞠逍遥輩而五鬱相混以致腹膨腫滿二便不通者自非神佑承氣之類弗濟也大抵尋常治法取其平善病勢堅強必須峻劑以攻之若一味退縮則病不除而不察脉氣不識形情浪[5]施攻擊爲害尤烈務在平時將此氣血痰鬱四字反覆[6]討論曲盡其情辨明虛實寒熱輕重緩急一毫不爽則臨證灼然[7]而於治療雜症之法思過半[8]矣

【注释】

［1］糸：同"参"。
［2］蘇：同"苏（蘇）"。
［3］手拈失笑：指手拈散及失笑散，均为活血化瘀类方剂。
［4］自非：如果不是。
［5］浪：随意。
［6］反覆：亦作"反复"。
［7］灼然：清楚，明白。
［8］思过半：领悟大半。

六十一、程国彭《医学心悟·第三卷·痹》节选

痹者痛也風寒濕三氣雜至合而爲痹也其風氣勝者爲行痹遊走不定也寒氣勝者爲痛痹筋骨攣痛也濕氣勝者爲着痹浮腫重墜也然即曰勝則受病有偏重矣治行痹者散風爲主而以除寒祛濕佐之大抵參以補血之劑所謂治風先治血血行風自滅也治痛痹者散寒爲主而以疏風燥濕佐之大抵參以補火之劑所謂熱則流通寒則凝塞通則不痛痛則不通也治着痹者燥濕爲主而以祛風散寒佐之大抵參以補脾之劑蓋土旺則能勝濕而氣足自無頑麻也通用蠲痹湯加減主之痛甚者佐以松枝酒復有患痹日久腿足枯細膝頭瘇[1]大名曰鶴膝風此三陰本虧寒邪襲於經絡遂成斯症宜服虎骨膠丸外貼普救萬全膏則漸次可愈失此不治則成痼疾而爲廢人矣

【注释】

[1] 瘇（zhǒng）：泛指肿胀。

六十二、叶桂《临证指南医案·卷二·肺痿·邹时乘按》

肺痿一症概屬津枯液燥多由汗下傷正所致夫痿者萎也如草木之萎而不榮爲津亡而氣竭也然致痿之因非止一端金匱云或從汗出或從嘔吐或從消渴小便利數或從便難又被快藥[1]下之重亡津液故令肺熱乾痿也肺熱乾痿則清肅之令不行水清四布失度脾氣雖散津液上歸於肺而肺不但不能自滋其乾亦不能内灑陳於六腑外輸精於皮毛也其津液留貯胸中得熱煎熬變爲涎沫侵肺作欬唾之不已故乾者自乾唾者自唾愈唾愈乾痿病成矣金匱治法貴得其精意大意生胃津潤肺燥補真氣以通肺之小管清火熱以復肺之清肅故外臺用炙甘草湯在於益肺氣之虛潤肺金之燥千金用甘草湯及生薑甘草湯用參甘以生津化熱薑棗以宣上焦之氣使胸中之陽不滯而陰火自熄也及觀先生之治肺痿每用甘緩理虛或宗仲景甘藥理胃虛則補母之義可謂得仲景心法矣

【注释】

[1] 快药：指大黄一类峻猛攻下的药物。

六十三、王泰林《医学刍言·中风治法》

中風一證多系肝風上逆卒然昏仆口歪流涎手足不遂古來方法治各不同有言風從外入者以小續命湯加減有言風自內生者宜熄內風或夾氣夾火夾痰前人之論備矣景岳直指爲非風全由精氣內虛惟進溫補此亦一説不可不知不可全恃余每以羚羊天麻橘紅半夏鉤藤茯神竺黃竹瀝薑汁中於氣[1]而不語者送下蘇合香丸熱阻竅閉舌強神糊者化下至寶丹痰多加膽星至於口開爲心絕手撒爲脾絕眼閉爲肝絕遺尿爲腎絕鼾睡爲肺絕汗出如油面赤如妝髮直息鼾目上視皆不治近世有回天再造丸其方補氣養血活血豁痰清火通絡搜風無所不備此丹藥亦未可專恃也他如地黃飲子三生飲加人參十味溫膽湯景岳之右歸左歸丸皆可采用隨證施之

【注释】

[1] 中於气：指被气逆所伤。

六十四、唐宗海《血证论·卷五·瘀血》节选

吐衄便漏其血無不離經凡係離經之血與榮養周身之血已暌絕[1]而不合其已入胃中者聽[2]其吐下可也其在經脈中而未入於胃者急宜用藥消除或化從小便出或逐從大便出務使不留則無餘邪爲患此血在身不能加於好血而反阻新血之化機故凡血證總以去瘀爲要世謂血塊爲瘀清血非瘀黑色爲瘀鮮血非瘀此論不確蓋血初離經清血也鮮血也然既是離經之血雖清血鮮血亦是瘀血離經既久則其血變作紫血譬如皮膚被杖血初被傷其色紅腫可知血初離經仍是鮮血被杖數日色變青黑可知離經既久其血變作紫黑也此血在經絡之中雖已紫黑仍是清血非血塊也是以能隨氣運行走入腸胃吐下而出設在經絡之中即是血塊如何能走入腸胃耶至於血塊乃血入腸胃停留片時立即凝結觀宰割猪羊滴血盆中即時凝結便可知矣故凡吐衄無論清凝鮮黑總以去瘀爲先且既有瘀血便有瘀血之證醫者按證治之無庸[3]畏阻

【注释】

[1] 暌（kuí）绝：断绝，隔绝。暌：背离。

[2] 听：任凭，听凭。

[3] 无庸：无须，不必。

六十五、吴有性《温疫论·卷上·传变不常》节选

疫邪爲病有從戰汗[1]而解者有從自汗盜汗狂汗[2]而解者有無汗竟[3]傳入胃者有自汗淋漓熱渴反甚終得戰汗方解者有胃氣壅鬱必用下乃得戰汗而解者有表以汗解裏有餘邪不因他故越[4]三五日前證復發者有發黃因下而愈者有發黃因下而癍出者有竟從發癍而愈者有裏證急雖有斑非下不愈者此則傳變不常亦疫之常變也有局外之變者男子適逢淫欲或向來下元空虛邪熱乘虛陷於下焦氣道不施[5]以致小便閉塞小腹脹滿每至夜即發熱與導赤散五苓五皮之類分毫不效得大承氣一服小便如注而愈者或宿有他病一隅[6]之虧邪乘宿昔所損而傳者如失血崩帶經水適來適斷心痛疝氣痰火喘急凡此皆非常變大抵邪行如水惟窪者受之傳變不常皆因人而使蓋因疫而發舊病治法無論某經某病但治其疫而舊病自愈

【注释】

[1] 战汗：在外感热病过程中突然发生战栗，继而全身出汗，是正气与邪气相争的表现。

[2] 狂汗：瘟疫、温热病欲作汗解时的症状。多见于体质充盛之人，阳气冲击，不能顿开，故忽然狂躁，坐卧不安，少时大汗淋漓，邪从汗解，脉静身凉而愈。

[3] 竟：最终。

[4] 越：度过。

[5] 施：施布，散布。

[6] 隅：角落，一处。

六十六、薛己《外科枢要·卷一·论疮疡用针宜禁》

瘡瘍之症毒氣已成者宜用托裏以速[1]其膿膿成者當驗其生熟深淺而針之若瘇高而軟者發於血脈瘇下而堅者發於筋脈肉色不變者附於骨也小按便痛者膿淺也大按方痛者膿深也按之而不復起者膿未成也按之而復起者膿已成也膿生而用針氣血既泄膿又難成若

膿熟而不針腐潰益深瘡口難斂若瘡深而針淺内膿不出外血反泄若瘡淺而針深内膿雖出良肉受傷若元氣虛弱必先補而後針其膿一出諸症自退若膿出而反痛或煩躁嘔逆皆由胃氣虧損宜急補之若背瘡熱毒熾盛中央肉黯内用托裏壯其脾胃外用烏金膏塗於黯處其赤處漸高黯處漸低至六七日間赤黯分界自有裂紋如刀劃然黯肉漸潰矣當用鈚針^[2]利剪徐徐去之須使不知疼痛不見鮮血爲妙雖有裂紋膿未流利及膿水雖出而仍痛者皆未通於内竝用針於紋中引之患於背胛之間肉腐膿出腫痛仍作此内有毒筋間隔膿未通耳尤宜引之若元氣虛弱誤服克伐患處不痛或肉將死急溫補脾胃亦有生者後須純補之藥庶可收斂若忞^[3]用刀針去肉出血則氣無所依附氣血愈虛元氣愈傷矣何以生肌收斂乎

【注釋】

[1] 速：加速，加快。

[2] 鈚針：指“鈹針”，下段呈劍形，兩面有刃，用以刺破癰疽。

[3] 忞：同“妄”。

六十七、陶本学《孕育玄机·卷上·调经总诀》

婦人經病多是氣盛血虛宜順氣養血爲先經水或前或後或多或少或逾月不來或一月兩來俱是不調之故也先期而來血虛有熱當補血清熱其經自准過期不來作痛乃血虛有寒溫經養血其痛自止將來作痛腹中陣陣乍作乍止血實氣滯當行經順氣痛自息也經行着氣心腹腰脇俱發疼痛乃瘀血也順氣消瘀病即已矣過期紫黑成塊氣鬱血滯涼血去瘀順氣自平過期色淡乃痰多也活血化痰過期作痛血虛有熱生血清熱導瘀行氣過多不止久之而成血崩涼血補血月水不行發生腫滿是瘀血滲入脾經活血健脾行氣消腫日久不行腹脇有塊作痛是爲血結癥瘕調經止痛塊能漸消他如錯經妄行^[1]口鼻出血是火載血而上行氣亂也滋陰降火順氣調經但脈若芤澀而不治必成虛怯經行身痛麻痺寒熱頭疼因觸經感冒^[2]用五積散之類是也

【注釋】

[1] 错经妄行：即逆经，是指经期中或行经的前后，出现周期性的口鼻出血。

［2］触经感冒：指经期感冒。多因经期感寒所致。

六十八、张介宾《景岳全书·卷之三十八·经脉类·经不调》节选·其一

经血爲水穀之精氣和調於五臟灑陳於六腑乃能入於脈也凡其源源而來生化於脾總統[1]於心藏受於肝宣佈於肺施泄於腎以灌漑一身在男子則化而爲精婦人則上爲乳汁下歸血海[2]而爲經脈但使精氣無損情志調和飲食得宜則陽生陰長而百脈充實又何不調之有苟不知慎則七情之傷爲甚而勞倦次之又或爲慾不謹強弱相淩以致衝任不守者亦復不少此外則外感内傷或醫藥誤謬但傷營氣無不有以致之凡人有衰弱多病不耐寒暑不勝[3]勞役雖先天禀弱者常有之然有以氣血方長而縱情虧損或精血未滿而早爲斵喪[4]致傷生化之源則終身受害此未病之先所當深察而調之者也

【注释】

［1］统：统领，率领。

［2］血海：此处指冲脉。

［3］胜：承担，承受。

［4］斵丧：摧残，伤害。斵：大锄，引申为用刀、斧等砍。

六十九、张介宾《景岳全书·卷之三十八·经脉类·经不调》节选·其二

若欲調其既病則惟虛實陰陽四者爲要丹溪曰先期而至者血熱也後期而至者血虛也王子亨曰陽太過則先期而至陰不及則後時而來其有乍多乍少斷絕不行崩漏不止皆由陰陽盛衰所致是固[1]不調之大略也然先期而至雖曰有火若虛而挾火則所重在虛當以養營安血爲主矧亦有無火而先期者則或補中氣或固命門皆不宜過用寒涼也後期而至者本屬血虛然亦有血熱而燥瘀者不得不爲清補有血逆而留滯者不得不爲疏利總之調經之法但欲得其和平在詳察其脈證耳若形氣脈氣俱有餘方可用清用利然虛者極多實者極少故調經之要貴在補脾胃以資血之源養腎氣以安血之室知斯二者則盡善矣若

營氣本虛而不知培養^[2]則未有不日枯而竭者不可不察也

【注释】

［1］固：确实。

［2］培养：养护。

七十、杨士瀛《仁斋小儿方论·卷之三·疳·诸疳方论》节选

兒童二十歲以下其病爲疳二十歲以上其病爲癆疳與癆皆氣血虛憊腸胃受傷致之同出而異名也何者小兒臟腑嬌嫩飽則易傷乳哺飲食一或^[1]失常不爲疳者鮮矣疳皆乳食不調甘肥無節而作也或嬰幼闕乳粥飯太早耗傷形氣則疳之根生或三兩晬^[2]後乳食稍多過飽無度則疳以傷得或恣食甘肥黏膩生冷鹹酸以滯中脘則疳因積成或乳母寒暄失理飲食乖常喜怒房勞即與兒乳則疳因母患傳氣而入此非病家不能調適之過乎疳皆脾胃受病內無津液而作也有因吐瀉之後妄施吐下津液虛竭得之者有因潮熱大下利無禁約胃中焦燥得之者有因傷寒裏證冷駃太過渴引水漿變而生熱熱氣未散復於他邪得之者又有病癖寒熱脅下痛硬或者不能漸與消磨遽以硇巴^[3]峻決津液暴傷得之者此非醫家輕藥壞病之過乎

【注释】

［1］一或：一旦。

［2］晬：周年，又特指婴儿周岁或满百日。

［3］硇（náo）巴：指硇砂、巴豆二味中药。

七十一、万全《育婴秘诀·卷之一·五脏证治总论》

五臟之中肝有餘脾常不足腎常虛心熱爲火同肝論嬌肺遭傷不易愈人皆曰肝常有餘脾常不足予亦曰心常有餘肺常不足有餘爲實不足爲虛內經曰邪氣盛則實真氣奪則虛此所謂有餘不足者非經云虛實之謂也蓋肝之有餘者肝屬木旺於春春乃少陽之氣萬物之所資^[1]以發生者也兒之初生曰芽兒者謂如草木之芽受氣初生其氣方盛亦少陽之氣方長而未已故曰肝有餘有餘者乃陽自然有餘也脾常不足者脾司土氣兒之初生所飲食者乳耳水穀未入脾未用事其氣尚弱故曰不足不足者乃穀氣之自然不足也心亦曰有餘者心屬火旺於

夏所謂壯火[2]之氣也腎主虛者此父母有生之後禀氣不足之謂也肺亦不足者肺爲嬌臟難調而易傷也脾肺皆屬太陰天地之寒熱傷人也感[3]則肺先受之水穀之寒熱傷人也感則脾先受之故曰脾肺皆不足

【注释】

[1] 资：凭借。

[2] 壮火：指过亢的、能耗损人体正气的火。

[3] 感：接触，感受。

七十二、吴瑭《温病条辨·卷六·儿科用药论》

世人以小兒爲純陽也故重用苦寒夫苦寒藥兒科之大禁也丹溪謂產婦用白芍伐生生之氣不知兒科用苦寒最伐生生之氣也小兒春令也東方也木德也其味酸甘酸味人或知之甘則人多不識蓋弦脈者木脈也經謂弦無胃氣者死胃氣者甘味也木離土則死再驗之木實則更知其所以然矣木實惟初春之梅子酸多甘少其他皆甘多酸少者也故調小兒之味宜甘多酸少如錢仲陽之六味丸是也苦寒之所以不可輕用者何炎上作苦萬物見火而化苦能滲泄人倮蟲[1]也體屬溼土溼淫固爲人害人無溼則死故溼重者肥溼少者瘦小兒之溼可盡滲哉在用藥者以爲瀉火不知愈瀉愈瘦愈化愈燥苦先入心其化以燥也而且重伐胃汁直致痙厥而死者有之小兒之火惟壯火可減若少火[2]則所賴以生者何可恣用苦寒以清之哉故存陰退熱爲第一妙法存陰退熱莫過六味之酸甘化陰也惟溼溫門中與辛淡合用燥火則不可也余前序溫熱雖在大人凡用苦寒必多用甘寒監[3]之惟酒客不禁

【注释】

[1] 倮虫：身无羽毛鳞甲的动物。古代常用其代指人。

[2] 少火：指正常的、具有生气的火，是维持人体生命活动的阳气。

[3] 监：制约。

七十三、成无己《注解伤寒论·严序》

夫前聖有作後必有繼而述之者則其教乃得著於世矣醫之道源自炎黃以至神之妙始興經方繼而伊尹以元聖[1]之才撰成湯液俾黎庶之疾疢[2]咸遂蠲除使萬代之生靈普蒙拯濟後漢張仲景又廣湯

液爲傷寒卒病論十數卷然後醫方大備兹先聖後聖若合符節[3]至晉太醫令王叔和以仲景之書撰次成敘得爲完帙昔人以仲景方一部爲衆方之祖蓋能繼述先聖之所作迄今千有餘年不墜於地者又得王氏闡明之力也傷寒論十卷其言精而奧其法簡而詳非寡聞淺見所能賾究[4]後雖有學者又各自名家未見發明僕忝[5]醫業自幼徂[6]老耽味[7]仲景之書五十餘年矣雖粗得其門而近升乎堂然未入於室常爲之慊然[8]昨者邂逅聊攝成公[9]議論該博術業精通而有家學注成傷寒十卷出以示僕其三百九十七法之内分析異同彰明隱奧調陳脈理區別陰陽使表裏以昭然俾汗下而灼見百一十二方之後通明名號之由彰顯藥性之主十劑輕重之攸分七精[10]製用之斯見別氣味之所宜明補瀉之所適又皆引内經旁牽衆説方法之辨莫不允當實前賢所未言後學所未識是得仲景之深意者也昔所謂慊然者今悉達其奧矣親覿[11]其書誠難默默不揆[12]荒蕪聊序其略時甲子[13]中秋日洛陽嚴器之序

【注释】

[1] 元圣：大圣人。

[2] 疾疚（jiù）：泛指疾病。

[3] 符节：中国古代朝廷传达命令、征调兵将以及用于各项事务的一种凭证，用竹、木、玉、铜等制成。符节分成两半，使用时一半存朝廷，一半给外任官员或出征将帅。

[4] 赜（zé）究：探究奥秘。

[5] 忝（tiǎn）：辱，有愧于。常用作谦辞。

[6] 徂（cú）：及，至。

[7] 耽味：深切体味。

[8] 慊（qiàn）然：不满足。

[9] 成公：即金代医学家成无己。其所著《注解伤寒论》为现存最早的一部全文注释《伤寒论》的著作。

[10] 七精：即"七情"，指中药配伍的七种原则。

[11] 覿（dí）：见。

[12] 揆（kuí）：揣度。

[13] 甲子：南宋绍兴十四年，公元1144年。

七十四、沈括《良方·自序》

医诚艺[1]也方诚善也用之中节[2]也而药或非良其奈何哉橘过江而为枳麦得湿而为蛾[3]鸡踰岭[4]而黑鸜鹆[5]踰岭而白月虚而蚌蛤消露下而蚊喙坼此形器之易知者也性岂独不然乎予观越人[6]艺茶畦稻[7]一沟一陇之异远不能数步则色味顿殊况药之所生秦越燕楚之相远而又有山泽膏瘠燥湿之异禀岂能物物尽其所宜又素问说阳明在天则花实戕气少阳在泉则金石失理[8]如此之论采掇者固未尝晰也抑又取之有早晚藏之有焙㬠[9]风雨燥湿动有槁暴[10]今之处药或有恶火者必日[11]之而后咀然安知采藏之家不常[12]烘煜[13]哉又不能必此辨药之难五也此五者大概而已其微至于言不能宣其详至于书不能载岂庸庸之人而可以易言医哉予治[14]方最久有方之良者辄为疏[15]之世之为方者称其治效常喜过实千金肘后之类犹多溢言使人不复敢信予所谓良方者必目睹其验始著于篇闻不预[16]也然人之疾如向[17]所谓五难者方岂能必良哉一睹其验即谓之良殆不异乎刻舟以求遗剑者予所以详著其状于方尾疾有相似者庶几偶值云尔篇无次序随得随注随以与人拯道贵速故不暇待完也

【注释】

[1] 艺：谓多才、技艺精。下文"艺"为"种植"之意。

[2] 中节：符合法度。

[3] 蛾：指麦蛾，其幼虫蛀蚀稻麦等谷物。古人误以为麦受湿变蛾。

[4] 岭：指五岭，即今江西、湖南、广东、广西交界处之大庾岭、骑田岭、都庞岭、萌渚岭和越城岭。

[5] 鸜鹆（qú yù）：即八哥鸟。

[6] 越人：犹言"百越之人"。古称我国南方及东南方各族为"百越""百粤"，泛指我国南方人。

[7] 畦稻：一畦一畦地栽种稻子。

[8] 理：性理。

[9] 㬠（làng）：晒干。

[10] 槁暴：枯萎，干枯。

[11] 日：晒。名词活用作动词。

［12］常：通"尝"。
［13］烘煜：用火烘烤。
［14］治：研究。
［15］疏：分条记录。
［16］预：干预，参预。
［17］向：前面，以上。

七十五、曾世荣《活幼心书·罗序》

吾鄉月山李先生博極群書操行修潔最謹於義利界限媚學之子翩翩從之其誨諸生也不止於詞藝而已必勉以正心修身俾之有士君子之行德顯曾君從遊者之一也居無何場屋[1]之事廢於是以業儒者而業醫焉昔賢達則願爲良相窮則願爲良醫其心均在濟人耳醫豈細事哉而幼幼之醫尤不易也蓋氣色微筋骨脆癢痾[2]疾痛不可問而知他人止於面色指紋之間揣摩投劑德顯則切脈先之倘證陽而脈陰證陰而脈陽必治脈不治證精思詳究探本索原藥餌所施百不失一未嘗以病家之貴賤貧富而異用其心或遇窘乏太甚之家亦隨力捐資濟其饘粥以故全活者衆德顯非饒[3]於財者能推是心亦賢矣哉業醫三十年古今醫書讀之不輟今取其平日閱證用藥之已效者著爲方論纂爲詩歌名之曰活幼心書是心也恒心也惻隱[4]之心也心誠求之之心也對越天地神明而無愧矣且欲鐫梓以爲海內共之用心廣大可敬也夫余嘗觀趙德麟侯鯖録[5]有人得癰疽方甚奇寶而不傳後爲虎所食非天譴歟德顯心事若茲天必福之以誘世人之善用其心矣德顯衡之烝西人號育溪名世榮德顯其字也丁未[6]中秋邵清遺老七十翁羅宗之巨海甫謹序

【注释】
［1］场屋：科举考试的地方，又称科场。
［2］痒痾：泛指病痛。
［3］饶：富足，多。
［4］恻隐：同情，怜悯。
［5］侯鲭（zhēng）录：宋代赵令畤所著文言轶事小说。赵令畤，初字景贶，苏轼为之改字德麟，为宋太祖次子燕懿王德昭玄孙。
［6］丁未：元大德十一年，公元1307年。

七十六、陈自明《外科精要·自序》节选

凡癰疽之疾比他病最酷聖人推爲雜病之先自古雖有瘍醫[1]一科及鬼遺等論後人不能深究於是此方淪没轉乖迷塗今鄉井多是下甲人[2]專攻此科然沾[3]此疾又多富貴者内經云大凡癰瘡多失[4]於膏粱之人凡癰疽之疾真如草寇不守律法出意[5]凶暴待之稍寬殺人縱火無可疑者凡療斯疾不可以禮法待之仍要便服一二緊要經效之藥把定臟腑外施針灸以泄毒氣其勢稍定却乃詳觀方論或命醫者詳察定名是癰是疽是虛是實是冷是熱或重或輕對證用藥毋失先後次序病者不必憂惶醫者確執己見不可妄立名色愴惶[6]惑亂收效必矣如近代名醫李嗣之伍起予曾孚先[7]輩編集上古得效方論要訣愚因暇日采摭群言自立要領或先或後不失次序其中重複繁文者削之取其言簡意盡綱領節目整然不紊庶幾覽者如指諸掌[8]雖不能盡聖人之萬一使臨病之際便有所主毋致渴而穿井鬭而鑄兵者乎歲景定癸亥[9]孟秋[10]寳唐習醫陳自明良甫序

【注释】

[1]瘍医：出《周礼·天官》，指专治肿疡、溃疡、金疮、折伤等外科、骨伤科疾病的医生。

[2]下甲人：金代女真人进士考试，殿试成绩的第三等。此处指资质下等的人。

[3]沾：沾染。

[4]失：没有控制。

[5]出意：立意，想法。

[6]怆惶：犹言"仓皇"，匆忙，慌张。

[7]李嗣之、伍起予、曾孚先：三人医论多为本书所引用。

[8]指诸掌：即"了如指掌"。

[9]景定癸亥：南宋景定四年，公元 1263 年。景定：宋理宗赵昀的年号，公元 1260—1264 年。

[10]孟秋：秋天的第一个月，即农历七月。

七十七、沈金鳌《沈氏尊生书·自序》节选

予自弱冠時讀左國史漢[1]一人一事必究其詳知扁鵲倉公輩皆醫之神者其所以能神處務切求而根據[2]之遂搜閱古人方書如靈樞

素問等帙古奧質實直追漢魏可與史漢參論筆法乃益愛讀焉嗣是而
後積數十年稽古[3]之功往往兼習不廢得遍悉仲景以下諸名家或論
傷寒或言雜病或明脈法或詳藥性分門別戶各有師承正如諸子百家
流派不一而匯歸於是未嘗北轍南轅甚哉醫之道大而深也蓋醫繫人
之生死凡治一症構一方用一藥在立法著書者非要於至精至當則遺
誤後世被其害者必多在讀書用法者非審[4]乎至精至當則冒昧從事
被其害者更多吾愧之吾又憫之因統會平日所讀方書研審其意理或
采前人之語或抒一己之見參互考訂輯爲脈象統類一卷諸脈主病詩
一卷雜病源流犀燭三十卷傷寒論綱目十八卷婦科玉尺六卷幼科釋
謎六卷要藥分劑十卷共七種計共七十二卷總名之曰沈氏尊生書蓋
以人之生至重必知其重而有以尊之庶不至草菅人命也繫以沈氏者
以是書之作實由予憫人生命思有以尊之而成故不妨直任爲己書也
雖然沈氏尊人之生而成是書亦沈氏自藏之自閱之而已何敢表示於
人自詡爲著述也哉特書以志意

【注释】

［1］左国史汉：即《春秋左氏传》《国语》《史记》和《汉书》，为中国早期史学的
代表作。

［2］根据：依据。

［3］稽古：考察古事。

［4］审：详细，仔细。

七十八、吴瑭《温病条辨·自序》

夫立德立功立言聖賢事也瑭何人斯敢以自任[1]緣瑭十九歲時
父病年餘至於不起瑭愧恨難名哀痛欲絕以爲父病不知醫尚復何顏
立天地閒遂購方書伏讀於苫塊之餘[2]至張長沙外逐榮勢內忘身命
之論因慨然棄舉子業專事方術越四載猶子[3]巧官病溫初起喉痹外
科吹以冰硼散喉遂閉又徧延諸時醫治之大抵不越雙解散人參敗毒
散之外其於溫病治法茫乎未之聞也後至發黃而死瑭以初學未敢妄
贊一詞然於是證亦未得其要領蓋張長沙悲宗族之死作玉函經爲後
世醫學之祖奈玉函中之卒病論亡於兵火後世學者無從倣效遂至各

起異説得不償失又越三載來游京師檢校四庫全書得明季吳又可温疫論觀其議論宏闊實有發前人所未發遂專心學步焉細察其法亦不免支離駁雜大抵功過兩不相掩蓋用心良苦而學術未精也又徧考晉唐以來諸賢議論非不珠璧琳琅求一美備者蓋不可得其何以傳信[4]於來茲[5]瑭進與病謀退與心謀十閲春秋然後有得然未敢輕治一人癸丑歲[6]都下温疫大行諸友強起瑭治之大抵已成壞病倖存活數十人其死於世俗之手者不可勝數嗚呼生民何辜不死於病而死於醫是有醫不若無醫也學醫不精不若不學醫也因有志采輯歷代名賢著述去其駁雜取其精微閒附己意以及考驗合成一書名曰温病條辨然未敢輕易落筆又歷六年至於戊午[7]吾鄉汪瑟庵先生促瑭曰來歲己未濕土正化二氣中温厲大行子盍速成是書或者有益於民生乎瑭愧不敏未敢自信恐以救人之心獲欺人之罪轉相倣效至於無窮罪何自贖哉然是書不出其得失終未可見因不揣固陋黽勉[8]成章就正海内名賢指其疵謬[9]歷爲駁正將萬世賴[10]之無窮期也淮陰吳瑭自序

【注释】

[1] 自任：自信，自用。

[2] 苫（shān）块之余：指服丧期间。古代居父母之丧时，孝子以草荐（苫）为席，土块（块）为枕。

[3] 犹子：侄子。

[4] 传信：把确信的事实传告于人。

[5] 来兹：泛指今后。

[6] 癸丑岁：清乾隆五十八年，公元 1793 年。

[7] 戊午：清嘉庆三年，公元 1798 年。

[8] 黾（mǐn）勉：勉励，尽力。

[9] 疵谬：差错，谬误。

[10] 赖：依靠，凭借。

七十九、赵术堂《医学指归·自叙》

余少時立志於儒因祖母病篤[1]延醫罔效深以不知醫理即不能事親爲憾遂肆[2]醫讀内經諸書乃知天人合一之道本與儒通其理微其法妙愈加考核愈覺艱深初尚半明半昧繼則將信將疑幾有望洋之

歉竊以醫之爲道外感内傷爲證治兩大關鍵去其所本無復其所固有
儒如是醫亦如是可兩言而盡之蓋六淫外襲身中氣血日失和平有汗
吐下和之治是去其所本無也若七情暗傷身中氣血日就虧耗有滋填
培補之治是復其所固有也然不知十二經絡不辨虛實表裏寒熱温涼
差之毫釐謬以千里舉手便錯三十餘年來恒潛心於此辨究如履虎尾
如涉春冰不敢以人命爲嘗試惟謹守規矩之中不矜奇[3]亦不炫異[4]
謂我拙者聽之笑我迂[5]者亦聽之終其身日以寡過自期平居用藥悉
遵本草用藥式熟讀黄帝靈樞經脈篇及諸穴分寸歌日加探索爰集成
經絡解病證解治法解各十二篇并繪成十二經圖十二腑臟圖作者謂
聖述者謂明[6]即僅云述余亦何敢不過編釋一冊願後之子孫能儒則
儒否則欲學爲醫亦當如余之由儒習醫兢兢惕惕[7]先討論乎是書奉
爲指歸然後參讀古聖賢各家注集庶幾脈證相參經絡既明用藥自有
把握行見危者安困者亨[8]登斯人於仁壽之域是則予之所厚望也子
孫其守藏之勿替道光二十八年[9]歲在戊申仲冬日高郵趙術堂觀瀾
氏自敘

【注释】
［1］笃:（病）重。
［2］肄:学习。
［3］矜奇:夸耀神奇。
［4］异:优异,杰出。
［5］迂:拘泥固执。
［6］“作者谓圣”二句:首创者称作圣人,阐述者称作贤明的人。语见《礼记·乐记》。
［7］兢兢惕惕:恐惧不安。惕惕:惊恐不安心绪不宁。
［8］亨:通,顺利。
［9］道光二十八年:公元1848年。道光:清宣宗爱新觉罗·旻宁的年号,公元1821—1850年。

八十、赵濂《医门补要·自序二》

立言有裨[1]於世足爲千古可重而不廢者必性命[2]之學經
濟[3]之文所以歷久而彌彰也然無益之説雖長篇纍牘焉得人人而重

之至若可重者欲其見諸實事大則體國[4]經野[5]澤被下民而靡窮小則拯急恤災徵諸日用[6]而最切蓋莫近乎醫醫能去病人不能無病病不能不醫以醫有起死回生之力也醫豈易言乎哉苟醫者胸無洞見[7]拘定舊規不知變通經治必然功少是以醫貴乎精學貴乎博識貴乎卓[8]心貴乎虛業貴乎專言貴乎顯法貴乎活方貴乎純治貴乎巧效貴乎捷知乎此則醫之能事畢矣抑知古今内症之書已極浩瀚果能潛心考究加以臨症經歷自可日進乎神明非比外科必須傳授另多手法奇方或有專長之症試之必奏其神又往往秘其術而藏其方不肯一白諸人[9]殆欲矜[10]其獨得以爲射利[11]與傳家之具也余不憚數十年心瘁搜求前賢之義蘊并所列各症之情形更將師傳以後化出諸法匯輯成帙以災棗李愧無深文綺語以供稱許要使閱者了然心目一得之愚未必於醫林無小補云爾

【注释】

[1]裨（bì）：益处。

[2]性命：指人的生命。

[3]经济：经国济民。

[4]体国：创建或治理国家。

[5]经野：管理民间。

[6]征诸日用：意为平时得到征验。

[7]洞见：很清楚地看到。

[8]卓：高超。

[9]白诸人：使人明白。

[10]矜：自恃。

[11]射利：谋取财利。

八十一、唐宗海《血证论·自叙》

先君子體羸善病故海早歲即習方書有恙輒調治之癸酉[1]六月驟得吐血繼復轉爲下血查照各書施治罔效延請名宿仍無確見大約用調停之藥以俟病衰而已因此遍覽方書每於血證嘗三致意[2]時里中人甚詡[3]鄉先輩楊西山先生所著失血大法得血證不傳之秘門下[4]鈔存[5]私爲鴻寶[6]吾以先君病故多方購求僅得一覽而其書

議論方藥究亦未能精詳以之治病卒鮮成效乃廢然[7]自返寝饋[8]於内經仲景之書觸類旁通豁然心有所得而悟其言外之旨用治血證十愈七八今先君既逝而荆妻[9]馮氏又得血疾親制方劑竟獲安全慨然曰大丈夫不能立功名於天下苟有一材一藝稍足補救於當時而又吝不忍傳陋哉爰將失血之證精微奧義一一發明或伸古人所欲言或補前賢所未備務求理足方效不爲影響[10]之談書成自顧而轉憾悟道不早不能延吾父之壽也然猶幸此書之成可以救天下後世也光緒十年歲在甲申[11]重九後一日容川唐宗海自叙

【注释】

[1]癸酉：清同治十二年，公元 1873 年。

[2]三至意：意为多留意。

[3]诩（xǔ）：夸耀。

[4]门下：指学生。

[5]钞存：抄写保存。

[6]私为鸿宝：私下收藏，当作很贵重的宝物。

[7]废然：指沮丧失望的样子。

[8]寝馈：寝食吃住，又指时刻在其中。

[9]荆妻：对自己妻子的谦称。

[10]影响：谓传闻不实或空泛无据。

[11]光绪十年岁在甲申：即公元 1884 年。光绪：清德宗爱新觉罗·载湉的年号，公元 1875—1909 年。

八十二、永瑢等《四库全书总目提要·卷一百四·子部十四·医家类二·普济方》

普濟方四百二十六卷_{浙江范懋柱家天一閣藏本}明周定王橚撰橚有救荒本草已著錄是書取古今方劑匯輯成編橚自訂定又命教授滕碩長史劉醇等同考論之李時珍本草綱目所附方采於是書者至多然時珍稱爲周憲王則以爲橚子有燉所作誤矣元本一百六十八卷明史藝文志作六十八卷蓋脫一百二字也凡一千九百六十論二千一百七十五類七百七十八法六萬一千七百三十九方二百三十九圖采摭繁富編次詳析自古經方無更賅備於是者其書蒐羅[1]務廣頗不免重複牴牾[2]醫家病其雜糅罕能卒業又卷帙浩博久無刊版好事家轉相傳寫舛

謬[3]滋多故行於世者頗罕善本尤稀然宋元以來名醫著述今散佚十之七八櫺當明之初造舊籍多存今以永樂大典所載諸秘方勘驗是書往往多相出入是古之專門秘術實藉此以有傳後人能參考其異同而推求其正變博收約取應用不窮是亦仰山而鑄銅煮海而爲鹽[4]矣又烏可以繁蕪[5]病哉

【注释】

[1]蒐罗：搜集。蒐：同"搜"。

[2]牴牾：矛盾。

[3]舛（chuǎn）谬：差错，错误。

[4]仰山而铸铜煮海而为盐：依靠高山来炼铜，蒸煮海水来取盐，意指工程巨大，需要花费很大功夫。

[5]繁芜：繁多，芜杂。

八十三、永瑢等《四库全书总目提要·卷一百四·子部十四·医家类二·局方发挥》

局方發揮一卷_{江蘇巡撫採進本}元朱震亨撰以和濟局方不載病源止於各方下條列證候立法簡便而未能變通因一一爲之辨論大旨專爲辟溫補戒燥熱而作張介賓景岳全書云局方一書宋神宗_{案此方成於徽宗之時介賓以爲神宗殊爲舛誤謹附訂於此}詔天下高醫奏進而成雖其中或有過於粉飾者神效之方亦必不少豈可輕議其意頗不以震亨爲然考震亨之學出於宋內官羅知悌知悌之學距河間劉完素僅隔一傳完素主於瀉火震亨則主於滋陰雖一攻其有餘其劑峻利一補其不足其劑和平而大旨不離其淵源故於局方香竄燥烈諸藥諄諄致辨明以來沿其波者往往以黃柏知母戕傷元氣介賓鑒其末流故惟以益火爲宗掊擊[1]劉朱不遺餘力其以冰雪凜冽[2]爲不和以天晴日暖[3]爲和取譬固是然清風涼雨亦不能謂之不和鑠石流金[4]亦不能强謂之和各明一義而忘其各執一偏其病實相等也故介賓之説不可不知而震亨是編亦未可竟廢焉

【注释】

[1]掊（pǒu）击：攻击。

[2]冰雪凛冽：喻指寒凉药。

［3］天晴日暖：喻指温热药。

［4］铄石流金：亦作"铄玉流金"。指温度极高，能将金石熔化，形容酷热。此处喻指热性药。

八十四、永瑢等《四库全书总目提要·卷一百四·子部十四·医家类二·金匮钩玄》

金匮鉤元[1]三卷_{江蘇巡撫採進本}元朱震亨撰明戴原禮校補中稱戴云者原禮説也末附論六篇不刻於目録中一曰火豈君相五志俱有論一曰氣屬陽動作火論一曰血屬陰難成易虧論一曰滯下辨論一曰三消之疾燥熱勝陰論一曰泄瀉從濕治有多法論皆不題誰作觀其滯下辨論引震亨之言則亦原禮所加也震亨以補陰爲宗實開直補真水之先其以鬱治病亦妙闡内經之旨開諸家無窮之悟雖所用黄柏知母不如後人之用六味圓直達本原所制越鞠丸亦不及後人之用逍遥散和平無弊然蓽路藍縷[2]究以震亨爲首庸[3]是書詞旨簡明不愧鉤元之目原禮所補亦多精確明史方技傳載此書於原禮傳中卷數與今本同稱其附以己意人謂不愧其師其爲醫家善本可知矣原禮浦江人洪武中御醫本名思恭以字行故史作戴思恭朱國槙涌幢小品曰戴元禮國朝之聖醫也太祖稱爲仁義人太孫即位拜院使云云元禮即原禮蓋國槙得諸傳聞故音同字異耳

【注释】

［1］金匮钩元：即《金匮钩玄》。《四库全书总目提要》成书于清代，因清圣祖名"玄烨"，因而作者在书写中避讳，改"玄"为"元"字。

［2］蓽路蓝缕：意为驾着简陋的柴车，穿着破烂的衣服去开辟土地。形容创业艰苦。路：通"辂"，大车。

［3］首庸：首要的功绩。

八十五、永瑢等《四库全书总目提要·卷一百四·子部十四·医家类二·温疫论》

温疫論二卷補遺一卷_{通行本}明吴有性撰有性字又可震澤人是書成於崇禎壬午[1]以四時不正之氣發爲瘟疫其病與傷寒相似而迥殊古書未能分別乃著論以發明之大抵謂傷寒自毫竅[2]而入中於脉絡

從表入裏故其傳經有六自陽至陰以次而深瘟疫自口鼻而入伏於募原[3]其邪在不表不裏之間其傳變有九或表或裏各自爲病有但表而不裏者有表而再表者有但裏而不表者有裏而再裏者有表裏分傳者有表裏分傳而再分傳者有表勝於裏者有先表而後裏者有先裏而後表者其間有與傷寒相反十一事又有變證兼證種種不同并著論制方一一辨別其顯然易見者則脉在不伏不沉之間中取之乃見舌必有胎初則白甚則黃太甚則墨而芒刺[4]也其謂數百瘟疫之中乃偶有一傷寒數百傷寒之中乃偶有一陰證未免矯枉過直然古人以瘟疫爲雜證醫書往往附見不立專門又或誤解素問冬傷於寒春必病溫之文妄施治療有性因崇禎辛巳[5]南北直隸山東浙江大疫以傷寒法治之不效乃推究病源參稽醫案著爲此書瘟疫一證始有繩墨之可守亦可謂有功於世矣其書不甚詮次[6]似隨筆劄録[7]而成今姑存其舊其下卷勞復食復條中載安神養血湯小兒時疫條中載太極丸并有方而無藥又疫痢兼證一條亦有録而無書故別爲補遺於末又正名一篇傷寒例正誤一篇諸家瘟疫正誤一篇原目不載蓋成書以後所續入今亦并録爲一卷成完書焉

【注释】

［1］崇禎壬午：即明崇禎十五年，公元1642年。崇禎：明思宗朱由检的年号，公元1628—1644年。

［2］毫窍：指皮毛腠理的孔窍。

［3］募原：吴有性认为募原位于一身表里上下内外之间，即半表半里的部位，并因此创立了"邪伏募原"学说。

［4］墨而芒刺：指舌苔色黑并隆起如刺状，为热极之象。

［5］崇禎辛巳：即明崇禎十四年，公元1641年。

［6］诠次：衡量并编排次序。诠：通"铨"，衡量。

［7］劄（zhá）录：记录。劄：同"札"，书写。

八十六、王惟一《铜人腧穴针灸图经·卷四·背腧部第三行·膏肓腧》

膏肓腧二穴在第四顀[1]下兩傍相去各三寸主無所不療羸瘦虛損夢中失精上氣欬逆發狂健忘又取穴之法令人正坐曲脊伸兩手以

臂著[2]膝前令正直手大指與膝頭齊以物支肘勿令臂得動搖也從胛骨上角摸索至骨下頭其間當有四肋三間灸中間從胛骨之裏去胛容側指許摩胎[3]去表肋間空處按之自竟[4]牽引於肩中灸兩胛中一處至百壯多至三百壯當竟下礜礜然[5]似流水之狀亦當有所下若得痰疾則無所不下也如病人已因不能正坐當令側臥挽[6]上臂令前取穴灸之又以右手從左肩上住指頭所不及者是穴也左取亦然乃以前法灸之若不能久坐當伸兩臂令人挽兩胛骨使相離不爾即胛骨覆其穴灸之無驗此灸訖後令人陽氣康盛當消息以自補養論曰昔在和緩[7]不救晉候之疾其在膏之上肓之下針藥不能即此穴是也人不能求得此穴所以宿病難遣[8]若能用心此方便求得灸之無疾不愈出千金外臺

【注释】

[1]䭜（chuí）：脊椎骨。

[2]著：接触。

[3]胎：同"脊"，指背腰部脊椎两旁的肌肉。

[4]竟：同"觉"。

[5]礜礜然：意指行灸法时，引经络之气行如旋转水流。

[6]挽：拉，牵引。

[7]和缓：指秦国名医医和、医缓。

[8]遣：遣送，消除。

八十七、杨济时《针灸大成·卷四·〈素问〉九针论·火针》

火針即淬針[1]頻以麻油蘸其針燈上燒令通紅用方有功若不紅不能去病反損於人燒時令針頭低下恐油熱傷手先令他人燒針醫者臨時用之以免手熱先以墨點記穴道使針時無差火針甚難須有臨陣之將心方可行針[2]先以左手按穴右手用針切忌太深恐傷經絡太淺不能去病惟消息[3]取中耳凡行火針必先安慰病患令勿驚懼較之與灸一般灸則疼久針則所疼不久一針之後速便出針不可久留即以左手速按針孔則能止疼人身諸處皆可行火針惟面上忌之火針不宜針腳氣[4]反加腫痛宜破癰疽發背潰膿在內外面皮無頭者但按毒[5]上軟處以潰膿其闊大者按頭尾及中以墨點記宜下三針決破出膿一

針腫上不可按之即以手指從兩旁捺^[6]之令膿隨手而出或腫大膿多針時須側身回避恐膿射出汙^[7]身也

【注释】

[1]淬针：指将针烧红并刺入人体。《素问·调经论》云："病在骨，淬针药熨。"王冰注："淬针，火针也。"

[2]行针：指针刺治疗。

[3]消息：斟酌。

[4]脚气：因外感湿邪风毒，或饮食厚味所伤，积湿生热，流注腿脚而成的一类疾病。脚：同"脚"。

[5]毒：此处指发痈疽之处。

[6]捺：用手按。

[7]汙：同"污"。

八十八、钱乙《小儿药证直诀·卷中·嗽死证》节选

東都藥鋪杜氏有子五歲自十一月病嗽至三月未止始得嗽而吐痰乃外風寒蓄入肺經今肺病嗽而吐痰風在肺中故也宜以麻黃輩發散後用涼藥壓之即愈時醫以鐵粉丸半夏丸褊銀丸諸法下之其肺即虛而嗽甚至春三月間尚未愈召錢氏視之其候面青而光嗽而喘促哽氣^[1]又時長出氣錢曰痰困十已八九所以然者面青而光肝氣旺也春三月者肝之位也肺衰之時也嗽者肺之病肺之病自十一月至三月久即虛痿又曾下之脾肺子母也復爲肝所勝此爲逆也故嗽而喘促哽氣長出氣也錢急與瀉青丸瀉後與阿膠散實肺次日面青而不光錢又補肺而嗽如前錢又瀉肝瀉肝未已又加肺虛唇白如練^[2]錢曰此病必死不可治也何者肝大旺而肺虛絕肺病不得其時而肝勝之今三瀉肝而肝病不退三補肺而肺證猶虛此不久生故言死也此證病於秋者十救三四春夏者十難救一果大喘而死

【注释】

[1]哽气：指呼吸不连续。哽：阻塞。

[2]练：一种加工丝或丝织品的工序，即通过水煮等方式把丝麻、布帛煮得柔软洁白。此处指白色。

八十九、张从正《儒门事亲·卷七·燥形·大便燥结》节选

戴人過曹南省親有姨表兄病大便燥澀無他證常不敢飽食飽則大便極難結實如針石或三五日一如圖目前星飛鼻中血出肛門連廣腸痛痛極則發昏服藥則病轉劇烈巴豆芫花甘遂之類皆用之過多則困瀉止則復燥如此數年遂畏藥性暴急不服但臥病待盡戴人過診其兩手脈息俱滑實有力以大承氣湯下之繼服神功丸麻仁丸等藥使食菠菱葵菜[1]及豬羊血作羹百餘日充肥親知[2]見駭之嗚呼粗工不知燥分四種燥於外則皮膚皺揭燥於中則精血枯涸燥於上則咽鼻焦乾燥於下則便溺結閉夫燥之爲病是陽明化也水液寒少故如此然可下之當擇之藥之巴豆可以下寒甘遂芫花可下濕大黃朴硝可以下燥內經曰辛以潤之鹹以軟之周禮曰以滑養竅

【注释】
[1] 菠菱葵菜：指菠菜、菱角、葵菜等蔬菜。
[2] 亲知：指亲戚朋友。

九十、李杲《脾胃论·卷下·调理脾胃治验治法用药若不明升降浮沉差互反损论》节选

範天騋之內[1]素有脾胃之證時顯煩躁胸中不利大便不通初冬出外而晚歸爲寒氣怫鬱悶亂大作火不得伸故也醫疑有熱治以疏風丸大便行而病不減又疑藥力小復加至七八十丸下兩行前證仍不減復添吐逆食不能停痰唾稠黏涌出不止眼黑頭旋噁心煩悶氣短促上喘無力不欲言心神顛倒兀兀[2]不止目不敢開如在風雲中頭苦痛如裂身重如山四肢厥冷不得安臥予謂前證乃胃氣已損復下兩次則重虛其胃而痰厥頭痛作矣制半夏白术天麻湯主之而愈半夏白术天麻湯黃柏_二分_乾薑_三分_天麻蒼术白茯苓黃芪澤瀉人參_以上各五分_白术炒曲_以上各一錢_半夏_湯洗七次_大麥蘗[3]面橘皮_以上各一錢五分_右件㕮咀每服半兩水二盞煎至一盞去渣帶熱服食前此頭痛苦甚謂之足太陰痰厥頭痛非半夏不能療眼黑頭旋風虛內作非天麻不能除其苗爲定風草獨不爲風所動也黃芪甘溫瀉火補元氣人參甘溫瀉火補中益氣二术俱甘苦溫

除濕補中益氣澤苓利小便導濕橘皮苦温益氣調中升陽曲消食蕩胃中滯氣大麥蘗面寬中助胃氣乾薑辛熱以滌中寒黄柏苦大寒酒洗以主冬天少火在泉發躁也

【注释】

[1] 内：古代泛称妻妾。

[2] 兀兀：形容物体摇晃不稳或者行动不整的状态。

[3] 蘗（niè）：谷、麦、豆等粮食作物的芽。

九十一、孙一奎《孙文垣医案·二卷·三吴治验》节选

一書辦[1]年過五十嗜酒縱欲無憚[2]忽患下消之症一日夜小便二十餘度清白而長味且甜少頃凝結如脂色有油光治半年不驗腰膝以下皆軟弱載身不起飲食減半神色大瘁脉之六部大而無力書云脉至而從按之不鼓諸陽皆然法當温補下焦以熟地黄六兩爲君鹿角霜山茱萸各四兩桑螵蛸鹿角膠人參白茯苓枸杞子遠志菟絲子懷山藥各三兩爲臣益智仁一兩爲佐大附子桂心各七錢爲使煉蜜爲丸梧桐子大每早晚淡鹽湯送下七八十丸不終劑而愈或曰凡云消者皆熱症也始公具方人多議之今果以温補成功此何故哉予曰病由下元不足無氣升騰於上故渴而多飲以飲多小便亦多也今大補下元使陽氣充盛熏蒸於上口自不乾譬之釜蓋釜雖有水若底下無火則水氣不得上升釜蓋乾而不潤必釜底有火則釜中水氣升騰熏蒸於上蓋才濕潤不乾也予已詳著醫旨緒餘中茲不多贅

【注释】

[1] 书办：管办文书的属吏。

[2] 惮：怕，恐惧。

九十二、杨济时《针灸大成·卷九·医案》节选·其五

己巳歲[1]夏文選[2]李漸菴公祖夫人患產後血厥[3]兩足忽腫大如股甚危急徐何二堂尊[4]召予視之胗其脈芤而歇止此必得之產後惡露[5]未盡兼風邪所乘陽陰邪正激搏是以厥逆不知人事下體腫痛病勢雖危針足三陰經可以無虞[6]果如其言針行飯頃而甦[7]腫痛立消矣癸酉[8]秋大理[9]李義河翁患兩腿痛十餘載諸藥不能奏

效相公[10]推予治之胗其脈滑浮風濕入於筋骨豈藥力能愈須針可痊即取風市陰市等穴針之官至工部尚書病不再發

【注释】

[1]己巳岁：明隆庆三年，公元 1569 年。

[2]文选：负责文官选拔的官员。

[3]产后血厥：也称"产后血晕"，因产后恶露不下，内有停瘀，上攻心胸所致。

[4]堂尊：明清时县里属吏对知县的尊称。

[5]恶露：产妇在分娩后，胞宫内遗留的余血与浊液。

[6]虞：担忧。

[7]甦：同"苏"，苏醒。

[8]癸酉：明万历元年，公元 1573 年。

[9]大理：古代主管司法的最高官吏。

[10]相公：旧时对宰相的敬称。泛指官吏。

九十三、张介宾《景岳全书·卷之二十·杂证谟·呕吐》节选

金宅少婦宦門[1]女也素任性每多胸脅痛及嘔吐等證隨調隨愈後於秋盡時前證復作而嘔吐更甚病及兩日甚至厥脱不省如垂絶者再後延予至見數醫環視僉云湯飲諸藥皆不能受入口即嘔無策可施一醫云惟用獨參湯庶幾可望其生耳余因診之見其脈亂數甚而且煩熱躁擾莫堪名狀意非陽明之火何以急劇若此乃問其欲冷水否彼即點首遂與以半盅惟此不吐且猶有不足之狀乃復與一盅稍覺安靜余因以太清飲投之而猶有謂此非傷寒又值秋盡能堪此乎余不與辯及藥下咽即酣睡半日不復嘔矣然後以滋陰輕清等劑調理而愈大都嘔吐多屬胃寒而復有火證若此者經曰[2]諸逆衝上皆屬於火即此是也自後凡見嘔吐其有聲勢涌猛脉見洪數證多煩熱者皆以此法愈之是又不可不知也

【注释】

[1]宦门：做官的人家。

[2]经曰……：本句见于《素问·至真要大论》。

九十四、裴一中《裴子言医》节选

一孝廉往爲諸生時以遷居縈擾旦暮爲勞且亦兼有少年事[1]内

伤元氣業已[2]久之而於秋盡冬來忽發日哺之熱渠[3]頗自負知醫恬[4]不以意予爲診之則六脈已虛疾無倫[5]殊爲可駭渠時見予畏難色反笑而迁之曰某瘧耳安足慮予曰勢且隨劇曷以[6]瘧云即處一湯以人參五錢桂附歸术各二錢囑曰急急煮飲差可[7]無虞渠猶泄泄[8]未之遽信[9]曾不移時輒汗流如洗手足冷而目眩神疲就枕不能布語矣始信予言之不謬急以前湯連服五六劑人參加至一兩餘勢乃定於是自家而族而親友僉相頌曰功莫大矣感何如之予曰未也三日內無變證方爲佳兆衆疑而問其故予曰脈尚幾幾[10]欲絶耳越日更往視則脈狀仍然而汗復以時至予心憂甚即止宿於渠家不避晨夜以猛圖事之必濟旋用人參一兩附子半枚另用黃耆二兩煎湯煮之如此大劑不須臾而二進汗竟不止三進亦不止至四進猶復不止時參已竭而漏鼓[11]已三沉矣家居郊垌[12]無參可市爲之奈何不得已復以煮過人參四兩咀而味之則亦尚有餘性即合煮汁以濟權時[13]之竭卒至子後陽生之分補力方到而胃氣方回得啖糜粥二甌肉食數箸而汗始止脈亦自此有斂不至虛疾無倫矣遲明[14]急市人參以繼之後全愈

【注释】

[1] 少年事：指行房事。

[2] 业已：已经。

[3] 渠：他。

[4] 恬：安然，坦然。

[5] 伦：条理，次序。

[6] 曷以：即"以曷"。宾语前置。曷：怎么。疑问代词。

[7] 差可：尚可，勉强可以。

[8] 泄泄：闲散自得。

[9] 未之遽信：即"未遽信之"，不能马上相信他。宾语前置。

[10] 几几：几乎。

[11] 漏鼓：报更漏的鼓。

[12] 郊垌（dòng）：乡村。垌：田地。

[13] 权时：暂时，临时。

[14] 迟明：天快亮时。

九十五、喻昌《寓意草·辨徐国祯伤寒疑难急症治验》

徐國禎傷寒六七日身熱目赤索水到前復置不飲異常大躁將門牖洞啟身臥地上輾轉不快更求入井一醫洶洶[1]急以承氣與服余診其脈洪大無倫重按無力謂曰此用人參附子乾薑之症奈何認爲下症耶醫曰身熱目赤有餘之邪躁急若此再以人參附子乾薑服之逾垣上屋矣余曰陽欲暴脱外顯假熱内有真寒以薑附投之尚恐不勝回陽之任況敢用純陰之藥重劫其陽乎觀其得水不欲嚥[2]情已大露豈水尚不欲嚥而反可嚥大黄芒硝乎天氣燠蒸[3]必有大雨此症頃刻一身大汗不可救矣且既謂大熱爲陽症則下之必成結胸更可慮也惟用薑附所謂補中有發并可以散邪退熱一舉兩得至穩至當之法何可致疑吾在此久坐如有差誤吾任其咎於是以附子乾薑各五錢人參三錢甘草二錢煎成冷服服後寒戰戛齒[4]有聲以重綿和頭覆之縮手不肯與診陽微之狀始著再與前藥一劑微汗熱退而安

【注释】
[1]洶洶：慌乱不宁。洶：同"汹"。
[2]嚥：同"咽"。
[3]燠蒸：闷热如蒸。
[4]戛齒：上下牙齿相击。

九十六、李渔《笠翁一家言全集·卷之二·耐病解》节选

予自春王正月由秣陵移家家武林經理[1]維艱遂以憂勞成疾藥攻不尅幾登夜臺[2]至春杪[3]夏初微有起色旋以下樓失足猛然一蹶[4]筋骨皆傷瀕於死者復兩閱[5]月夏仲小愈送豚子[6]就試婺州又以冒暑受傷輿疾而返[7]始而痢繼而瘧繼而瘧痢并作加以嗽喘怔忡諸餘證斯時也即使家坐十醫口嘗百藥尚慮攻此失彼猶萬弩當前非重鎧倍甲所能禦矣維時家厄陳蔡[8]糴米貸薪[9]之不暇尚能招巫咸覓芝术哉惟有坐待羅刹之至靜觀蹣跚[10]之形而已詎[11]料不然春初之疾藥用金石貴者攻之不愈夏初之疾藥用草木賤者攻之亦不愈迨[12]後貴賤皆無藥以勿藥不期月而霍然起矣且善飯健步過

於疇昔^[13]始知病猶虎也虎逢人即食惟見不畏己者即捨之病猶鬼也鬼遇物即崇惟見不信左道者即去之病無所不奈何惟不奈何窮人窮之爲力大矣哉古云病不服藥常得中醫予曰非特^[14]中醫直^[15]醫國手耳

【注释】

[1]经理：处理，管理。

[2]夜台：坟墓，阴间。

[3]杪：指年月或四季的末尾。

[4]蹶（jué）：跌倒。

[5]阅：经历。

[6]豚子：自称其子。谦辞。

[7]舆疾而返：坐车快速返回。舆：车厢。名词活用作动词。

[8]家厄陈蔡：指家庭生活窘迫。

[9]贳米贷薪：赊米借柴，形容人贫困艰难。贳：赊欠。贷：借贷。薪：柴火。

[10]擗踊：形容人捶胸顿足、哀痛不已的样子。擗：通"擘"，捶胸。踊：跳跃。

[11]讵：岂。

[12]迨：等到。

[13]畴昔：往昔，以前。

[14]特：只是。

[15]直：简直。

九十七、徐大椿《洄溪医案·痰喘》

松江王孝賢夫人素有血證時發時止發則微嗽又因感冒變成痰喘不能著枕日夜俯几而坐竟不能支持矣是時有常州名醫法丹書調治無效延余至余曰此小青龍證也法曰我固知之但弱體而素有血證麻桂^[1]等藥可用乎余曰急則治標若更喘數日則立斃矣且治其新病愈後再治其本病可也法曰誠然然病家焉能知之治本病而死死而無怨如用麻桂而死則不咎病本無治而恨麻桂殺之矣我乃行道^[2]之人不能任其咎君不以醫名我不與聞^[3]君獨任之可也余曰然服之有害我自當之但求先生不阻之耳遂與服飲畢而氣平就枕終夕得安然後以消痰潤肺養陰開胃之方以次調之體乃復舊法翁頗有學識并非時俗之醫然能知而不能行者蓋欲涉世行道萬一不中則謗聲隨之余則不欲以此求名故毅然用之也凡舉世一有利害關心即不能大行我志

天下事盡然豈獨醫也哉

【注释】

[1] 麻桂：指麻黄、桂枝二味中药。

[2] 行（háng）道：指职业。

[3] 与（yù）闻：谓参与其事并且得知内情。

九十八、俞震《古今医案按·卷一·伤寒》节选·其二

又治一老人饑寒作勞患頭痛惡寒發熱骨節疼無汗妄語時作時止自服參蘇飲取汗汗大出而熱不退至第四日診其脉洪數而左甚朱曰此內傷證因饑而胃虛加以作勞陽明雖受寒氣不可攻擊當大補其虛俟胃氣充實必自汗而解遂以參芪歸术陳皮甘草加附子二片一晝夜盡五帖至三日口稍乾言有次序諸症雖解熱尚未退乃去附加芍藥又兩日漸思食頗清爽間與肉羹又三日汗自出熱退脉雖不散洪數尚存朱謂此脉洪當作大論年高而誤汗以後必有虛證見又與前藥至次日自言病以來不更衣[1]十三日矣今穀道[2]虛坐努責[3]進痛如痢狀不堪[4]自欲用大黄等物朱曰大便非實閉乃氣因誤汗而虛不得充腹無力可努仍用前藥間以肉汁粥及蓯蓉粥與之翌日濃煎椒葱湯浸下體方大便診其脉仍未斂此氣血仍未復又與前藥兩日小便不通小腹滿悶但仰臥則點滴而出朱曰補藥未至與前方倍加參芪兩日小便方利又服補藥半月而安

【注释】

[1] 更衣：古时对上厕所的委婉说法。此处指排大便。

[2] 谷道：指直肠到肛门的一部分。

[3] 虚坐努责：时时欲便，但登厕努挣而不排便。

[4] 不堪：不能忍受。

九十九、余霖《疫疹一得·附验案·紫黑呃逆治验》

丙午夏四月塞道掌侄孫兆某者病疫已十一日原診辭以備後事塞公另延一醫用理中湯兆某妻舅[1]工部員外伊公素精醫術不肯與服曰若治此症非余某不可其家因有人進讒言予用藥過峻懼不敢請伊公力爭懇予甚切予因之知遇之感慨然同往診其脈沉細而數驗其

症周身斑點紫黑相間加以鬱冒[2]直視譫語無倫四肢如冰呃逆不止舌卷囊縮手足動搖似若循衣此實危症幸而兩目紅赤嘴唇焦紫驗其是熱檢視前方不過重表輕涼此杯水投火愈增其焰以致變症蜂起予用大劑更加元參三錢大青葉二錢使其內化外解調服四磨飲本家懼不敢服伊公身任其咎親身煎藥半日一夜連投二服呃逆頓止手足遂溫次日脈轉洪數身忽大熱以毒外透也予問伊公曰按法治之二十一日得痊但此劑不過聊治其焰未拔其根藥力稍懈火熱復起一方服至五日病勢大減藥亦減半服至八日藥減三分之二去大青葉服至十日藥減其四分之三以後諸症全退飲食漸進計服石膏五斤十四兩犀角四兩六錢黃連三兩舉家狂喜始悔讒言者之誤也

【注释】

[1]妻舅：妻子的弟兄。

[2]郁冒：神昏不知人的状态。

一〇〇、王士雄《王氏医案·卷二》节选

赤山埠李氏女素稟怯弱春間汛事不行[1]脅腹聚氣如瘕減食肌削屢服溫通之藥至孟秋加以微寒壯熱醫仍作經閉治勢瀕於危乃[2]母托伊表兄林豫堂措辦後事豫堂特請孟英一診以決之孟英切其脈時壯熱烙指汗出如雨其汗珠落於脈枕上微有粉紅色乃曰虛損是其本也今暑熱熾盛先當治其客邪急則治標之法庶可希冀[3]疏白虎湯加西洋參元參竹葉荷稈桑葉及何醫至一籌莫展聞孟英主白虎湯乃謂其母曰危險至此尚可服石膏乎且本草於石膏條下致戒云血虛胃弱者禁用豈彼未之知也豫堂毅然曰我主藥與其束手待斃盍從孟英死裏求生之路耶遂服二帖熱果退汗漸收改用甘涼清餘熱日以向安繼與調氣養營陰宿瘕亦消培補至仲冬[4]汛至而痊次年適[5]孫夔伯之弟

【注释】

[1]汛事不行：意为闭经。

[2]乃：她的。代词。下文"伊"义同。

[3]庶可希冀：意为或许有希望。

[4]仲冬：冬天的第二个月，即农历十一月。

[5]适：旧指女子出嫁。

附录1：医古文阅读理解等级考试样题

一、Ⅰ级考试题目

（一）

五穀入於胃也其糟粕津液宗氣分爲三隧故宗氣積於胸中出於喉嚨以貫心脉而行呼吸焉營氣者泌其津液注之於脉化以爲血以榮四末内注五藏六府以應刻數焉衛氣者出其悍氣之慓疾而先行於四末分肉皮膚之間而不休者也晝日行於陽夜行於陰常從足少陰之分間行於五藏六府（《靈樞·邪客》節選）

【答题要求】

1.用"。"为上文断句（4分）。

2.摘引原文填空（每空2分，共6分）。

（1）五谷在体内代谢后产生的是：＿＿＿＿＿＿＿＿＿＿＿

（2）宗气的循行分布是：＿＿＿＿＿＿＿＿＿＿＿＿＿＿＿

（3）营气的循行与生理功能是：＿＿＿＿＿＿＿＿＿＿＿＿

（二）

成無己聊攝人家世儒醫性識明敏記問該博撰述傷寒義皆前人未經道者指在定體分形析證若同而異者明之似是而非者辨之古今言傷寒者祖張仲景但因其證而用之初未有發明其意義成無己博極研精深造自得本難素靈樞諸書以發明其奧因仲景方論以辨析其理極表裏虛實陰陽死生之説究藥病輕重去取加減之意真得長沙公之旨趣所著傷寒論十卷明理論三卷論方一卷大行於世（趙開美《仲景全書·醫林列傳·成無己》）

【答题要求】

1.用"。"为上文断句（4分）。

2. 语译文中画线句子（2分）。

3. 摘引原文填空（4分）。

（1）成无己编著《注解伤寒论》的原因是：＿＿＿＿＿＿＿＿＿＿＿＿＿＿＿＿

（2）作者对成无己《注解伤寒论》的评价有两点：一是＿＿＿＿＿＿＿＿＿＿＿＿＿ ；二是＿＿＿＿＿＿＿＿＿＿＿＿＿。

（三）

瘴氣惟東南之域乃有之葢嶺南地氣**卑**濕霧多風少且以冬時常**煖**則陰中之陽氣不固夏時反涼則陽中之陰邪易傷故人有不知保重而縱慾多勞者極易犯之以致發熱頭痛嘔吐腹脹等證蓋重者即傷寒輕者即瘧疾第在嶺南病此則均謂之瘴耳然陽氣外浮之**鄉**必内多真寒而外多假熱陰氣不固之人雖外有邪證而内必多虛此則嶺南瘴疫之大概也但予未經其地此不過億度之見耳及閱諸家之論最多得理足**徵**予言之不誣也謹詳錄在下以資擇用庶臨證者可無惑而病此者得所賴矣（張介賓《景岳全書·卷之十四·雜證謨·瘧疾瘴氣》節選）

【答题要求】

1. 用"。"为上文断句（4分）。

2. 注释文中画线词语（每词0.5分，共2分）。

①卑：＿＿＿＿＿。②煖：＿＿＿＿＿。③乡：＿＿＿＿＿。④征：＿＿＿＿＿。

3. 根据文意填空（4分）。

（1）岭南瘴疫的发病原因是：＿＿＿＿＿＿＿＿＿＿＿＿＿＿＿＿＿＿＿＿＿＿＿＿＿＿＿＿＿＿

（2）岭南瘴疫的基本特点是：＿＿＿＿＿＿＿＿＿＿＿＿＿＿＿

（四）

夫陽主生陰主殺凡陽氣不充則生意不廣而況乎無陽乎故陽惟畏其衰陰惟畏其盛非陰能自盛也陽衰則陰盛矣凡萬物之生由乎陽萬物之死亦由乎陽非陽能死物也陽來則生陽去則死矣試以太陽證之可得其象夫日行南陸在時爲冬斯時也非無日也第稍遠耳便見嚴寒難禦之若此萬物凋零之若此然則天地之和者惟此日也萬物之生者亦惟此日也設無此日則天地雖大一寒質耳豈非六合盡冰壺乾坤

皆地獄乎人是小乾坤得陽則生失陽則死**陽衰者即亡陽之漸也恃強者即致衰之兆也可不畏哉**（張介賓《類經附翼·三卷·求證錄·大寶論》節選）

【答題要求】

1. 用"。"为上文断句（4分）。

2. 语译文中画线句子（2分）。

3. 摘引原文填空（4分）。

（1）本文所言阳气对人体的作用是：_____

（2）作者所言"阴盛"是指：_____

（五）

世醫治暑病以香薷飲爲首藥然暑有乘涼飲冷致陽氣爲陰邪所遏遂病頭痛發熱惡寒煩躁口渴或吐或瀉或霍亂者宜用此藥以發越陽氣散水和脾若飲食不節勞役作喪之人傷暑大熱大渴汗泄如雨煩躁喘促或瀉或吐者乃勞倦内傷之證必用東垣清暑益氣湯人參白虎湯之類以瀉火益元可也若用香薷之藥是重虛其表而又濟之以熱矣蓋香薷乃夏月解表之藥如冬月之用麻黃氣虛者尤不可多服而今人不知暑傷元氣不拘有病無病槩用代茶謂能辟暑真癡前説夢也**且其性溫不可熱飲反致吐逆**飲者惟宜冷服則無拒格之患（李時珍《本草綱目·草部第十四卷·草之三·香薷》節選）

【答題要求】

1. 用"。"为上文断句（4分）。

2. 语译文中画线句子（2分）。

3. 根据文意填空（4分）。

（1）香薷饮的适应证是：_____

（2）香薷饮的禁忌证是：_____

（六）

夫五泄者之病其治法各不同者外證各異也胃泄者**飲食不化多**黃承氣湯下脾泄者腹脹滿泄注食即嘔吐逆建中及理中湯大腸泄者**食已窘迫**大便色白腸鳴切痛乾薑及附子湯小腸泄者**溲便**膿血少腹痛承氣湯大瘕泄者裏急後重數至圊而不能便足少陰是也莖中痛急

利小便此五泄之病也胃小腸大瘕三證皆清涼飲子主之（劉完素《素問病機氣宜保命集·卷中·瀉痢論》節選）

【答题要求】

1. 用"。"为上文断句（4分）。

2. 注释文中画线词语（每个0.5分，共2分）。

①饮食不化：_____。②食已：_____。③窘迫：_____。④溲便：_____。

3. 根据文意填空（4分）。

（1）五泄中属于泄泻的病是：_____

（2）大瘕泄的主要症状包括：_____

（七）

凡病中設有挾風寒者即宜斷去葷腥油膩微服散藥俟外邪祛盡另用滋味調補大抵將息癰腫不可缺少滋味以血肉能生血肉也然又不宜過多使肉氣勝穀氣更忌生冷滯氣之物恐反傷脾胃耳并宜避風邪戒嗔怒寡思慮少言語兢兢保養爲貴至于病後將息毒大者三年內宜遠帷幙毒小者期年內宜遠帷幙犯之則成虛損或成偏枯或陰減天年不可不慎也其他戒怒慎風亦須常作有病時想（程國彭《醫學心悟·附錄·外科十法·將息法十》）

【答题要求】

1. 用"。"为上文断句（4分）。

2. 根据文意填空（6分）。

痈肿病的调养注意事项包括：_____

_____

_____（至少答出6点）

（八）

有宗子柏雲者挾是術**徧**遊南北遠近震其名今且老矣戊寅航海歸過予**譚**藝質其道頗有奧理不悖於古而利於今與尋常搖鈴求售者迥異顧其方**旁涉元禁**瑣及遊戲不免誇新鬭異爲國醫所不道因録其所授重加芟訂存其可濟於世者部居別白都成一編名之曰串雅使後之習是術者不致爲庸俗所詆毀殆亦柏雲所心許焉昔歐陽子暴利幾絕乞藥於牛醫李防禦治嗽得官傳方於下走誰謂小道不有可觀者歟

亦視其人善用斯術否也乾隆己卯十月既望錢塘趙學敏恕軒撰（趙學敏《串雅內編·原序》節選）

【答题要求】

1. 用"。"为上文断句（4分）。

2. 注释文中画线词语（每个0.5分，共2分）。

①徧：_____。②譚：_____。③旁：_____。④元禁：_____。

3. 根据文意填空（4分）。

（1）本文作者是_____，字_____。他记录了_____所述的走方医的医术。

（2）《串雅》一书的编写方法是：_____

（九）

奇經八脉考一卷_{大學士于敏中家藏本}明李時珍撰其書謂人身經脈有正有奇手三陰三陽足三陰三陽爲十二正經陰維陽維陰蹻陽蹻沖任督帶爲八奇經正經人所共知奇經醫所易忽故特評其病源治法並參考諸家之説薈粹成編其原委精詳經緯貫徹洶辨脈者所不可廢又創爲氣口九道脈圖揚發內經之旨而詳其診法尤能闡前人未泄之秘考明初滑壽嘗撰十四經發揮一卷於十二經外益以督任二脈舊附刊薛己醫案之首醫家據爲繩墨時珍此書更加精核然皆根據靈樞素問以究其委曲而得其端緒此以知徵實之學由於考證遞推遞密雖一枝亦然矣（永瑢等《四庫全書總目提要·卷一百四·子部十四·醫家類二·奇經八脈考》）

【答题要求】

1. 用"。"为上文断句（4分）。

2. 摘引原文填空（6分）。

（1）《奇经八脉考》的主要内容是：_____

（2）《奇经八脉考》的创新之处是：_____

（3）作者对本书的整体评价是：_____

（十）

省中周公者山左人也年逾四旬因案牘積勞致成羸疾神困食減時多恐懼自冬春達夏通宵不寐者凡半年有餘而上焦無渴不嗜湯水或有少飲則沃而不行然每夜必去溺二三升莫知其所從來且半皆如

膏濁液**尪羸**至極**自分**必死及余診之**豈**其脈猶帶緩肉亦未脫知其胃氣尚存慰以無慮乃用歸脾湯去木香及大補元煎之屬一以養陽一以養陰出入間用至三百餘劑計人參二十斤乃得全愈此神消於上精消於下之證也可見消有陰陽不得盡言爲火姑紀此一按以爲治消治不寐者之鑒（張介賓《景岳全書·卷之十八·雜證謨·下消不寐新按》）

【答题要求】

1. 用“。”为上文断句（4分）。

2. 注释文中画线词语（每个0.5分，共2分）。

①沃:_____。②尪羸:_____。③自分:_____。④岂:_____。

3. 摘引原文填空（4分）。

（1）患者“神消於上”的临床表现为:_____

（2）患者“精消於下”的临床表现为:_____

二、Ⅱ级考试题目

（一）

黄帝問于岐伯曰**人之血氣精神者所以奉生而周于性命者也**經脉者所以行血氣而營陰陽濡筋骨利關節者也衛氣者所以温分肉充皮膚肥腠理司開闔者也志意者所以御精神收魂魄適寒温和喜怒者也是故血和則經脉流行營復陰陽筋骨勁強關節清利矣衛氣和則分肉解利皮膚調柔腠理緻密矣志意和則精神專直魂魄不散悔怒不起五藏不受邪矣寒温和則六府化穀風痺不作經脉通利肢節得安矣此人之常平也五藏者所以藏精神血氣魂魄者也六府者所以化水穀而行津液者也（《靈樞·本藏》節選）

【答题要求】

1. 为上文标点（6分）。

2. 语译文中画线句子（2分）。

3. 回答问题（6分）。

（1）概述经脉的作用。

（2）概述卫气的作用。

（3）概述志意的作用。

（二）

葉桂字天士江蘇吳縣人先世自歙遷吳祖時父朝采皆精醫桂年十四喪父從學於父之門人聞言即解見出師上遂有聞於時切脈望色如見五藏治方不出成見嘗曰劑之寒溫視乎病前人或偏寒涼或偏溫養習者茫無定識**假**兼備以幸中借和平以藏拙朝用一方晚易一劑**詎**有當哉病有見證有變證必胸有成竹乃可施之以方其治病多奇中於疑難證或就其平日嗜好而得救法或他醫之方略與變通服法或竟不與藥而使居處飲食**消息**之或於無病時預知其病或預斷數十年後皆驗當時名滿天下傳聞附會往往涉於荒誕不**具**錄卒年八十臨歿戒其子曰**醫可爲而不可爲必天資敏悟讀萬卷書而後可以濟世不然鮮有不殺人者**是以藥餌爲刀刃也吾死子孫慎勿輕言醫（趙爾巽《清史稿·列傳二百八十九·藝術一·葉桂》節選）

【答题要求】

1. 为上文标点（6分）。

2. 注释文中画线词语（每个0.5分，共2分）。

①假：_____。②詎：_____。③消息：_____。④具：_____。

3. 语译文中画线句子（2分）。

_____

4. 回答问题（6分）。

（1）"切脉望色如见五脏"指的是什么？

（2）概述叶桂是如何治疗疑难证的？

（3）如何理解"医可为而不可为"？

（三）

醫之學以七經爲本猶儒家之六藝也然七經中其論脈理精微莫詳於王氏脈經綱舉目分言近旨遠是以**自西晉至於今日與黃帝盧扁之書並傳學者咸宗師之**南渡以來此經罕得善本凡所刊行類多訛舛大任每切病之有家藏紹聖小字監本歷歲既深陳故漫滅字畫不能無謬然昔賢參攷必不失真久欲校正傳之未暇茲再**承乏**醫學偶一時教官如毛君升李君邦彥王君邦佐高君宗卿皆**洽聞**者知大任有志於斯

乃同博驗群書孜孜凡累月正其誤千有餘字遂**鳩工**創刊於本局與衆共之其中舊有**闕文**意涉疑似者亦不敢妄加補注尚賴後之賢者嘉定丁丑仲夏望日濠梁何大任後序（王熙《脈經·何後序》）

【答題要求】

1. 为上文标点（6分）。

2. 注释文中画线词语（每个0.5分，共2分）。

①承乏：＿＿＿＿。②洽聞：＿＿＿＿。③鳩工：＿＿＿＿。④闕文：＿＿＿＿。

3. 语译文中画线句子（2分）。

＿＿＿＿＿＿＿＿＿＿＿＿＿＿＿＿＿＿＿＿＿＿＿＿＿＿＿＿＿＿

4. 回答问题（6分）。

（1）何大任校勘整理《脉经》的原因有哪些？

（2）参与校勘整理《脉经》的人都有谁？写出他们的名字。

（3）校勘整理《脉经》的过程如何？成就如何？

（四）

牽牛治水氣在肺喘滿腫脹下焦鬱遏腰背脹重及大腸風祕氣祕卓有殊功但病在血分及脾胃虚弱而痞滿者則不可取快一時**及**常服暗傷元氣也一宗室夫人年幾六十平生苦腸結病旬日一行甚於生產服養血潤燥藥則泥膈不快服硝黃通利藥則若罔知如此三十餘年矣時珍診其人體肥膏粱而多憂鬱日吐酸痰**盌**許乃寬又多火病此乃三焦之氣壅滯有升無降津液皆化爲痰飲不能下滋腸腑非血燥**比**也潤劑留滯硝黃徒入血分不能通氣俱爲痰阻故無效也乃用牽牛末皂莢膏丸與服即便通利自是但覺腸結一服就順亦不妨食且復精爽**蓋**牽牛能走氣分通三焦氣順則痰逐飲消上下通快矣（李時珍《本草綱目·草部第十八卷·草之七·牽牛子》節選）

【答題要求】

1. 为上文标点（6分）。

2. 注释文中画线词语（每个0.5分，共2分）。

①及：＿＿＿＿。②盌：＿＿＿＿。③比：＿＿＿＿。④蓋：＿＿＿＿。

3. 回答问题（6分）。

（1）牽牛子的主治禁忌有什么？

（2）宗室妇人肠结病的病机是什么？

（3）用牽牛子治疗肠结的原理是什么？

（五）

　　蓋人之生也顧夏蟲而却笑以爲是物之生死何其促也而不知我實猶**是**耳當其受生之時已有**定分**焉所謂定分者元氣也視之不見求之不得附於氣血之内宰乎氣血之先其成形之時已有定數譬如置薪於火始**然**尚微漸久則烈薪力既盡而火熄矣其有久暫之殊者則薪之堅脆異質也故終身無病者待元氣之自盡而死此所謂終其天年者也至於疾病之人若元氣不傷雖病甚不死元氣**或**傷雖病輕亦死而其中又有辨焉有先傷元氣而病者此不可治者也有因病而傷元氣者此不可不預防者也亦有因誤治而傷及元氣者亦有元氣雖傷未甚尚可保全之者其等不一故診病決死生者不視病之輕重而視元氣之存亡則百不失一矣（徐大椿《醫學源流論·卷上·元氣存亡論》節選）

【答题要求】

1. 为上文标点（6分）。

2. 注释文中画线词语（每个0.5分，共2分）。

①是：_____。②定分：_____。③然：_____。④或：_____。

3. 语译文中画线句子（2分）。

_____

4. 回答问题（6分）。

（1）文中所言元气的作用是什么？

（2）作者用"置薪于火"一段话来比喻什么？

（3）如何判断患者的死生？

（六）

　　夫中風百病古今諸醫所見不同古人論中風風也河間論中風火也東垣論中風氣也丹溪論中風濕也風火氣濕四者立説以賢論之總之一虛而已何也良由素失調護或五味之有傷或七情之忒甚或嗜欲之無節或勞役之過極以致臟腑虧損風邪乘虛卒中者風也陰精枯竭水衰火盛而昏冒者火也元陽耗散不任風寒故昏冒者氣也氣血衰憊中氣不運而生濕濕生痰濕痰壅盛而昏冒者濕也以上四者而歸之一虛可謂明矣賢嘗考諸明醫論曰所謂外中風邪者亦未必不由元精虛

弱榮衛失調而後感之也所謂因火因氣因濕亦未必絕無外邪侵侮而作也誠確論焉（龔廷賢《濟世全書·卷一·中風》節選）

【答题要求】

1.为上文标点（6分）。

2.回答问题（6分）。

（1）作者认为中风的病因有哪些？

（2）各家对中风的不同认识是什么？

（3）作者认为中风的病机是什么？

（七）

沈明生治金斐文夏患咳嗽清痰續續不絕時風熱嗽甚多金謂所投之劑非疏風化痰即清金滌熱及診曰是非溫補不痊金駭愕問故曰君以外感盛行之際必無內因者耶初得之症必無屬虛者耶是則時有一定之方症有一定之藥人皆可以爲醫矣夫嗽屬外因必肺氣脹滿咳嗽相屬或兼頭疼鼻塞涕唾稠濃聲壯氣壅脈浮數有力或人迎脈大此爲外因今脈不浮而沉非風也不數而緩非熱也按之不鼓非有餘也嗽雖頻而氣短不續痰雖多而清薄不濃若疏解則徒耗肺家之金清涼則轉瘠中州之土是欲去病而反重病也宜用補中益氣與六君子參合複方借參苓术以補肺之母使痰無由生藉橘半升柴以升清降濁則嗽可不作一二劑嗽微減再服浹旬而愈（魏之琇《續名醫類案·卷二十·咳嗽》節選）

【答题要求】

1.为上文标点（6分）。

2.回答问题（6分）。

（1）本案患者出现的症状有哪些？

（2）本案患者的病机是什么？

（3）沈明生如何治疗本病？

三、Ⅲ级考试题目

（一）

楚蘄陽李君東璧一日過予弇山園謁予留飲數日**予窺其人晬然**

貌也癯然身也津津然談議也真北斗以南一人解其裝無**長物**有本草綱目數十卷謂予曰時珍荊楚鄙人也幼多羸疾質成**鈍椎**長耽典籍若啖蔗飴遂漁獵群書搜羅百氏凡子史經傳聲韻農圃醫卜星相樂府諸家稍有得處輒著數言古有本草一書自炎皇及漢梁唐宋下迨國朝註解羣氏**舊**矣第其中舛繆差**訛**遺漏不可枚數廼敢奮編摩之志僭纂述之權歲歷三十稔書考八百餘家稿凡三易複者芟之闕者緝之訛者繩之舊本一千五百一十八種今增藥三百七十四種分爲一十六部著成五十二卷雖非集成亦粗大備僭名曰本草綱目願乞一言以托不朽予開卷細玩每藥標正名爲綱附釋名爲目正始也次以集解辯疑正誤詳其土產形狀也次以氣味主治附方著其體用也上自墳典下及傳奇凡有相關靡不備采如入金谷之園種色奪目如登龍君之宮寶藏悉陳如對冰壺玉鑒毛髮可指數也博而不繁詳而有要綜核究竟直窺淵海茲豈僅以醫書觀哉實性理之精微格物之通典帝王之秘錄臣民之重寶也李君用心嘉惠何勤哉噫碔玉莫剖朱紫相傾弊也久矣故辯專車之骨必俟魯儒博支機之石必訪賣卜予方著弇州巵言恚博古如丹鉛卮言後乏人也何幸覯茲集哉茲集也藏之深山石室無當盍鍥之以共天下後世味太玄如子雲者時萬曆歲庚寅春上元日弇州山人鳳洲王世貞拜撰（李時珍《本草綱目·王序》節選）

【答題要求】

1.为上文标点（8分）。
2.注释文中画线词语（每个0.5分，共2分）。
①长物：＿＿＿＿。②钝锥：＿＿＿＿。③旧：＿＿＿＿。④讹：＿＿＿＿。
3.语译文中画线句子（2分）。
4.回答问题（4分）。
（1）简述李时珍编撰《本草纲目》的过程。
（2）简述李时珍编撰《本草纲目》的方法。
5.依据本文，概括介绍《本草纲目》的内容（4分）。

（二）

凡風寒在表脈浮弱自汗出者皆屬表虛宜桂枝湯主之名曰桂枝湯者君以桂枝也桂枝辛溫辛能散邪溫從陽而扶衛芍藥酸寒酸能斂

汗寒走陰而益營桂枝君芍藥是於發散中寓斂汗之意芍藥臣桂枝是於固表中有微汗之道焉生薑之辛佐桂枝以解肌表大棗之甘佐芍藥以和營裏甘草甘平有安內攘外之能用以調和中氣即以調和表裏且以調和諸藥矣以桂芍之相須薑棗之相得藉甘草之調和陽表陰裏氣衛血營行而不悖是剛柔相濟以爲和也而精義在服後**須臾**啜熱稀粥以助藥力蓋穀氣內充不但易爲釀汗更使已入之邪不能**少**留將來之邪不得復入也又妙在温服令一時許**漐漐**微似有汗是授人以微汗之法不可令如水流漓病必不除禁人以不可過汗之意也此方爲仲景群方之冠乃解肌發汗調和營衛之第一方也凡中風傷寒脈浮弱汗自出而表不解者皆得而主之其他**但**見一二證即是不必悉具（吳謙《醫宗金鑒·刪補名醫方論》節選）

【答题要求】

1.为上文标点（8分）。

2.注释文中画线词语（每个0.5分，共2分）。

①须臾：_____。②少：_____。③漐漐：_____。④但：_____。

3.回答问题（4分）。

（1）如何服用桂枝汤，有何禁忌？

（2）服桂枝汤后"啜热稀粥"及"温覆"的目的是什么？

4.依据本文，概括介绍桂枝汤的功能主治及其配伍（6分）。

（三）

眩者頭暈也眼有黑花如立舟車之上而旋轉者是也劉河間專主於火謂肝木自病經云諸風掉眩皆屬於肝肝風動而火上炎也故丹溪嘗言無火不生痰痰隨火上故曰無痰不作眩夫眩病也痰非病也痰非人身素有之物痰者身之津液也氣滯血凝則津液化而爲痰是痰因病而生者也若云無痰不作眩似以痰爲眩病之本矣豈知眩暈之來也有氣虛而眩有血虛而眩有腎虛而眩氣虛者陽氣衰乏則清陽不上升經云上氣不足頭爲之苦傾是也血虛者吐衄崩漏產後血脫則虛火上炎眼生黑花經云肝虛則目䀮䀮無所見是也腎虛者房欲過度則腎氣不歸元而逆奔於上經云狗蒙招尤目瞑上實下虛過在足少陰巨陽又云髓海不足目爲之眩是也風火之眩暈屬外感三虛之眩暈本內傷其云

痰而作眩者必内外合邪而後痰聚而爲害非竟主乎痰而可以爲眩也
若一純攻痰而不大補氣血壯水滋陰以救其本病未有不斃者也（張
介賓《質疑錄·論無痰不作眩》）

【答题要求】

1. 为上文标点（8分）。

2. 回答问题（6分）。

（1）刘完素与朱震亨对眩晕的认识有何不同？

（2）作者认为痰由何而来？

（3）作者认为因痰而致眩的病机是什么？

3. 依据本文，归纳眩晕证的辨证方法（6分）。

（四）

經云諸病喘滿皆屬於熱蓋寒則息微而氣緩熱則息粗而氣急也
由是觀之喘之屬火無疑矣然而外感寒邪以及脾腎虛寒皆能令喘未
便概以火斷也假如風寒外客而喘者散之直中於寒而喘者溫之熱邪
傳裏便閉而喘者攻之暑熱傷氣而喘者清而補之濕痰壅遏而喘者消
之燥火入肺而喘者潤之此外感之治法也各詳本門若夫七情氣結鬱
火上沖者疏而達之加味逍遥散腎水虛而火上炎者壯水制之知柏八
味丸腎經真陽不足而火上泛者引火歸根桂附八味丸若因脾虛不能
生肺而喘者五味異功散加桔梗補土生金此内傷之治法也夫外感之
喘多出於肺内傷之喘未有不由於腎者經云諸痿喘嘔皆屬於下定喘
之法當於腎經責其真水真火之不足而主之如或脾氣大虛則以人參
白术爲主參术補脾土以生肺金金旺則能生水乃隔二隔三之治也更
有哮症與喘相似呀呷不已喘息有音此表寒束其内熱致成斯疾加味
甘桔湯主之止嗽散亦佳古今治喘哮症方論甚繁大意總不出此（程
國彭《醫學心悟·第三卷·喘》節選）

【答题要求】

1. 为上文标点（8分）。

2. 回答问题（4分）。

（1）归纳喘证的病因。

（2）哮症与喘证的区别是什么？

3. 写出本段的内容提要（8分）。

（五）

　　族姪良詮患血痢腹痛裏急後重時師治以香連丸黃芩芍藥湯不愈腹反增痛面赤脣紅有似塗朱喊叫之聲四舍**悚駭**比有太學寧宇者仁心爲質人也憐其家貧莫依拉予爲診六脈洪大伏於床間兩眼淚而不能言太學會其意語予曰症誠急彼以後事無措而難於言予曰諾吾能起之以生熟白芍藥六錢生熟甘草二錢乾薑肉桂各一錢木香五分棗二枚水煎飲之飲竟**嗒焉**而臥太學心疑歸囑家奴曰倘有急叩門可即報我及明見無動靜仍令人覘病者何若復曰夜來痢減十之五痛減十之七早間已啜粥半盞矣太學喜而叩予曰渠面赤脣紅脈大所下皆血症皆屬熱叔乃復投熱劑吾甚恐一夜不能寐乃今疾已減半生有望焉**不卜**今日用何劑予曰比昨劑差小耳方仍昨也太學曰吾惑矣何視熱爲寒耶予曰君知脈大爲熱不知大而無力乃虛寒也面赤脣紅由中寒而火不能下陰盛格陽之症設是真熱腹痛其人體仰而舒寒則引而伏所下血色帶晦均是假熱寒症明矣前劑果再進而全瘳太學復書報予曰**昨聞虛實真假之論非飲上池水者不能道也幸注之以詔後世**（孫一奎《孫文垣醫案·四卷·新都治驗》節選）

　　【答題要求】

　　1. 为上文标点（8分）。

　　2. 注释文中画线词语（每个0.5分，共2分）。

　　①悚骇：_____。②嗒焉：_____。③不卜：_____。④注：_____。

　　3. 语译文中画线句子（2分）。

　　4. 写出本段的内容提要（8分）。

附录2：医古文阅读理解等级考试样题答案

一、Ⅰ级考试答案

（一）

1.用"。"断句（4分）。

五谷入於胃也。其糟粕津液宗气。分为三隧。故宗气积於胸中。出於喉咙。以贯心脉。而行呼吸焉。营气者。泌其津液。注之於脉。化以为血。以荣四末。内注五脏六腑。以应刻数焉。卫气者。出其悍气之慓疾。而先行於四末分肉皮肤之间而不休者也。昼日行於阳。夜行於阴。常从足少阴之分间。行於五脏六腑。

2.摘引原文填空（每空2分，共6分）。

（1）五谷在体内代谢后产生的是：糟粕、津液和宗气。

（2）宗气的循行分布是：积于胸中，出于喉咙，以贯心脉。

（3）营气的循行与生理功能是：循行脉中，化为血，营养四肢及五脏六腑。

（二）

1.用"。"断句（4分）。

成无己。聊摄人。家世儒医。性识明敏。记问该博。撰述伤寒。义皆前人未经道者。指在定体分形析证。若同而异者明之。似是而非者辨之。古今言伤寒者祖张仲景。但因其证而用之。初未有发明其意义。成无己博极研精。深造自得。本难素灵枢诸书。以发明其奥。因仲景方论。以辨析其理。极表里虚实阴阳死生之说。究药病轻重。去取加减之意。真得长沙公之旨趣。所著伤寒论十卷。明理论三卷。论方一卷。大行於世。

2.语译文中画线句子（2分）。

成无己是聊摄地的人，其家世代为儒医。成无己天生聪明机敏，学识广博。

3.摘引原文填空（4分）。

（1）成无己编著《注解伤寒论》的原因是古今言伤寒者祖张仲景，但因其证而用之，初未有发明其意义。

（2）作者对成无己《注解伤寒论》的评价有两点：一是义皆前人未经道者；二是真得长沙公之旨趣。

（三）

1.用"。"断句（4分）。

瘴气。惟东南之域乃有之。盖岭南地气卑湿。雾多风少。且以冬时常暖。则阴中之阳气不固。夏时反凉。则阳中之阴邪易伤。故人有不知保重而纵欲多劳者。极易犯之。以致发热头痛。呕吐腹胀等证。盖重者即伤寒。轻者即疟疾。第在岭南病此。则均谓之瘴耳。然阳气外浮之乡。必内多真寒而外多假热。阴气不固之人。虽外有邪证而内必多虚。此则岭南瘴疫之大概也。但予未经其地。此不过亿度之见耳。及阅诸家之论。最多得理。足征予言之不诬也。谨详录在下。以资择用。庶临证者可无惑。而病此者得所赖矣。

2.注释文中画线词语（每词0.5分，共2分）。

①卑：低下。②煖：同"暖"。③乡：指人。④征：验证。

3.根据文意填空（4分）。

（1）岭南瘴疫的发病原因是：外因是岭南地气潮湿，雾多风少，并且冬天常暖，阳气不固，夏时易受阳热中的阴冷之邪所伤；内因是纵欲多劳，不知保重。内外合邪，致瘴疫发病。

（2）岭南瘴疫的基本特点是：阳气外浮之人，多真寒假热；阴气不固之人，外有邪实而内必多虚。

（四）

1.用"。"断句（4分）。

夫阳主生。阴主杀。凡阳气不充。则生意不广。而况乎无阳乎。故阳惟畏其衰。阴惟畏其盛。非阴能自盛也。阳衰则阴盛矣。凡万物之生。由乎阳。万物之死。亦由乎阳。非阳能死物也。阳来则生。阳去则死矣。试以太阳证之。可得其象。夫日行南陆。在时为冬。斯时也。非无日也。第稍远耳。便见严寒难御之若此。万物凋零之若此。然则天地之和者。惟此日也。万物之生者。亦惟此日也。设无此日。则天地虽大。一寒质耳。岂非六合尽冰壶。乾坤皆地狱乎。人是小乾坤。得阳则生。失阳则死。阳衰者即亡阳之渐也。恃强者即致衰之兆也。可不畏哉。

2.语译文中画线句子（2分）。

阳衰是导致亡阳的渐进过程，倚仗身体强健（肆意妄行）是导致身体衰弱的征兆，怎能不畏惧呢！

3.摘引原文填空（4分）。

（1）本文所言阳气对人体的作用是：得阳则生，失阳则死。

（2）作者所言"阴盛"是指：非阴能自盛也，阳衰则阴盛矣。

（五）

1.用"。"断句（4分）。

世医治暑病。以香薷饮为首药。然暑有乘凉饮冷。致阳气为阴邪所遏。遂病头痛。发热恶寒。烦躁口渴。或吐或泻。或霍乱者。宜用此药。以发越阳气。散水和脾。若饮食不节。劳役作丧之人伤暑。大热大渴。汗泄如雨。烦躁喘促。或泻或吐者。乃劳倦内伤之证。必用东垣清暑益气汤。人参白虎汤之类。以泻火益元可也。若用香薷之药。是重虚其表。而又济之以热矣。盖香薷乃夏月解表之药。如冬月之用麻黄。气虚者尤不可多服。而今人不知暑伤元气。不拘有病无病。概用代茶。谓能辟暑。真痴前说梦也。且其性温。不可热饮。反致吐逆。饮者惟宜冷服。则无拒格之患。

2.语译文中画线句子（2分）。

香薷性温，不可热饮，如果热饮，反而导致吐逆。

3.根据文意填空（4分）。

（1）香薷饮的适应证是：<u>暑天乘凉饮冷，致阳气为阴邪所遏，所致阴暑病。</u>

（2）香薷饮的禁忌证是：<u>饮食不节、劳役作丧之人伤暑，所致劳倦内伤之证。</u>

（六）

1.用"。"断句（4分）。

夫五泄者之病。其治法各不同者。外证各异也。胃泄者。饮食不化。多黄。承气汤下。脾泄者。腹胀满。泄注。食即呕吐逆。建中及理中汤。大肠泄者。食已窘迫。大便色白。肠鸣切痛。干姜及附子汤。小肠泄者。溲便脓血。少腹痛。承气汤。大瘕泄者。里急后重。数至圊而不能便。足少阴是也。茎中痛。急利小便。此五泄之病也。胃小肠大瘕三证。皆清凉饮子主之。

2.注释文中画线词语（每个0.5分，共2分）。

①饮食不化：<u>完谷不化</u>。②食已：<u>饭后</u>。③窘迫：<u>指急于如厕</u>。④溲便：<u>大便</u>。

3.根据文意填空（4分）。

（1）五泄中属于泄泻的病是：<u>胃泄、脾泄、大肠泄。</u>

（2）大瘕泄的主要症状包括：<u>里急后重，多次去厕所又便不出来，尿道痛。</u>

（七）

1.用"。"断句（4分）。

凡病中设有挟风寒者。即宜断去荤腥油腻。微服散药。俟外邪祛尽。另用滋味调补。大抵将息痈肿。不可缺少滋味。以血肉能生血肉也。然又不宜过多。使肉气胜谷气。更忌生冷滞气之物。恐反伤脾胃耳。并宜避风邪。戒嗔怒。寡思虑。少言语。兢兢保养为贵。至于病后将息。毒大者。三年内宜远帷幕。毒小者。期年内宜远帷幕。犯之则成虚损。或成偏枯。或阴减天年。不可不慎也。其他戒怒慎风。亦须常作有病时想。

2. 概括原文内容填空（6分）。

痈肿病的调养需要注意以下几点：①挟风寒者即宜断去荤腥油腻，微服散药；②补充肉类以生气血；③忌生冷滞气之物；④避风邪；⑤戒发怒；⑥少思虑；⑦少言语；⑧禁房事。

（八）

1. 用"。"断句（4分）。

有宗子柏云者。挟是术遍游南北。远近震其名。今且老矣。戊寅航海归。过予谭艺。质其道。颇有奥理。不悖於古。而利於今。与寻常摇铃求售者迥异。顾其方。旁涉元禁。琐及游戏。不免夸新斗异。为国医所不道。因录其所授。重加芟订。存其可济於世者。部居别白。都成一编。名之曰串雅。使后之习是术者。不致为庸俗所诋毁。殆亦柏云所心许焉。昔欧阳子暴利几绝。乞药於牛医。李防御治嗽得官。传方於下走。谁谓小道不有可观者欤。亦视其人善用斯术否也。乾隆己卯十月既望。钱塘赵学敏恕轩撰。

2. 注释文中画线词语（每个0.5分，共2分）。

①徧：同"遍"。②谭：通"谈"。③旁：广泛。④元禁：玄禁。

3. 根据文意填空（4分）。

（1）本文作者是赵学敏，字恕轩。他记录了赵柏云所述的走方医的医术。

（2）《串雅》一书的编写方法是：重新删改修订，按照类别分门别类加以编排。

（九）

1. 用"。"断句（4分）。

奇经八脉考。一卷。大学士于敏中家藏本。明李时珍撰。其书谓人身经脉。有正有奇。手三阴三阳。足三阴三阳。为十二正经。阴维阳维。阴跻阳跻。冲任督带。为八奇经。正经人所共知。奇经医所易忽。故特评其病源治法。并参考诸家之说。荟粹成编。其原委精详。经纬贯彻。洵辨脉者所不可废。又创为气口九道脉图。扬发内经之旨。而详其诊法。尤能阐前人未泄之秘。考明初滑寿尝撰十四经发挥一卷。於十二经外益以督任二脉。旧附刊薛己医案之首。医家据为绳墨。时珍此书。更加精核。然皆根据灵枢素问。以究其委曲。而得其端绪。此以知征实之学。由於考证。递推递密。虽一枝亦然矣。

2. 摘引原文填空（6分）。

（1）《奇经八脉考》的主要内容是：评其病源治法，并参考诸家之说。

（2）《奇经八脉考》的创新之处是：创为气口九道脉图，扬发《内经》之旨，而详其诊法，尤能阐前人未泄之秘。

（3）作者对本书整体评价是：其原委精详，经纬贯彻，洵辨脉者所不可废。

（十）

1. 用"。"断句（4分）。

省中周公者。山左人也。年逾四旬。因案牍积劳。致成羸疾。神困食减。时多恐惧。自冬春达夏。通宵不寐者。凡半年有余。而上焦无渴。不嗜汤水。或有少饮。则沃而不行。然每夜必去溺二三升。莫知其所从来。且半皆如膏浊液。尪羸至极。自分必死。及余诊之。岂其脉犹带缓。肉亦未脱。知其胃气尚存。慰以无虑。乃用归脾汤去木香及大补元煎之属。一以养阳。一以养阴。出入间用。至三百余剂。计人参二十斤。乃得全愈。此神消於上。精消於下之证也。可见消有阴阳。不得尽言为火。姑纪此一按。以为治消治不寐者之鉴。

2. 注释文中画线词语（每个0.5分，共2分）。

①沃：喝。②尪羸：瘦弱。③自分：自以为。④岂：岂料。

3. 摘引原文填空（4分）。

（1）患者"神消於上"的临床表现为：神困、时多恐惧、通宵不寐。

（2）患者"精消於下"的临床表现为：上焦无渴，不嗜汤水，或有少饮，则沃而不行。然每夜必去溺二三升，皆如膏浊液，尪羸至极。

二、Ⅱ级考试答案

（一）

1. 标点（6分）。

黄帝问于岐伯曰：人之血气精神者，所以奉生而周于性命者也。经脉者，所以行血气而营阴阳，濡筋骨，利关节者也。卫气者，所以温分肉，充皮肤，肥腠理，司开阖者也。志意者，所以御精神，收魂魄，适寒温，和喜怒者也。是故血和则经脉流行，营复阴阳，筋骨劲强，关节清利矣。卫气和则分肉解利，皮肤调柔，腠理致密矣。志意和则精神专直，魂魄不散，悔怒不起，五脏不受邪矣。寒温和则六腑化谷，风痹不作，经脉通利，肢节得安矣。此人之常平也。五脏者，所以藏精神血气魂魄者也；六腑者，所以化水谷而行津液者也。

2. 语译文中画线句子（2分）。

人体的气血精神，是奉养身体而维持生命的物质。

3. 回答问题（6分）。

（1）经脉的作用是运行气血，营养机体内外，濡润筋骨，保持关节活动流利。

（2）卫气的作用是温养肌肉，充养皮肤，滋润腠理，掌管汗孔的开合。

（3）志意的作用是统率精神，收摄魂魄，使人体适应四季的寒温变化，调节喜怒等情志变化。

（二）

1. 标点（6分）。

叶桂，字天士，江苏吴县人。先世自歙迁吴。祖时，父朝采，皆精医。桂年十四丧父，从学於父之门人，闻言即解，见出师上，遂有闻於时。切脉望色，如见五脏。治方不出成见，尝曰："剂之寒温视乎病。前人或偏寒凉，或偏温养，习者茫无定识，假兼备以幸中，借和平以藏拙，朝用一方，晚易一剂，讵有当哉？病有见证、有变证，必胸有成竹，乃可施之以方。"其治病多奇中。於疑难证，或就其平日嗜好而得救法，或他医之方略与变通服法，或竟不与药而使居处饮食消息之，或於无病时预知其病，或预断数十年后，皆验。当时名满天下。传闻附会，往往涉於荒诞，不具录。卒年八十。临殁，戒其子曰："医可为而不可为。必天资敏悟，读万卷书，而后可以济世。不然，鲜有不杀人者，是以药饵为刀刃也。吾死，子孙慎勿轻言医！"

2. 注释文中画线词语（每个0.5分，共2分）。

①假：借助。②讵：怎么。③消息：增减。④具：全部。

3. 语译文中画线句子（2分）。

4. 回答问题（6分）。

（1）"切脉望色如见五脏"语出《史记》，指能够洞察脏腑之病，代指医术高超。

（2）叶桂治疗疑难证或应用平时有效验的治法，或在其他医生的治法基础上略作调整，或使患者改变饮食起居习惯而不用药，或在患者发病前提供早期诊断。

（3）医学是关乎患者生死存亡的大事。只有天资聪慧并且勤奋努力学习的人才可以成为医生，否则药物就会成为杀人的工具。

（三）

1. 标点（6分）。

医之学以七经为本，犹儒家之六艺也。然七经中，其论脉理精微，莫详於王氏《脉经》，纲举目分，言近旨远。是以自西晋至於今日，与黄帝、卢扁之书并传，学者咸宗师之。南渡以来，此经罕得善本，凡所刊行，类多讹舛，大任每切病之。有家藏绍圣小字监本，历岁既深，陈故漫灭，字画不能无谬。然昔贤参考，必不失真。久欲校正传之，未暇。兹再承乏医学，偶一时教官，如毛君升、李君邦彦、王君邦佐、高君宗卿，皆洽闻者，知大任有志於斯，乃同博验群书。孜孜凡累月，正其误千有余字，遂鸠工创刊於本局，与众共之。其中旧有阙文，意涉疑似者，亦不敢妄加补注，尚赖后之贤者。嘉定丁丑仲夏望日濠梁何大任后序。

2. 注释文中画线词语（每个0.5分，共2分）。

①承乏：指官位空着无人出任，暂且由自己承担。旧时常用作官场自谦语。②洽闻：博学多闻。③鸠工：召集刻工。④阙文：遗漏的文字。

3. 语译文中画线句子（2分）。

自西晋以来，《脉经》与《黄帝内经》《难经》并传于世。后学都以此为医学的本源而加以钻研。

4. 回答问题（6分）。

（1）何大任校勘整理《脉经》的原因有两点：一是南宋以来《脉经》少有善本，既往刊行的书中错误很多；二是其家藏绍圣小字监本年代久远，书籍陈旧，字迹模糊不清，同样存在错误。

（2）参与校勘整理《脉经》的人包括毛升、李邦彦、王邦佐和高宗卿。

（3）何大任与其他四人一同校勘《脉经》，参考众多书籍，耗费数月时间，校正了一千多个错字。

（四）

1. 标点（6分）。

牵牛治水气在肺，喘满肿胀，下焦郁遏，腰背胀重，及大肠风秘、气秘，卓有殊功。但病在血分，及脾胃虚弱，而痞满者，则不可取快一时，及常服，暗伤元气也。一宗室夫人，年几六十，平生苦肠结病，旬日一行，甚於生产。服养血润燥药，则泥膈不快，服硝黄通利药，则若罔知。如此三十余年矣。时珍诊其人，体肥膏粱，而多忧郁，日吐酸痰碗许乃宽，又多火病。此乃三焦之气壅滞，有升无降，津液皆化为痰饮，不能下滋肠腑，非血燥比也。润剂留滞，硝黄徒入血分，不能通气，俱为痰阻，故无效也。乃用牵牛末、皂荚膏丸与服，即便通利。自是但觉肠结，一服就顺，亦不妨食，且复精爽。盖牵牛能走气分，通三焦，气顺则痰逐饮消，上下通快矣。

2. 注释文中画线词语（每个0.5分，共2分）。

①及：如果 。②碗：同"碗"。③比：类 。④盖：因为 。

3. 回答问题（6分）。

（1）牵牛子的主治禁忌有病在血分及脾胃虚弱而痞满者。另外，禁忌长时间服用牵牛子，会暗伤元气。

（2）宗室妇人肠结病的病机是三焦气机壅滞，有升无降，津液皆化为痰饮，不能下滋肠道。

（3）用牵牛子治疗肠结的原理是牵牛子能行走于气分，贯通三焦，气机通畅则痰饮消除，上下畅通。

（五）

1. 标点（6分）。

盖人之生也，顾夏虫而却笑，以为是物之生死，何其促也！而不知我实犹是耳。当其受生之时，已有定分焉。所谓定分者，元气也。视之不见，求之不得，附於气血之内，宰乎气血之先。其成形之时，已有定数。譬如置薪於火，始燃尚微，渐久则烈，薪力既尽，而火熄矣。其有久暂之殊者，则薪之坚脆异质也。故终身无病者，待元气之自尽而死，此所谓终其天年者也。至於疾病之人，若元气不伤，虽病甚不死。元气或伤，虽病轻亦死。而其中又有辨焉：有先伤元气而病者，此不可治者也；有因病而伤元气者，此不可不预防者也；亦有因误治而伤及元气者，亦有元气虽伤未甚，尚可保全之者。其等不一。故诊病决死生者，不视病之轻重，而视元气之存亡，则百不失一矣。

2．注释文中画线词语（每个 0.5 分，共 2 分）。

①是：<u>这样</u>。②定分：<u>确定的寿限</u>。③然：<u>同"燃"</u>。④或：<u>如果</u>。

3．语译文中画线句子（2 分）。

人生活在世上，看到夏虫然后讥笑它，认为这个小虫的生命，是多么短暂啊！

4．回答问题（6 分）。

（1）文中所言元气的作用是附于气血之内，主宰气血，决定人的寿限，决定人的生死。

（2）作者用"置薪於火"一段话来比喻人的元气在出生时微弱，之后逐渐增强，随着人的衰老逐渐衰竭，最后消亡。而不同的人禀赋的元气多少各有不同。

（3）元气的存亡与否是判断患者死生的根本方法。

（六）

1．标点（6 分）。

夫中风百病，古今诸医所见不同。古人论中风，风也；河间论中风，火也；东垣论中风，气也；丹溪论中风，湿也。风、火、气、湿四者立说，以贤论之，总之一虚而已。何也？良由素失调护，或五味之有伤，或七情之忒甚，或嗜欲之无节，或劳役之过极，以致脏腑亏损。风邪乘虚卒中者，风也；阴精枯竭，水衰火盛而昏冒者，火也；元阳耗散，不任风寒故昏冒者，气也；气血衰惫，中气不运而生湿，湿生痰，湿痰壅盛而昏冒者，湿也。以上四者而归之一虚，可谓明矣。贤尝考诸明医论曰：所谓外中风邪者，亦未必不由元精虚弱，荣卫失调而后感之也。所谓因火、因气、因湿，亦未必绝无外邪侵侮而作也，诚确论焉。

2．回答问题（6 分）。

（1）作者认为中风的病因有素失调护，或五味损伤，或七情失调，或嗜欲无节，或劳役过度，以致脏腑亏损。

（2）古人论中风属于风，河间认为中风属于火，东垣认为中风属于气，丹溪认为中风属于湿，作者认为中风总属一虚。

（3）作者认为中风的病机是内在元精虚弱，荣卫失调，而后感外邪；或内在因火、因气、因湿，又遇外邪侵侮而发病。

（七）

1．为上文标点（6 分）。

沈明生治金斐文，夏患咳嗽，清痰续续不绝。时风热嗽甚多，金谓所投之剂，非疏风化痰即清金涤热。及诊曰："是非温补不瘳。"金骇愕问故。曰："君以外感盛行之际，必无内因者耶？初得之症，必无属虚者耶？是则时有一定之方，症有一定之药，人皆可以为医矣。夫嗽属外因，必肺气胀满，咳嗽相属。或兼头疼鼻塞，涕唾稠浓，声壮气壅，脉浮数有力，或人迎脉大，此为外因。今脉不浮而沉，非风也；不数而缓，非热也；按之不鼓，非有余也。嗽虽频而气短不续，痰虽多而清薄不浓，若疏解则徒耗肺家之金，清凉则转瘠中州之土，是欲去病而反重病也。宜用补中益气与六君子，参合复方，借参、苓、术以补肺之母，使痰无由生，借橘、半、升、柴以升清降浊，则嗽可不作。"一二剂嗽微减，再服浃旬而愈。

2. 回答问题（6分）。

（1）本案患者出现的症状有频繁咳嗽，气短不续，痰多清白，脉沉缓。

（2）本案患者的病机是气虚失运，津停为痰，气虚痰嗽。

（3）沈明生以温补之法治病，用补中益气汤与六君子汤，借人参、茯苓、白术以补脾，使痰无由生，用橘皮、半夏、升麻、柴胡以升清降浊，顺气化痰。

三、Ⅲ级考试答案

（一）

1. 标点（8分）。

楚蕲阳李君东璧，一日过予弇山园谒予，留饮数日。予窥其人，睟然貌也，癯然身也，津津然谈议也，真北斗以南一人。解其装，无长物，有《本草纲目》数十卷。谓予曰："时珍，荆楚鄙人也。幼多羸疾，质成钝椎，长耽典籍，若啖蔗饴。遂渔猎群书，搜罗百氏，凡子、史、经、传、声韵、农圃、医卜、星相、乐府诸家，稍有得处，辄著数言。古有《本草》一书，自炎皇及汉、梁、唐、宋，下迨国朝，注解群氏旧矣。第其中舛缪差讹遗漏，不可枚数。乃敢奋编摩之志，僭纂述之权。岁历三十稔，书考八百余家，稿凡三易。复者芟之，阙者缉之，讹者绳之。旧本一千五百一十八种，今增药三百七十四种，分为一十六部，著成五十二卷。虽非集成，亦粗大备，僭名曰《本草纲目》。愿乞一言，以托不朽。"予开卷细玩，每药标正名为纲，附释名为目，正始也；次以集解、辩疑、正误，详其土产形状也；次以气味、主治、附方，著其体用也。上自坟典，下及传奇，凡有相关，靡不备采。如入金谷之园，种色夺目；如登龙君之宫，宝藏悉陈；如对冰壶玉鉴，毛发可指数也。博而不繁，详而有要，综核究竟，直窥渊海。兹当仅以医书觏哉？实性理之精微，格物之通典，帝王之秘箓，臣民之重宝也。李君用心嘉惠何勤哉！噫！碔玉莫剖，朱紫相倾，弊也久矣。故辩专车之骨，必俟鲁儒；博支机之石，必访卖卜。予方著《弇州厄言》，恚博古如《丹铅厄言》后乏人也，何幸睹兹集哉！兹集也，藏之深山石室无当，盍锲之，以共天下后世味《太玄》如子云者。时万历岁庚寅春上元日，弇州山人凤洲王世贞拜撰。

2. 注释文中画线词语（每个0.5分，共2分）。

①长物：多余的东西。②钝椎：愚笨。③旧：久远。④讹：同"讹"。

3. 语译文中画线句子（2 分）。

我看他这个人，面貌温润，身材清瘦，谈吐不凡，真是普天下第一等的人才。

4. 回答问题（4 分）。

（1）李时珍经过三十年的时间，参考了八百多种书籍，书稿多次修改才完成了《本草纲目》的编撰工作。

（2）李时珍依托既有本草类图书，采用删除重复的内容、补充缺漏的内容、订正错误的内容等方法编撰《本草纲目》。

5. 依据本文，概括介绍《本草纲目》的内容（4 分）。

《本草纲目》分为 16 部，52 卷，收药 1892 种。书中每种药以正式的名字为纲，下面附有释名、集解、辨疑、正误、气味、主治、附方等小条目。其中，集解、辨疑、正误条目详细介绍药物的产地及形态，气味、主治、附方条目阐明药性与功用。《本草纲目》收录的内容上自三坟五典，下及民间小说，凡有与药物相关的内容，全都收集。

（二）

1. 标点（8 分）。

凡风寒在表，脉浮弱，自汗出者，皆属表虚，宜桂枝汤主之。名曰桂枝汤者，君以桂枝也。桂枝辛温，辛能散邪，温从阳而扶卫。芍药酸寒，酸能敛汗，寒走阴而益营。桂枝君芍药，是於发散中寓敛汗之意；芍药臣桂枝，是於固表中有微汗之道焉。生姜之辛，佐桂枝以解肌表；大枣之甘，佐芍药以和营里。甘草甘平，有安内攘外之能，用以调和中气，即以调和表里，且以调和诸药矣。以桂、芍之相须，姜、枣之相得，借甘草之调和阳表阴里，气卫血营，行而不悖，是刚柔相济，以为和也。而精义在服后须臾啜热稀粥，以助药力。盖谷气内充，不但易为酿汗，更使已入之邪不能少留，将来之邪不得复入也。又妙在温服令一时许，絷絷微似有汗，是授人以微汗之法，不可令如水流漓，病必不除。禁人以不可过汗之意也。此方为仲景群方之冠，乃解肌发汗，调和营卫之第一方也。凡中风、伤寒，脉浮弱，汗自出，而表不解者，皆得而主之。其他但见一二证即是，不必悉具。

2. 注释文中画线词语（每个 0.5 分，共 2 分）。

①须臾：_一会_。②已：_稍微_。③絷絷：_汗出不止_。④但：_只_。

3. 回答问题（4 分）。

（1）服桂枝汤要温服，微微发汗，不可大汗淋漓。

（2）服桂枝汤后"啜热稀粥"及"温覆"的目的是帮助药力发挥。谷气内充，不仅容易酿汗，更使已侵入人体的邪气不能稍有留滞，还未侵入人体的邪气不得侵犯。

4. 依据本文，概括介绍桂枝汤的功能主治及其配伍（6 分）。

桂枝汤为仲景群方之冠，乃解肌发汗，调和营卫之第一方。凡中风、伤寒，脉浮弱，汗自出，而表不解的表虚证，皆可用之。桂枝辛散外邪，温阳扶卫；芍药酸能敛汗，寒而益营。桂枝君芍药，发散中寓敛汗之意；芍药臣桂枝，固表中有微汗之道。生姜辛散，佐桂枝以解肌表；大枣甘甜，佐芍药以和营里。甘草甘平，调和表里，且调和诸药。桂、芍与姜、枣之配伍，借甘草之调和营卫气血，刚柔相济，发挥作用。

（三）

1. 标点（8分）。

眩者，头晕也，眼有黑花，如立舟车之上，而旋转者是也。刘河间专主於火，谓肝木自病。经云：诸风掉眩，皆属於肝。肝风动而火上炎也。故丹溪尝言无火不生痰，痰随火上，故曰无痰不作眩。夫眩，病也。痰，非病也。痰非人身素有之物。痰者，身之津液也。气滞、血凝，则津液化而为痰，是痰因病而生者也。若云"无痰不作眩"，似以痰为眩病之本矣。岂知眩晕之来也，有气虚而眩，有血虚而眩，有肾虚而眩。气虚者，阳气衰乏，则清阳不上升，经云"上气不足，头为之苦倾"是也。血虚者，吐衄、崩漏、产后血脱，则虚火上炎，眼生黑花，经云"肝虚则目䀮䀮无所见"是也。肾虚者，房欲过度，则肾气不归元而逆奔於上，经云"徇蒙招尤目瞑，上实下虚，过在足少阴、巨阳"，又云"髓海不足，目为之眩"是也。风火之眩晕属外感，三虚之眩晕本内伤。其云痰而作眩者，必内外合邪而后痰聚而为害，非竟主乎痰而可以为眩也。若一纯攻痰，而不大补气血，壮水滋阴，以救其本，病未有不毙者也。

2. 回答问题（6分）。

（1）刘完素以《黄帝内经》"诸风掉眩，皆属于肝"为依据，认为眩晕专主于火，为肝风动、肝火上炎所致。朱震亨认为无火不生痰，痰随火上，故曰无痰不作眩。

（2）作者认为痰非人身素有之物。当气滞、血凝时，人体津液化而为痰，痰因病而生。

（3）作者认为因痰而致眩的病机是外有风火之外感，内有气虚、血虚和肾虚三虚之内伤，内外合邪而后痰聚，发为眩晕。

3. 依据本文，归纳眩晕证的辨证方法（6分）。

眩晕证的辨证当先分属于肝风动肝火上炎，风火相煽的外感眩晕，或是属于气虚、血虚和肾虚之内伤眩晕，或是内外合邪而后痰聚的眩晕三类。气虚者，阳气衰乏，则清阳不上升。血虚者，吐衄、崩漏、产后血脱，则虚火上炎，眼生黑花。肾虚者，房劳过度，则肾气不归元而逆奔于上，或髓海不足，目为之眩。

（四）

1. 标点（8分）。

经云：诸病喘满，皆属於热。盖寒则息微而气缓，热则息粗而气急也。由是观之，喘之属火无疑矣。然而外感寒邪，以及脾肾虚寒，皆能令喘，未便概以火断也。假如风寒外客而喘者，散之；直中於寒而喘者，温之；热邪传里，便闭而喘者，攻之；暑热伤气而喘者，清而补之；湿痰壅遏而喘者，消之；燥火入肺而喘者，润之。此外感之治法也。各详本门。若夫七情气结，郁火上冲者，疏而达之，加味逍遥散。肾水虚而火上炎者，壮水制之，知柏八味丸。肾经真阳不足而火上泛者，引火归根，桂附八味丸。若因脾虚不能生肺而喘者，五味异功散加桔梗，补土生金。此内伤之治法也。夫外感之喘，多出於肺；内伤之喘，未有不由於肾者。经云：诸痿喘呕，皆属於下。定喘之法，当於肾经责其真水、真火之不足而主之。如或脾气大虚，则以人参、白术为主。参、术补脾土以生肺金，金旺则能生水，乃隔二、隔三之治也。更有哮症与喘相似，呀呷不已，喘息有音，此表寒束其内热，致成斯疾，加味甘桔汤主之，止嗽散亦佳。古今治喘哮症，方论甚繁，大意总不出此。

2. 回答问题（4分）。

（1）外因包括外感风寒、暑热、湿痰及燥火之邪。内因包括七情郁结、肾阴虚、肾阳虚，以及脾虚母病及子。

（2）哮症与喘证相似，但哮症有呀呷有声、喘息有音的症状，为表寒外束内热而致。

3. 写出本段的内容提要（8分）。

本文主要阐述喘证的辨证施治。要点如下：其一，外感喘证的治疗不可泥于《黄帝内经》"诸病喘满，皆属于热"之论，因寒、热、暑、燥、湿皆可致喘。如风寒外客，治当发表散寒；寒邪直中，当温中散寒；热邪便闭，当攻里泄热；暑热伤气，当清暑益气；湿痰壅遏，当燥湿化痰；燥火入肺，当生津润肺。其二，内伤喘证主要为七情郁火、脾不生金、阴虚火炎、阳虚火泛所致，且"未有不由于肾者"。治疗上，当补肾之真阴、真阳，或补益脾气，以培土生金，使金旺生水。

（五）

1. 标点（8分）。

族侄良诠，患血痢腹痛，里急后重。时师治以香连丸、黄芩芍药汤不愈，腹反增痛，面赤唇红，有似涂朱，喊叫之声，四舍悚骇。比有太学宁宇者，仁心为质人也。怜其家贫莫依，拉予为诊。六脉洪大，伏於床间，两眼泪而不能言。太学会其意，语予曰："症诚急，彼以后事无措而难於言。"予曰："诺，吾能起之。"以生熟白芍药六钱，生熟甘草二钱，干姜、肉桂各一钱，木香五分，枣二枚，水煎饮之。饮竟嗒焉而卧。太学心疑，归嘱家奴曰："倘有急，叩门可即报我。"及明，见无动静，仍令人觇病者何若。复曰："夜来痢减十之五，痛减十之七，早间已啜粥半盏矣。"太学喜而叩予曰："渠面赤唇红，脉大，所下皆血，症皆属热，叔乃复投热剂，吾甚恐一夜不能寐，乃今疾已减半，生有望焉。不卜今日用何剂？"予曰："比昨剂差小耳，方仍昨也。"太学曰："吾惑矣，何视热为寒耶？"予曰："君知脉大为热，不知大而无力乃虚寒也。面赤唇红由中寒而火不能下，阴盛格阳之症。设是真热腹痛，其人体仰而舒，寒则引而伏，所下血色带晦，均是假热，寒症明矣。"前剂果再进而全瘳。太学复书报予曰："昨闻虚实真假之论，非饮上池水者不能道也。幸注之以诏后世。"

2. 注释文中画线词语（每个0.5分，共2分）。
①悚骇：惊恐。②嗒焉：怅然若失的样子。③不卜：难料。④注：记载。

3. 语译文中画线句子（2分）。

昨天听到本病虚实真假的论辩，非经神仙传授的人不能论说呀。荣幸地记载下来，以昭告后世的人。

4. 写出本段的内容提要（8分）。

本案患者所患血痢腹痛证属真寒假热，由于阴寒内盛，症见蜷缩而卧，脉大无力。患者服用治疗湿热痢的香连丸、黄芩芍药汤后腹痛反增，面赤唇红，有似涂朱，口不渴。孙一奎由此认定患者所患血痢腹痛非湿热痢疾，为下焦阳衰，真阳被格拒于外，浮越于上所致。孙一奎治以芍药甘草汤缓急止痛，并治失血；加姜、桂、木香、大枣，通阳散寒，收敛虚阳。阴寒消，格阳降，腹痛止，血痢除，诸证痊愈。

附录3：医古文阅读理解等级考试答题指导

一、Ⅰ级考试答题指导

1. Ⅰ级考试要求为原文"断句"。断句即是用句号（"。"），按照句子的意义，将句子和句子分开。得分的关键在于正确断句，不能将原文错误地分割。句号要清晰标在试题上，不用抄题，不可以用斜线或其他标点符号答题。

示例如下：

（1）陆。路也。多生路旁。故又名当陆。俗名樟柳根。如人形者有神。有毒。降也。阳中之阴。利大小肠。直疏五脏水气。（李梴《医学入门·卷二·本草·商陆》节选）

（2）若胀病之因更多。所胀之位各异。或因湿因郁。因寒因热。因气因血。因痰因积因虫。皆可为胀。或在脏在腑。在脉络。在皮肤。在身之上下表里。皆能作胀。（叶桂《临证指南医案·卷三·肿胀·姚亦陶按》节选）

（3）浮脉。按之不足。轻举有余。满指浮上曰浮。为风虚运动之候。为病在表。为风应人迎。为气应气口。为热。为痛。为呕。为胀。为痞。为喘。为满不食。浮大为伤风鼻塞。浮滑疾为宿食。浮大长为风眩癫疾。浮细而滑为伤饮。（龚廷贤《古今医鉴·脉诀》节选）

（4）凡欲为大医。必须谙素问。甲乙。黄帝针经。明堂流注。十二经脉。三部九候。五脏六腑。表里孔穴。本草药对。张仲景。王叔和。阮河南。范东阳。张苗。靳邵等诸部经方。又须妙解。阴阳禄命。诸家相法。及灼龟五兆。周易六壬。并须精熟。如此乃得为大医。若不尔者。如无目夜游。动致颠殒。又须涉猎群书。何者。若不读五经。不知有仁义之道。不读三史。不知有古今之事。不读诸子。睹事则不能默而识之。不读内经。则不知有慈悲喜舍之德。不读庄老。不能任真体运。则吉凶拘忌。触涂而生。至于五行休王。七耀天文。并须探赜。若能具而学之。则于医道无所滞碍。尽善尽美矣。（孙思邈《备急千金要方·卷第一序例·大医习业》节选）

断句时，需要注意符合古人四六句式的用语习惯，四字一句的停顿处要用句号断开。有时为了避免歧义，可以在并列的书名或人名之间用句号断开。

2. Ⅰ级考试的注释与语译部分要用简体字完成，不必用繁体字。注释与语译的基本要求是准确、忠实于原文。因此同学们在自学文章时，对于不明白的字词，要随时查询其含义，真正搞清楚词义与句子的意思。

3.Ⅰ级考试的填空部分分为"摘引原文填空"及"根据文意填空"两类，摘引原文填空就是从原文中找到对应问题的答案，用简体字加标点抄写即可；根据文意填空就是根据原文内容总结提炼出答案。具体填空题的数量由原文决定，没有固定要求。

二、Ⅱ级考试答题指导

1.Ⅱ级考试要求"标点"原文。"标点"原文就是用句号、逗号、冒号、引号、分号等现代标点符号进行标点。得分的关键是标点的位置正确，不能将原文错误地分割，而且要正确应用句号、分号、感叹号、问号、书名号等重要的标点符号。标点符号要清晰地标在试题上，不用抄题。

示例如下：

（1）陆，路也，多生路旁，故又名当陆，俗名樟柳根，如人形者有神，有毒，降也，阳中之阴，利大小肠，直疏五脏水气。（李梴《医学入门·卷二·本草分类·商陆》节选）

（2）若胀病之因更多，所胀之位各异：或因湿因郁，因寒因热，因气因血，因痰因积因虫，皆可为胀；或在脏在腑，在脉络，在皮肤，在身之上下表里，皆能作胀。（叶桂《临证指南医案·卷三·肿胀·姚亦陶按》节选）

（3）浮脉：按之不足，轻举有余，满指浮上曰浮。为风虚运动之候，为病在表，为风应人迎，为气应气口，为热，为痛，为呕，为胀，为痞，为喘，为满不食。浮大为伤风鼻塞，浮滑疾为宿食，浮大长为风眩癫疾，浮细而滑为伤饮。（龚廷贤《古今医鉴·脉诀》节选）

（4）凡欲为大医，必须谙《素问》、《甲乙》、《黄帝针经》、明堂流注、十二经脉、三部九候、五脏六腑、表里孔穴、本草药对，张仲景、王叔和、阮河南、范东阳、张苗、靳邵等诸部经方又须妙解，阴阳禄命、诸家相法，及灼龟五兆、《周易》六壬并须精熟，如此乃得为大医。若不尔者，如无目夜游，动致颠殒。又须涉猎群书。何者？若不读五经，不知有仁义之道；不读三史，不知有古今之事；不读诸子，睹事则不能默而识之；不读《内经》，则不知有慈悲喜舍之德；不读《庄》《老》，不能任真体运，则吉凶拘忌，触涂而生。至于五行休王，七耀天文，并须探赜。若能具而学之，则于医道无所滞碍，尽善尽美矣。（孙思邈《备急千金要方·卷第一序例·大医习业》节选）

应用分号时需要注意，如果并列分句比较简单，内部没有出现逗号，分句间也就用不到分号。由逗号统领或总结的几个并列分句间不能用分号，只能用逗号。用分号分隔的语句内不能出现句号。有时为了突出层次结构，避免歧义，可以适当灵活运用分号。

2.Ⅱ级考试的注释与语译部分的基本要求与Ⅰ级考试相同，即准确、忠实于原文。

3.Ⅱ级考试的回答问题部分可以摘引原文或归纳总结来回答。需要回答问题的数量由原文决定，没有固定要求。

三、Ⅲ级考试答题指导

1. Ⅲ级考试要求"标点"原文，要求同Ⅱ级考试。

2. Ⅲ级考试的注释与语译部分，基本要求与Ⅰ、Ⅱ级考试相同，即准确、忠实于原文。

3. Ⅲ级考试的回答问题部分，要求考生根据问题，用简体字归纳总结。最低要求是将原文答案译成现代汉语。不可抄袭原文，抄袭原文不得分。需要回答问题的数量由原文决定，没有固定要求。

4. Ⅲ级考试的提炼原文内涵部分，依据原文内容的不同，有不同的提炼要求。医话医案类文选，要求写出全文内容提要，提炼病因、病机，找出治则治法，并尝试进行方药功效的分析。其他类文选，要求概述文中某方面内容。同学们在学习过程中，要有意识地、一段一段地深入分析文章，归纳文章不同层次的含义，撰写文中重点内容的概述或全文提要，然后再反复阅读文章，不断修改，逐步提升自己归纳、提炼文义，以及写作的能力。

示例如下：

（1）王肯堂《证治准绳·杂病·诸气门·喘·哮》

【经典原文】哮与喘相类，但不似喘开口出气之多。如《圣济总录》有名"呷嗽"者是也。以胸中多痰，结于喉间，与气相系，随其呼吸，呀呷于喉中作声。呷者口开，呀者口闭，乃开口闭口尽有其声。盖喉咙者，呼吸之气出入之门也。会厌者，声音之户也。悬雍者，声之关也。呼吸本无声，胸中之痰随气上升，沾结于喉咙及于会厌悬雍，故气出入不得快利，与痰引逆相击而作声也。是痰得之食味咸酸太过，因积成热，由来远矣，故胶如漆，粘于肺系。特哮出喉间之痰去，则声稍息。若味不节，其胸中未尽之痰，复与新味相结，哮必更作，此其候矣。丹溪云：哮主于痰，宜吐法。治哮必用薄滋味，不可纯作凉药，必带表散。治哮方：用鸡子略击破壳，不可损膜，浸尿缸内三四日夜，煮吃效。盖鸡子能去风痰。又方：用猫屎烧灰，沙糖汤调下立效。哮喘遇冷则发者有二证：其一属中外皆寒，治法乃东垣参苏温肺汤，调中益气加茱萸汤，及紫金丹劫寒痰者是也。其二属寒包热，治法乃仲景、丹溪用越婢加半夏汤等发表诸剂，及预于八九月未寒之时，先用大承气汤下其热，至冬寒时无热可包，自不发者是也。遇厚味即发者，清金丹主之。

【参考答案】本文主要阐述哮证的病因病机及辨证施治。要点如下：其一，哮证是因胸中之痰随气上升，沾结于喉咙及会厌悬雍，影响到气的出入，痰与气引相撞击而作声的病证。其二，饮食不节、恣食厚味是哮证复发、反复不愈的重要诱因。即所谓"胸中未尽之痰，复与新味相结，哮必更作"。其三，哮喘遇冷则发者有二证：证属中外皆寒者，治以参苏温肺汤，调中益气加茱萸汤，及紫金丹劫寒痰。证属寒包热者，治以越婢加半夏汤等发表诸剂。或于秋季未寒之时，先用大承气汤下其热，至冬寒时无热可包，自不发病。遇厚味即发者，治以清金丹。

（2）叶桂《临证指南医案·卷四·哮·华玉堂按》

【经典原文】哮与喘，微有不同。其症之轻重缓急，亦微各有异。盖哮症多有兼喘，而喘有不兼哮者。要知喘症之因，若由外邪壅遏而致者，邪散则喘亦止，后不复发，此喘症之实者也。若因根本有亏，肾虚气逆，浊阴上冲而喘者，此不过一二日之间，势必危笃，用药亦难奏功，此喘症之属虚者也。若夫哮症，亦由初感外邪，失于表散，邪伏于里，留于肺俞，故频发频止，淹缠岁月。更有痰哮、咸哮、醋哮、过食生冷及幼稚天哮诸症，案虽未备，阅先生之治法，大概以温通肺脏，下摄肾真为主。久发中虚，又必补益中气。其辛散苦寒、豁痰破气之剂，在所不用。此可谓治病必求其本者矣。此症若得明理针灸之医，按穴灸治，尤易除根。噫！然则难遇其人耳。

【参考答案】本文主要阐述哮证的辨证施治。要点如下：其一，本文提出"哮症多有兼喘，而喘有不兼哮者"这一诊察哮喘的经典论断。其二，喘症有虚实之分。实喘由外邪壅遏而致，邪散喘亦止，不复发；虚喘由肾虚气逆，浊阴上冲而致，短期内病情危重。其三，哮证为外邪失于表散，邪伏于里，留于肺俞而致，频发频止，淹缠难愈，可分为痰哮、咸哮、醋哮、食冷哮、天哮等类型。其四，哮证的治疗以温通肺脏、摄纳肾气为主。病久中虚，又必须补益中气，不宜用辛散苦寒、豁痰破气之剂。

（3）薛己《女科撮要·卷上·经候不调》节选

【经典原文】经曰：饮食入胃，游溢精气，上输于脾，脾气散精，上归于肺，通调水道，下输膀胱，水经四布，五经并行。故心脾平和，则经候如常。苟或七情内伤，六淫外侵，饮食失节，起居失宜，脾胃虚损，则月经不调矣。若先期而至者，有因脾经血燥，有因脾经郁滞，有因肝经怒火，有因血分有热，有因劳役火动；其过期而至者，有因脾经血虚，有因肝经血少，有因气虚血弱。主治之法：脾经血燥者，加味逍遥散；脾经郁滞者，归脾汤；肝经怒火者，加味小柴胡汤；血分有热者，加味四物汤；劳役火动者，补中益气汤；脾经血虚者，人参养荣汤；肝经血少者，六味地黄丸；气虚血弱者，八珍汤。盖血生于脾土，故云脾统血。凡血病当用苦甘之剂，以助其阳气而生阴血，俱属不足。大凡肝脾血燥，四物为主；肝脾血弱，补中益气为主；肝脾郁结，归脾汤为主；肝经怒火，加味逍遥为主。

【参考答案】本文主要阐述月经不调的病因、病机及辨证施治。要点如下：其一，本文以《黄帝内经》理论为依据，提出"心脾平和，经候如常"的观点，认为七情内伤、六淫外侵、饮食失节、起居失宜，均可致脾胃虚损，心脾受累而出现月经不调。其二，月经不调有月经先期和月经后期的不同。月经先期的病因在于血热，月经后期的病因在于血虚或气虚血弱。其三，月经先期分脾经血燥、脾经郁滞、肝经怒火、血分有热和劳役火动等类型，月经后期分脾经血虚、肝经血少和气虚血弱等类型，并分别有相应的治法方药。

（4）叶桂《临证指南医案·卷二·咳嗽·邵新甫按》

【经典原文】咳为气逆，嗽为有痰，内伤外感之因甚多，确不离乎肺脏为患也。若因于风者，辛平解之；因于寒者，辛温散之；因于暑者，为熏蒸之气，清肃必伤，当与微辛微凉，苦降淡渗，俾上焦蒙昧之邪，下移出腑而后已；若因于湿者，有兼风、兼寒、兼热之不同，大抵以理肺治胃为主；若因秋燥，则嘉言喻氏之议最精；若因于火者，即温热之邪，亦以甘寒为主，但温热犹有用苦辛之法，非比秋燥而绝不用之也。至于内因为病，不可不逐一分之。有刚亢之威，木扣而金鸣者，当清金制木，佐以柔肝入络；若土虚而不生金，真气无所禀摄者，有甘凉甘温二法，合乎阴土阳土以配刚柔为用也；又因水虚而痰泛，元海竭而诸气上冲者，则有金水双收、阴阳并补之治，或大剂滋填镇摄，葆固先天一气元精。至于饮邪窃发，亦能致嗽，另有专门，兼参可也。以上诸法，皆先生临证权衡之治，非具慧心手眼，能如是乎？

【参考答案】本文主要阐述咳嗽的治法。要点如下：其一，本文简要叙述了外感风、寒、暑、湿、燥、火所致六类咳嗽的治法，特别对暑邪致咳的治疗阐发尤详，指出"因于暑者，为熏蒸之气，清肃必伤，当与微辛微凉，苦降淡渗，俾上焦蒙昧之邪，下移出腑而后已"，颇具独到之处。其二，本文论述了脏腑之间相互影响所致咳嗽的治疗。如肝火犯肺，当治以清金制木之法，佐以柔肝入络；对于脾土虚弱，土不生金，有甘凉、甘温二法，分阴阳而治，以达培土生金的目的；肾阳亏虚，阳不化水，水虚而痰泛，则有金水双收、阴阳并补之治，或以大剂滋填镇摄，保固先天肾精元气。

（5）程国彭《医学心悟·第三卷·喘》节选

【经典原文】经云：诸病喘满，皆属于热。盖寒则息微而气缓，热则息粗而气急也。由是观之，喘之属火无疑矣。然而外感寒邪，以及脾肾虚寒，皆能令喘，未便概以火断也。假如风寒外客而喘者，散之；直中于寒而喘者，温之；热邪传里，便闭而喘者，攻之；暑热伤气而喘者，清而补之；湿痰壅遏而喘者，消之；燥火入肺而喘者，润之。此外感之治法也。各详本门。若夫七情气结，郁火上冲者，疏而达之，加味逍遥散。肾水虚而火上炎者，壮水制之，知柏八味丸。肾经真阳不足而火上泛者，引火归根，桂附八味丸。若因脾虚不能生肺而喘者，五味异功散加桔梗，补土生金。此内伤之治法也。夫外感之喘，多出于肺；内伤之喘，未有不由于肾者。经云：诸痿喘呕，皆属于下。定喘之法，当于肾经责其真水、真火之不足而主之。如或脾气大虚，则以人参、白术为主。参、术补脾土以生肺金，金旺则能生水，乃隔二、隔三之治也。更有哮症与喘相似，呀呷不已，喘息有音，此表寒束其内热，致成斯疾，加味甘桔汤主之，止嗽散亦佳。古今治喘哮症，方论甚繁，大意总不出此。

【参考答案】本文主要阐述喘证的辨证施治。要点如下：其一，临床辨治外感喘证不可拘泥于《黄帝内经》"诸病喘满，皆属于热"之论，因寒、热、暑、燥、湿皆可致喘。如风寒外客，治当发表散寒；寒邪直中，当温中散寒；热邪便闭，当攻里泄热；暑热伤气，当清暑益气；湿痰壅遏，当燥湿化痰；燥火入肺，当生津润肺。其二，内伤喘证主要为七情郁火、脾不生金、阴虚火炎、阳虚火泛所致，且"未有不由于肾者"。治疗上，当补肾之真阴、真阳；或补益脾气，以培土生金，使金旺生水。

（6）江瓘《名医类案·卷一·中风》节选

【经典原文】江应宿治淮商朱枫野，年五十二岁，患中风月余，逆予诊视，六脉滑数弦长，重按无力，口角流涎，言语謇涩，饮食作呕。此七情内伤，热胜风动之症。调以六君、秦艽、天麻、芩、连、瓜蒌、姜汁、竹沥，补以六味丸，风热渐退，手能作字。家眷远来，以为饮食少，欲求速效。请京口一医，投十六味流气饮，继进滚痰丸三钱。予曰："必死是药矣。"预煎人参一两。候至夜分，果大泻，神脱厥去不知人。予自持参汤灌之，复苏。予遂辞归白下，越旬日而讣音至。惜哉！此商而儒行者，本虚病，误投下药，是犯虚虚之戒！

【参考答案】本案患者证属情志内伤，肝郁化热，热盛生风。治宜清热息风，扶土抑木。方用六君子汤益气健脾、燥湿化痰，加秦艽祛风湿清湿热，天麻平肝息风，黄芩、黄连清中上焦湿热，瓜蒌、竹沥清热化痰，姜汁温中化痰。后医误投十六味流气饮、滚痰丸等攻下药，犯虚虚之戒，患者遂亡。

（7）龚廷贤《万病回春·卷之二·中风·预防中风》节选

【经典原文】桑环川、刘前溪，素皆与余善，年俱近五旬，而桑多欲、刘嗜酒，其脉左右俱微，人迎盛，右脉滑大，时常手足酸麻、肌肉蠕动，此气血虚而风痰盛也。余谓三年内，俱有瘫痪之患，二君宜谨慎，因劝其服药以免后患。桑然其言，每年制搜风顺气丸、延龄固本丹各一料，后果无恙。其刘不听，愈纵饮无忌，未及三年，果中风卒倒，瘫痪言涩，求治于予曰："悔不听君言，致有今日。愿君竭力救我残喘，则再造之恩也。"予以养荣汤加减，并健步虎潜丸，二药兼服一年余始愈。

【参考答案】本案桑、刘两患者证候相同，均属气血虚滞，风痰壅盛，酒色伤阴。故治宜疏风行气，滋阴养血。桑环川遵医嘱服搜风顺气丸疏风行气，延龄固本丹滋阴补髓、填精补血，经年无恙。刘前溪未遵医嘱，果中风言涩。后用养荣汤益气补血、养心安神，健步虎潜丸滋补肝肾、滋阴清热，两药兼服一年余复健。

（8）孙一奎《孙文垣医案·二卷·三吴治验》节选

【经典原文】张五桥先生令政，郑都谏春寰公令姊也。痰喘不能伏枕，且咳嗽甚则吐痰涎碗余乃止。以旋覆花汤为主治之。旋覆花、紫苏子各一钱，半夏一钱五分，厚朴、桂皮、粉草各三分，茯苓、陈皮、桑白皮、葶苈子各八分，姜三片，水煎服。临卧以养正丹二十粒白汤送下。两帖，痰嗽喘各减十之七，乃去葶苈子，加白芥子、萝卜子，二帖而痊。

【参考答案】本案患者证属痰浊上涌，肺失宣降。治宜降气化痰。方用旋覆花汤祛湿化痰降气，养正丹升降阴阳、补接真气。患者服药两剂后，痰嗽喘减轻。遂去泻肺平喘之峻药葶苈子，加白芥子消皮里膜外之痰，莱菔子降气化痰。

（9）薛己《内科摘要·卷上·脾肺亏损咳嗽痰喘等症》节选

【经典原文】司厅陈国华素阴虚，患咳嗽，以自知医，用发表化痰之药，不应，用清热化痰等药，其症愈甚。余曰："此脾肺虚也。"不信，用牛黄清心丸，更加胸腹作胀，饮食少思，足三阴虚症悉见。朝用六君加桔梗、升麻、麦冬、五味，补脾土以生肺金；夕用八味丸，补命门火以生脾土，诸症悉愈。经云：不能治其虚，安问其余？此脾土虚不能生肺金而金病，复用前药而反泻其火，吾不得而知也。

【参考答案】本案患者证属脾肺气虚，湿痰入肺。患者杂用解表清里之药治疗，因此愈治愈甚。故治宜补益脾肺，燥湿化痰。其方在清晨用六君子汤补脾益气、燥湿化痰，效法李东垣用桔梗、升麻以升提脾胃之气，麦冬、五味子酸甘以益肺；夜间用八味丸温补命门之火，如釜底加薪，命门火足自然土釜温暖而有生气，此补命门之火以生脾土。

（10）孙一奎《孙文垣医案·二卷·三吴治验》节选

【经典原文】王南岗咳嗽气涌，不能伏枕，吐痰不已，下午微热，胸膈膨胀，不知饱饿，口干，舌上白苔厚，小水短少，大便里急后重，间有紫黑血。脉右关洪滑，左手涩。据脉症，胃中有瘀血痰积，而肺气亦虚也。法当先补而后泻，以人参、白术、白芍药、柴胡、黄连、陈皮、半夏、五味子、桔梗，与三帖后，察其肺脉已旺，乃与总管丸下之，去黑血屑极多，诸症悉减，再与红六神丸调理而痊。

【参考答案】本案患者证属脾肺气虚，痰瘀阻滞。治宜补益脾肺，祛除痰瘀。先用补法和法，扶正气化痰饮。方中人参、白术补肺益气，陈皮、半夏燥湿化痰，桔梗宣肺化痰，柴胡、黄连清散余邪，白芍、五味子养肺益阴。患者服药三剂药后正气来复，肺脉有神，堪用削伐。再用总管丸攻下瘀血痰浊。